国家自然科学基金项目(71073077)
教育部人文社科项目(08JA840016)
江苏省教育厅重点项目(2011ZDIXM022)

中国城镇化 进程中
统筹城乡医疗保障制度研究：
模式选择与效应评估

顾 海 李佳佳 著

中国劳动社会保障出版社

图书在版编目(CIP)数据

中国城镇化进程中统筹城乡医疗保障制度研究：模式选择与效应评估/顾海，李佳佳著. —北京：中国劳动社会保障出版社，2013

（中国医疗保障研究系列丛书）

ISBN 978-7-5167-0186-7

Ⅰ.①中⋯　Ⅱ.①顾⋯②李⋯　Ⅲ.①医疗保障-福利制度-研究-中国　Ⅳ.①R199.2

中国版本图书馆 CIP 数据核字(2013)第 030421 号

中国劳动社会保障出版社出版发行

（北京市惠新东街1号　邮政编码：100029）

出 版 人：张梦欣

＊

中国铁道出版社印刷厂印刷装订　新华书店经销

787 毫米×1092 毫米　16 开本　20.25 印张　262 千字

2013 年 3 月第 1 版　　2013 年 3 月第 1 次印刷

定价：45.00 元

读者服务部电话：(010) 64929211/64921644/84643933

发行部电话：(010) 64961894

出版社网址：http://www.class.com.cn

总　序

　　社会保障是一项基本国策，是当人们遇到生、老、病、伤、残、死亡、失业等严重影响人们的生存与发展之时，国家给予的一种物质帮助制度，而其中医疗保障制度的建立与完善对保障老百姓的基本生命健康有着非常重要的作用。《中华人民共和国劳动保险条例》，1951 年颁布，1953 年修订公布，是我国第一部全匡统一的社会保险法规，对职工养老、工伤、疾病、生育、遗属等方面的保险项目都作了具体规定，构筑了我国社会保险的基本框架。

　　随着国家不断深化医药体制改革的推进，中国医疗保障制度经历了一个曲折并不断前进的发展过程，城镇职工医保从 1952 年颁布公费医疗、劳保医疗开始，到 1994 年进行的"二江"试点。1998 年底，国务院召开全国城镇职工基本医疗保险制度改革工作会议，决定从 1999 年起，在全国建立城镇职工基本医疗保险制度，取代公费劳保医疗，使之与社会主义市场经济体制相适应，2007 年又在全国推出了城镇居民医疗保险。而农村从 20 世纪 60 年代以后，学习老解放区和互助合作运动中建立保健站经验，根据群众自愿的原则，在全国逐步推行合作医疗制度。2002 年 10 月，中共中央、国务院专门下发了《关于进一步加强农村卫生工作的决定》，明确提出：在农村，要逐步建立起适应社会主义市场经济体制要求和农村经济发展水平的、以大病统筹为主的新型合作医疗制度。

　　中国医疗保障制度无论是在城市还是广大农村，都经历了制度建设从无到有、覆盖范围从小到大、保障水平从低到高这样一个发展过程，已初步建立了由城镇职工基本医疗保险、新型农村合作医疗、城镇居民基本医疗保险、城乡医疗救助、补充医疗保障组成的覆盖中国人口达 95% 的全民医疗保障体系。

但是我们也迫切认识到，在中国社会经济高速发展的现阶段，伴随着卫生事业的改革、收入分配制度的改革等相关领域的变化发展，以及工业化、城镇化、人口老龄化、疾病谱变化和生态环境变化给医药卫生工作带来一系列新的严峻挑战，基本医保制度还有很多问题亟待我们去探索和解决。如：如何解决历史遗留问题；如何解决困难破产企业职工退休人员参保问题。如何解决医疗费增长过快，缺乏有效制约机制；成本高、效率低、浪费严重；改革医疗保险的支付方式以及大病医保问题。如何建立动态筹资机制问题。如何保持基金适度结余，医疗保险基金承受力与可持续发展问题。如何提高城乡医保统筹层次问题。如何实现异地就医、避免重复参保、医保关系转移与制度衔接等问题。

南京大学公共卫生管理与医疗保障政策研究中心承担了很多国家级研究项目。我们拟将这些研究成果出版，推出"中国医疗保障研究系列丛书"：《中国城镇化进程中统筹城乡医疗保障制度研究：模式选择与效应评估》《社会医疗保险承受力与可持续发展》《医疗保险基金支付方式研究》《中国城乡居民重大疾病保障机制研究》。该系列成果围绕国家重要的医改政策，从理论联系实际视角，以命题研究为课题，全面系统地从制度、管理、机制等层面研究中国医疗保障若干问题，为政府部门完善政策，更好地服务百姓提供理论与实践的思考。希望我们的研究能为中国的医疗保障制度健康发展增添一份学术思考，为完善政府政策贡献一份力量，为老百姓的健康福利多一份贡献。

顾海

2013. 2

目　录

第一部分　绪　论

第二部分　理论基础　文献回顾　国际借鉴

第三部分　我国统筹城乡医疗保障制度的发展现状及政策效应分析

第四部分　统筹城乡基本医疗保障的制度构建
——以江苏省为例

第一部分

绪　论

第一章　城镇化与统筹城乡发展

联合国秘书长潘基文在《和谐城市：世界城市状况报告（2008—2009)》中提出，"城市是人类最复杂的作品之一，从来没有完成，亦没有确切的形态，就像没有终点的旅程，它是过去，是现在，更是未来。"[①] 根据联合国有关组织的预测数据，到 2020 年世界城镇化率将会达到 54.9%，城市人口将会超过 42 亿。[②] 届时，中国的城镇化率将会达到 53.2%，城市人口将会超过 7.5 亿，中国城镇化的快速扩张将极大地推动全世界城镇化的总体进程。[③] 早在 2001 年，著名诺贝尔经济学奖获得者约瑟夫·斯蒂格利茨（Stiglitz）就断言，"美国的高科技与中国的城镇化将是深刻影响 21 世纪人类发展的两大主题。"[④] 面对如此迅猛的城镇化发展，如何构建新时期中国社会经济发展的总体布局与政策框架，是现阶段亟待研究和解决的重大命题，而医疗保障制度自然是其中不可或缺的重要部分。

一、城镇化与医疗保障制度的发展

（一）城镇化的界定

"城镇化"一词系翻译自英文单词"Urbanization"。众所周知，"Urbanization"的前缀 Urban 直译成中文应当为"城市"，因此，也有学者主张将

---

① 联合国人居署. 和谐城市：世界城市状况报告（2008—2009）[M]. 北京：中国建筑工业出版社，2008：3.

②④ 马晓河，胡拥军. 中国城市化进程、面临问题及其总体布局 [J]. 改革，2010，(10)：30—45.

③ 联合国人居署. 和谐城市：世界城市状况报告（2008—2009）[M]. 北京：中国建筑工业出版社，2008：12.

"Urbanization" 翻译为 "城市化"。[①] 但实际上，可以构成 "Urbanization" 一词中 "Urban" 聚落形态除了 "城市" （City）之外，还包含了 "镇"（Town）。单就 "城市" 而言，其又可以分为一般的城市（City）和大城市（Metropolis）。中国无论是在地域范围上，还是在人口规模上，都是一个大国。在中国，"镇" 的规模一般都很大，大抵相当甚至大于国外的一些城市。与国外相比，中国的 "城市化" 不仅仅是人口向城市（City）转移和集中，而且也会向大量的城镇（Town）转移和集中。[②] 因此，与 "城市化" 相比，"城镇化" 能够更加全面地概括和反应我国的实际状况。而且，"城镇化" 较 "城市化" 而言，更能突出城镇发展的均衡性，它更加注重城市与农村、大城市与小城镇的协调发展，更加符合我国长远发展的战略规划。

由于不同学科之间研究角度的差异，使得 "城镇化" 的概念也呈现出了多样化。人口学家认为城镇化主要是人口的空间转移和聚集，即人口从农村向城镇转移和聚集的过程；社会学家从人的生活、行为和社会活动属性出发，认为城镇化是这些属性由农村属性向城镇属性转变的过程；历史学家认为城镇化是落后的、传统的农村社会逐步向先进的、现代的城镇社会转变的过程；经济学家从要素流动和经济形态出发，认为城镇化是各种非农要素向城镇流动，并催生集约的城镇工商业经济的过程；地理学家从居民居住地点出发，认为城镇化是劳动者在劳动分工条件下，由农村定居转向城镇定居的过程；生态学家从人的生存环境变化出发，认为城镇化是人类其生存环境逐步向城镇演化的过程。[③]

结合本书研究内容，笔者认为可以讲 "城镇化" 简单地定义为农村人口向城镇人口转化以及城镇不断发展与完善的过程。在这一过程中，人们的生

---

① 刘洁泓. 城市化内涵综述 [J]. 西北农林科技大学学报（社会科学版），2009，9（4）：58－62.
② 成德宁. 城镇化与经济发展 [D]. 武汉：武汉大学，2000，1.
③ 姜爱林. 论城镇化的基本涵义及其特征 [J]. 大理学院学报，2003，2（6）：26－31.

存环境、生活方式、经济形态、产业结构等方方面面都将发生显著转变,人们开始面临新的经济社会问题(如本书所要研究的医疗保障问题),同时也在寻求实现城乡关系良性互动的策略方法。

(二)新中国成立以来我国城镇化的发展历程

1949 年中华人民共和国的成立标志着我国半殖民地半封建社会状态的结束,转而进入了社会主义建设的新时期,城镇化建设也随之步入了新的发展历程。自新中国成立以来,中国的城镇化建设不断加速,我国的设市城市已经从建国初的 132 个迅速增长至 2010 年的 657 个,其中超百万人口的特大城市更是从 10 个增加至 330 个,其增长速率令人咋舌。[①] 将城镇化建设与我国社会经济发展的总体脉络相结合,可以将自 1949 年以来的城镇化发展历程分为以下四个阶段。

1. 起步发展阶段(1949—1957 年)

1949 年新中国刚刚成立的时候,全国城镇人口总和仅为 5 765 万人,只占到全国总人口的 10.64%[②],城镇化的水平还比较低。中共中央七届二中全会提出"党的工作重心由农村向城市转移"的主张之后,通过保持物价稳定、没收官僚资本以及恢复发展生产等有力措施,国家逐步掌控了经济社会发展形势,城镇经济开始呈现稳定发展趋势,城镇化建设相应地也逐步得以开展。到 1953 年,仅仅用了 5 年时间,全国的城市数量增加了 31 个,建制镇增加了 3 400 余个,城镇化水平提高到 13.31% 的水平。[③] 在随后开展的"第一个五年计划"期间,大批新建的城市项目和工业工程吸引了大批农村劳动力涌

---

① 国家统计局城市社会经济调查司. 中国城市统计年鉴(2011)[M]. 北京:中国统计出版社,2011:45.

② 王茂林,龙永枢,杨重光. 新中国城市经济 50 年 [M]. 北京:经济管理出版社,2000:52—53.

③ 许涤新. 当代中国的人口 [M]. 北京:中国社会科学出版社,1988:485.

向城镇，在人口迁移大潮的带动下，城镇人口短时间得到大幅增长。为了促进激增的城镇合理有序发展，在此期间国务院相继出台一系列市镇建设、城乡关系的政策文件，在这一系列政策文件的规范下城镇建设得到了有效引导与良性发展。到 1957 年，我国城市数量已达 176 个，城镇人口已近亿人，城镇人口占全国总人口比重已经达到 15.39%，实现了较快的年均增长。①

2. 不稳定发展阶段（1958—1965 年）

自 1958 年开始，在"左倾"政策的错误引导下，我国进入的"大跃进"运动和三年自然灾害的严重困难时期。在此期间，原本逐步得到规范与引导的工业建设与城镇发展渐渐失控，农村劳动力盲目地、爆发式地涌进城镇，至 1961 年全国城市已经激增到 208 个，比 1957 年增加了 18% 以上。② 然而这种超常规速度的发展毕竟不可能得以持续存在，重大自然灾害伴随着严重的政策失误，对工业建设和城镇发展造成了致命打击。受困于工业衰退的现实，大量移居城镇人口开始向农村回迁，城镇化水平开始出现大幅倒退。中央政府逐渐意识到时局的困难程度，并着手进行政策调整，其间先后颁布一系列政策文件，对城镇人口和城镇建设都提出了更为严格的要求，总的政策调整方向是缩减城镇人口、控制城镇数量。③ 至 1965 年年底，全国城镇数量仅剩 2 902 个，城镇化水平仅接近于 18%，退回到了建国初期的水平。④ 在错误政策与自然灾害的交互作用下，这一时期我国的城镇化建设在大起大落，处于严重不稳定的发展状态之中。

3. 停滞发展阶段（1966—1977 年）

自 1966 年起我国进入"十年文革"的动乱时期，政治运动取代生产建设成为社会生活的重心，一二产业生产建设无人顾及，经济运行大幅下挫，城

---

① 许涤新. 当代中国的人口 [M]. 北京：中国社会科学出版社，1988：493.
② 范恒山，陶良虎. 中国城市化进程 [M]. 北京：人民出版社，2009：6.
③ 汪冬梅. 中国城市化问题研究 [D]. 山东：山东农业大学，2003：60—61.
④ 范恒山，陶良虎. 中国城市化进程 [M]. 北京：人民出版社，2009：7.

镇建设也随之严重下滑。在 1968 年毛泽东"上山下乡"号召与 1969 年"林彪一号战令"的鼓动下，大批城镇人口被下放到农村，城镇人口比重逐年降低。据资料统计，"十年文革"动乱期间，有 2 000 万城镇知青下放落户到农村，如果再把城镇职工、干部及家属计算在内，这一数字将会达到 3 000 万人。[①] 而且，这一时期在党中央号召下，各级政府十分重视包括四川、云南、贵州、青海、甘肃等 13 个省及自治区在内的"三线建设"，大批工业项目遵循"靠山、分散、隐蔽"的政策方针搬进偏远山区，反而一二线地区的城镇建设被严重忽视，城镇化建设不但没能得到进一步的稳固与发展，反而长期徘徊不前，甚至出现了一定程度的倒退。直到文化大革命运动接近尾声，错误的方针政策逐步得到扭转改变，我国城镇化建设才得到了一定程度的恢复，呈现出缓慢发展势头，到 1977 年城镇化水平恢复到了 17.55%，已经较为接近 1968 年时的水平。[②]

4. 快速发展阶段（1978 年至今）

党的十一届三中全会为我国农村经济体制改革拉开了序幕，这也推动着我国城镇化建设走出停滞不前的颓势，步入了快速发展也迅猛扩张的新阶段。1978 年开始在农村推行的家庭联产承包责任制，极大地调动了农民的生产生活积极性，他们积极探索增长增收的生产方式，并大大节约了农业劳动的生产力投入。与此同时，经济体制改革也逐渐深入到城镇中来，工业生产和城镇建设被重新提上日程，大批工业建设项目和新建的城镇开始兴起。这些迅速发展的工业建设项目、不断涌现的劳动密集型产业以及日新月异的新兴城镇，吸引着大批农村剩余劳动力涌向城镇，受此影响，城镇数量和城镇人口开始大幅增长，城镇化化重新步入稳定的快速发展期。之后，本着"控制特大城市，发展中小城市"的方针，中央出台了一系列相关的政策文件，给予

---

① 许涤新. 当代中国的人口［M］. 北京：中国社会科学出版社，1088 年 5 月第 1 版，493.
② 《中国城市发展报告》编辑委员会. 中国城市发展报告（2005）. 北京：中国城市出版社，2006：300—301.

中小城镇建设与发展更多扶持和帮助，我国城镇化建设步入相对科学、全面协调的新时期。据统计，截至 2008 年，我国分别拥有城市 655 个，建制镇 19 234 个，城镇总人口已经超过 60 000 万人，城镇化水平达到 45.68%，这是我国自建国以来，城镇化发展最为迅速也最为稳定的时期。[①]

（三）城镇化与我国医疗保障制度的发展

城镇化的推进和深入正在改变着工业与农业、城市和农村之间的传统关系，工业及服务业逐渐取代农业，已然成为当前我国产业格局中的主体。这一产业格局的调整，一方面创造了大量就业机会，带动了大量的农村剩余劳动力向城镇不断转移；另一方面也催生了大量的失地农民、城中村居民等一系列新型社会群体。无论是从农村转移出来的剩余劳动力，还是失地农民、城中村居民等特殊社会群体，都面临着比生活在农村以及从事农业生产更为严峻的社会风险，这部分特殊社会群体在离开户籍所在地或者失去土地后，一旦遭遇疾病或伤残，看病就医将会存在极大的困难与不便。长期存在的城乡二元医疗保障体制不仅仅带来了这部分社会群体"看病贵""看病难"的问题，而且也间接加大了他们的就业与生活成本，扭曲了城乡收入预期，从而阻碍了人口有序流动。决定农村剩余劳动力流动最为关键的因素是城镇的预期收入水平，如果他们预期在城镇就业能够获得比在农村更多的收入，那么他们就将会选择迁移到城镇就业。在当今我国城乡收入存在明显差距的现实下，农村剩余劳动力理应受到在城镇工作所能获得的更高的预期收入吸引，而选择迁移到城镇就业。但事实上，这一劳动力迁移作用机制在我国却遭到了来自社会保障制度（特别是医疗保障制度）的严重扭曲。进入城镇的农村剩余劳动力受制于自身知识、技能水平较低的窘境，只能被迫从事那些工作

---

① 国家统计局国民经济综合统计司. 新中国六十年统计资料汇编（1949—2008）［M］. 北京：中国统计出版社，2010：4—6.

任务更重、工作风险更大、工作报酬更低的工作，而且往往享受不到相应的劳动保护和社会保障。对于农村剩余劳动力而言，极度不健全的社会保障体制大大降低了他们进入城市的预期，限制了农村剩余劳动力的转移，严重制约了我国城镇化进一步的发展。[①] 因此，迫切需要打破城乡二元医疗保障格局，逐步规划并建立起适应城镇化需要的、城乡统筹的医疗保障体系，推动我国城镇化进程的不断深入。

二、统筹城乡发展与医疗保障制度的发展

（一）统筹城乡发展的提出与演变

1. 统筹城乡发展的提出

胡锦涛同志于 2003 年 10 月 14 日召开的党的十六届三中全会通过的《中共中央关于完善社会主义市场经济体制若干问题的决定》中，首次提出了"五个统筹"的重要论断，即"统筹城乡发展、统筹区域发展、统筹经济社会发展、统筹人与自然和谐发展、统筹国内发展和对外开放"，并把"统筹城乡发展"放在了"五个统筹"的首要位置。[②] 这次会议还完整提出了"科学发展观"——"坚持以人为本，树立全面、协调、可持续的发展观，促进经济社会和人的全面发展"，其中"全面、协调、可持续"落脚点正是五个统筹。此外，这次会议还首次提出"建立有利于逐步改变城乡二元经济结构的体制"。[③]显然，胡锦涛同志以及新一届中央领导集体已经开始对我国城乡发展失衡问题进行深入思考，并把破除城乡二元经济社会结构、统筹城乡发展作为科学发展观的重要内容和主要目标，统领这一时期党和国家的各项工作。

---

① 余兴厚. 中国城镇化进程中社会保障制度的城乡统筹 [J]. 重庆工商大学学报（西部论坛），2005，15（5）：5—7.

② 邓琳，王彬彬. 统筹城乡发展评价指标体系研究——基于成都市温江区的实证应用 [J]. 西南民族大学学报（人文社会科学版），2008，（4）：80—84.

③ 陈榕青. 胡锦涛的统筹城乡发展思想研究 [D]. 太原：太原科技大学，2010：19—24.

2. 统筹城乡发展的升华

2004 年 2 月 8 日，时隔 18 年，中共中央公布 2004 年的一号文件——《中共中央国务院关于促进农民增加收入若干政策的意见》再次聚焦"三农"。2004 年 9 月 19 日，胡锦涛在党的十六届四中全会第三次全体会议上的讲话中，首次提出"两个趋向"的重要论断，指出"在工业化初始阶段，农业支持工业、为工业提供积累是带有普遍性的趋向；但在工业化达到相当程度以后，工业反哺农业、城市支持农村，实现工业与农业、城市与农村协调发展，也是带有普遍性的趋向"[①]。2004 年 12 月，在中央经济工作会议上，胡锦涛提出"我国现在总体上已到了以工促农、以城带乡的发展阶段"[②]。"两个趋向"和"以工促农、以城带乡"的重要论断是党和政府在新时期、新形势下对工农业协调发展、城乡建设良性互动的准确判断，尤其为统筹城乡发展以及落实科学发展观奠定了坚实的理论基础[③]。在"两个趋向"的科学判断的基础上，党的十六届五中全会提出了用城乡统筹的思路建设社会主义新农村的重大历史任务，迈出了新的历史时期下我国城乡建设实践中至关重要的一步。

3. 统筹城乡发展的深化

2007 年 6 月，国务院批准设立重庆市和成都市两个全国统筹城乡综合配套改革试验区，标志着统筹城乡发展已经由理论研究进入试点实践的深水区，其他地区也积极加入到试点改革的队伍中来，努力探索建立城乡一体化的体制机制。同年 10 月，胡锦涛在党的十七大上首次提出"形成城乡经济社会发展一体化新格局"的战略部署，并将这一战略部署写入到党的十七届三中会通过的《中共中央关于推进农村改革发展若干重大问题决定》中，将其确定

---

① 中共中央文献研究室. 十六大以来重要文献选编（中）[M]. 北京：中共文献出版社，2005：311.

② 于建荣. 胡锦涛的"三农"思想 [J]. 宁夏党校学报，2006，8 (1)：5—8.

③ 方辉振. 十六大以来党在解决"三农"问题上的理论创新 [J]. 理论视野，2007，(11)：25—27.

推进农村改革发展的根本要求。2010 年的中央一号文件《中共中央国务院关于加大统筹城乡发展力度，进一步夯实农业农村发展基础的若干意见》进一步要求，全面贯彻党的十七大和十七届三中、四中全会以及中央经济工作会议精神，高举中国特色社会主义伟大旗帜，以邓小平理论和"三个代表"重要思想为指导，深入贯彻落实科学发展观，把统筹城乡发展作为全面建设小康社会的根本要求，把改善农村民生作为调整国民收入分配格局的重要内容，把扩大农村需求作为拉动内需的关键举措，把发展现代农业作为转变经济发展方式的重大任务，把建设社会主义新农村和推进城镇化作为保持经济平稳较快发展的持久动力，按照稳粮保供给、增收惠民生、改革促统筹、强基增后劲的基本思路，毫不松懈地抓好农业农村工作，继续为改革发展稳定大局作出新的贡献。①

从 2003 年至今的发展历程来看，以胡锦涛为核心的党中央的统筹城乡发展的思想逐步丰富并日臻完善。综合来看，"统筹城乡发展"意在扭转当前农业与农村在经济社会发展过程中形成的不利局面，其根本措施在于注重农业与农村自身优势的同时，发挥工业和城市的反哺与带动作用，从而最终将农村剩余劳动力顺利转移到城镇与工业建设中来，并实现建设社会主义新农村和城乡协调有序发展的宏伟目标。

（二）我国统筹城乡发展的现状

改革开放以来，特别是"统筹城乡发展"提出以来，我国城乡关系发生了积极的变化，取得了一系列丰硕成果。但从总体上看，目前城乡发展之间仍然存在着较为明显的失衡问题，这些问题主要体现在以下几个方面：

1. 二元经济社会结构仍很突出

1958 年《中华人民共和国户口登记条例》的颁布，标志着我国城乡二元

---

① 人民网. 中共中央国务院关于加大统筹城乡发展力度，进一步夯实农业农村发展基础的若干意见［EB/OL］. http://politics. people. com. cn/GB/1026/10893985. html，2010-02-01.

经济社会结构的正式确立,该条例明确将城乡居民分为农业户口与非农业户口,并实现严格的户籍管理,随后国家又制定了配套的生活资料供给制度、就业制度和社会福利制度等,使得人口的流动与迁移变得愈加困难。时至今日,虽然人口的流动与迁移已经变得相对容易,但是户籍制度仍然是我国的一项基本社会制度,城乡之间的制度性壁垒并没有得到彻底清除,城乡二元经济社会结构仍很突出。目前,虽然已经进入工业反哺农业、城市支持农村的发展阶段,但是反哺与支持的力度与当年农业、农村对城市、工业的扶持不可同日而语。工业化和城市化的推进,并没能适应农业和农村的发展需要,其对农业发展和农村建设的带动、辐射作用并不明显,农业和农村仍然处在资金投入少、社会化程度低和产出效益不高的状态。①

2. 城镇化进程并不顺利

从工业化初期向工业化中期转变的过程中,工业化与城市化共同处在加速发展的过程中,根据国际上的普遍经验,城镇化的速度往往会超过工业化的速度。一般而言,一个国家在现代化进程中,城镇化率往往超过工业化率。发展中国家在人均 GDP 超过 300 美元之后,城镇化发展都很快,往往其水平都是超过工业化的②,但中国的经验却与此相反,中国城镇化目前面临的一个重要问题即是城镇化严重滞后于工业化。2002 年,我国的城镇人口将近 4.9亿人,城镇化水平达到 39.1%,城镇化与工业化率之比为 0.78:1。而世界公认的城镇化率与工业化率之比的合理范围为 1.4~2.5:1。我国城市化发展严重落后于工业化发展,两者之间扭曲的发展水平必然导致城乡之间在人口结构、资源占用和收入分配上出现诸多不合理配置,制约城乡经济社会发展平衡以及整个国民经济持续健康发展。

---

① 张宜松,付强. 统筹城乡发展的制约因素及路径探讨 [J]. 安徽农业科学,2008,36 (15):6570-6572.

② 彭兴莲,何筠,王园. 江西工业化与城市化不协调发展分析 [J]. 科技广场,2005,(5):6-7.

3. 农业劳动力转移依然困难

由于资本有机构成呈现出明显提高的趋势，GDP 每增加 1 个百分点对就业增长的拉动由 20 世纪 80 年代的 0.32 个百分点下降到 0.1 个百分点以下。农村劳动力转移速度，由 1982—1997 年的年均转移 501 万人，降至 1997—2004 年的年均转移 363 万人。受乡镇企业发展不景气、国企改革下岗职工增多、国际金融危机等综合因素的影响，农村劳动力就业竞争加剧，就业形势严峻。据统计，我国目前约有农村劳动力 4.9 亿，其中乡镇企业吸纳农村劳动力 1.3 亿，外出打工人员约 8 000 多万人，除农业自身需要部分劳动力以外，农村仍有 2 亿多的剩余劳动力需要转移。由于农村教育资源相对欠缺，农村劳动力文化素质相对较低，据统计具备初中及以下文化水平的劳动力占绝大多数，而这种人口文化素质结构与现代非农产业的发展之间严重脱节。近几年，中国沿海发达地区的经济发展正逐步向资本密集型、技术密集型与知识密集型转变，非农产业就业对劳动者文化素质和劳动技能都提出了更高要求，没有知识与技术特长的农村劳动力已经逐渐在非农产业劳动力市场上失去竞争力，择业范围越来越狭小，转移农村剩余劳动力的难度越来越大。

4. 城乡居民收入差距仍然较大

改革开放以来，中国经济社会发展进入高速发展期，并取得了一系列显著成就。然而，城乡之间的收入差距不但没有随着经济社会发展而缩小，反而呈现出不断扩大的趋势。1978—2007 年 30 年间，城乡收入比只经历了 1981—1983 年和 1995—1997 年两个短暂的下降时期。2007 年城乡收入比为 3.33：1，这一水平是 1983 年时的 1.83 倍，超过国际一般水平 1.83，是国际一般水平的 2.22 倍。[①] 虽然自党中央提出统筹城乡发展以来，连续出台了多项促进农业、农村发展的利好政策，但是农业、农村的发展速度并没有达到工业、城市的水平，城乡差距并没有得到显著缩小。

---

① 韩劲. 从收入差距看我国统筹城乡发展 [J]. 中国软科学，2009，(2)：1—9.

（三）统筹城乡发展与我国医疗保障制度的发展

我国城乡发展失衡并不单单表现在经济发展方面，更表现在教育、文化、医疗、社会保障等社会发展的方方面面。特别是来自医疗服务与医疗保障制度建设方面的城乡差距，已经严重阻碍了我国统筹城乡发展的进程。

1. 城乡医疗卫生服务发展严重失衡

首先，城乡医疗卫生服务的可及性存在着较大差距。医疗卫生服务的可及性是指参保者寻求并获取医疗卫生服务的难易程度，直接关系着城乡居民就医的机会均等和条件公平。我国城乡之间在卫生技术人员分布、城乡医疗机构及病床数分布、医疗卫生服务实际利用率等主要衡量指标上均存在明显差距，农村居民在医疗卫生服务获取的机会和条件上处于绝对的劣势。其次，城乡医疗卫生服务的费用负担存在着较大差距。无论是从卫生费用的筹集上考量，还是从居民医疗保健支出水平上考量，农村居民的负担比例都要高于城市居民，农村居民的"看病贵"问题迟迟得不到缓解。

2. 城乡社会医疗保障体系建设相对滞后

马歇尔（Marshall）将公民权利分为政治公民权利、民事公民权利和社会公民权利三类，并认为公民健康权是社会公民权利中的一项主要权利。[1] 我国《民法通则》第九十八条，同样规定"公民享有生命健康权"，而享受社会医疗保障福利正是公民健康权的核心内容与重要保证。我国政府多年以来，一直高度重视公民健康权的维护以及社会医疗保障体系的建设与完善。至2011年年底职工医保、居民医保、新农合三项社会医疗保障制度综合覆盖率已经超过13亿人口，城乡居民的健康权得到初步保障。[2] 然而，伴随着城镇化的

---

[1] Marshall, T. H. Citizenship and Social Class and Other Essays [M]. Cambridge: Cambridge University Press, 1950: 120—128.

[2] 吕致文. 全国医保覆盖人口超过13亿人 [EB/OL]. 中国信息报, http://www.zgxxb.com.cn/jqtt/201207180017.shtml.

快速推进以及统筹城乡发展的持续深入，社会医疗保障体系与我国经济社会发展现实之间的矛盾却也在因碎片化问题而日益尖锐。由各省、市（县）制定的各项社会医疗保障制度的具体实施办法，对筹资标准、补偿水平、经办运营、管理监督等方方面面政策的规定都不尽相同，这使得不同制度之间、地区之间的医保关系的转移接续变得异常困难，流动人口的社会医疗保障权益也无从保证，医保信息的统筹管理更是难以实现，城乡社会医疗保障体系的建设已经滞后于我国经济社会发展的现实。这一系列问题的存在使得社会医疗保障体系难以适应中国统筹城乡发展，也成为制约其自身进一步发展完善的瓶颈。

第二章　我国医疗保障制度的发展历程与现状评价

一、我国医疗保障制度的发展历程

（一）职工基本医疗保险制度的建立与发展

1. 创建维持期（1949—1956 年）

我国城镇职工医疗保险（以下简称"职工医保"）的创建可以追溯到新中国成立初期的公费医疗制度和劳保医疗制度，由这两种医疗保险制度构成的传统职工医疗保障体系，适应了当时高度集中的计划经济体制，解决了国家机关、事业单位、企业职工的看病就医问题，在新中国历史上对防病治病、保障职工身体健康和维护社会稳定方面曾经发挥过重大的作用。

（1）公费医疗制度的建立和演变

1952 年 6 月，政务院发布《关于全国各级人民政府、党派、团体及所属事业单位的国家工作人员实行公费医疗预防的指示》。标志着公费医疗制度的建立。公费医疗主要面向各级国家机关、党派、团体以及文化、教育、卫生、经济建设等事业单位的国家工作人员、离退休人员以及革命残废军人[①]，是一种免费治疗和预防疾病的医疗福利制度。其中，公费医疗制度的经费源自于国家的财政预算拨款，由各级卫生行政部门按照各单位的在编工作人员人数比例从"公费医疗经费"项目中列支，采取专款专用、单位统一使用的原则。国家通过综合考量职工的实际医疗服务需求和财政实力等因素，确立经费开

---

① 郑功成. 中国社会保障制度变迁与评估 [M]. 北京：中国人民大学出版社，2002：122.

支的具体标准，以及每人每年享受公费医疗待遇的预算定额。确立这两项之后，将经费拨付到地方财政并进行专项管理和使用。在实际的公费医疗经办运行中，超支的部分由地方财政予以补贴。1952 年公费医疗制度实施之初，覆盖了 400 余万国家机关干部。至 1995 年，全国享受公费医疗制度的人员已经有 3 400 万，医疗费用支出约 110 亿元。[①]

（2）劳保医疗制度的建立与演变

劳保医疗制度始建于建国初期，主要保障对象时实行劳动保险的企业职工及其家属，包括国营企业的职工及其供养的直系亲属、县以上城镇集体所有制企业职工及其供养的直系亲属。此外，一部分乡镇企业也可参照劳动保险条例向其职工及其供养的直系亲属提供劳保医疗待遇。[②] 因而，劳保医疗制度是一项保障伤病医疗及疾病预防的免费医疗保险制度，其保险项目和待遇标准与公费医疗基本相同，仅是在管理体制、经费来源和开支范围上有所不同：第一，劳保医疗制度是由企业自行管理的，其经费按照企业在岗职工工资总额的一定比例连同职工福利基金一并提取；第二，参加劳保医疗制度的职工及其亲属患病，仅能在本企业自办的医疗机构或指定的社会医疗结构就医，职工可享受基本免费的医疗待遇，亲属则可享受半免费的医疗待遇；第三，不同企业之间，劳保医疗保险费用不能统筹调剂使用，这是一种典型的"企业自我保障"类型的医保制度，类似于现在美国的商业医疗保险模式。在建立劳保医疗制度之后，国家和企业由于报销范围广、报销比例高等问题，出现了药品浪费、费用严重超支等道德风险。在此之后，劳动部和全国总工会对劳保医疗制度作了一些相应的调整，其中包括加大职工个人的医疗负担，抑制医疗费用的不正常支出[③]等一系列改进的措施。

2. 调整停滞期（1957—1977 年）

1957 年 1 月 11 日，国务院颁发了《关于职工生活方面若干问题的指示》，

---

①② 孙树菡主编. 社会保险学 [M]. 北京：中国人民大学出版社，2008：232.

③ 聂永红. 城镇职工基本医疗制度改革研究 [D]. 上海交通大学，2009：10.

要求卫生部门和企业、事业机关都应该注意改善职工疾病防治工作，改进医疗服务设施，提高疾病防治效率。在此指示后，政府部门出台了包括规范报销范围在内的一系列调整政策以加强劳保医疗和公费医疗的管理。1957年3月，国务院批转了劳动部、财政部、全国总工会的《关于整顿现行附加工资提取办法的报告》，重新规范了医疗费的提取比例：规定重工业、森林工业部门比例为5.5%，贸易部门为4.5%，全国总平均为5.09%。1965年10月27日，卫生部、财政部又进一步发出《关于改进公费医疗管理制度的通知》。1966年4月15日劳动部、全国总工会联合颁发《关于改进职工劳保医疗制度几个问题的通知》，通知中明确规定：企业职工患病或非因工负伤期间的治疗费用、膳食费用负担，供养直系亲属患病医疗和企业职工实行计划生育进行手术时的费用负担。① 而在1966至1977年的"十年文革"期间，公费医疗制度和劳保医疗制度进入了发展停滞阶段。

3. 改革试点时期（1978—1998年）

1978年改革开放以后，中国进入了以经济建设为中心的新时期，在文化大革命期间受到严重干扰和破坏的医疗保障制度开始恢复和重建。随着中国经济体制改革的推进，传统医疗保障体制丧失了相应的经济基础与组织依托，20世纪80年代后一些地方开始积极探索一些改革办法，如政府部门开始尝试社会统筹与个人账户相结合的模式，让职工分担医疗费用，或者在工资中直接发放有限数额的医疗补贴后不再报销职工的医疗费用等。② 1989年3月4日国务院批转了《国家体改委年经济体制改革要点》的重要文件，决定首先在丹东、四平、黄石、株洲四个城市推行医疗保险制度的改革试点。1994年，国家体改委、财政部、劳动部、卫生部联合颁布了《关于职工医疗制度改革的试点意见》，意见决定将江西省九江市和江苏省镇江市作为职工医疗保险制

---

① 林燕. 中国城镇职工基本医疗保险制度转型研究——基于制度经济学视角的分析 [D]. 南昌：江西财经大学，2009：7—12.

② 吴明东. 我国城镇职工医疗保险持续发展对策研究 [D]. 吉林：东北师范大学，2011：7.

度改革的试点地区，并将探索建立"统账结合"的社会医疗保险制度作为此次试点的核心内容。1996 年，国务院又决定在"两江试点"基础上进一步扩大改革试点范围，将试点范围推广到全国的 20 多个省区的 40 多个城市，包括海南、深圳、青岛、烟台等"统账结合"方式的试点地区和上海等从住院医疗保险起步，再逐步建立个人账户的地区。[①]

4. 城镇职工医疗保险制度建立时期（1998 年至今）

在充分总结全国各地医疗保险多模式改革试点经验的基础上，国务院于 1998 年 12 月发布了《关于建立职工城镇职工基本医疗保险制度的决定》。决定要求在全国范围内建立其覆盖全体城镇职工的基本医疗保险制度，并给出了明确的改革目标与政策框架，标志着中国职工医保制度的改革进入了"低水平、广覆盖、共同负担、统账结合"[②]的发展阶段。1999 年，劳动和社会保障部等主管部委又联合发布了一系列相关的意见和办法，使得职工医保的运行日趋规范。至此，我国职工医保制度从传统的国家和单位保障的"公费医疗"和"劳保医疗"转向由国家、单位和个人共同负担的"统账结合"式社会医疗保险制度。截至 2011 年年底，全国参加职工医保制度的人数已经达到 25 227 万。[③]

（二）新型农村合作医疗保险制度的建立与发展

1. 我国传统合作医疗制度的历史沿革

传统的合作医疗制度是以"公办民助"的形式建立起来为农村居民提供

---

① 任正臣. 社会保险学 [M]. 北京：社会科学文献出版社，2001：207.

② 低水平是指保险水平与当地的经济发展水平一致；广覆盖是指覆盖城镇所有用工单位；共同负担是指医疗保险基金由职工和单位共同负担；统账结合是指医疗保险基金筹集、管理和实现社会统筹与个人账户相结合。

③ 中华人民共和国人力资源和社会保障部. 2011 年度人力资源和社会保障事业发展统计公报 [EB/OL]. http://www.mohrss.gov.cn/page.do? pa=40288020240500280124088 2b84702d7&guid=62bfe5a694194d7fb1a9cbb840fce896&og=8a81f0842d0d556d012d111392900038，2012-06-05.

基本医疗卫生保健服务的医疗互助共济制度。合作医疗在帮助农民获得基本医疗服务、落实预防保健任务，防止因病致贫等方面具有重要作用，曾经是适合我国国情、农情、地情的有效医疗保健形式，并且受到世界卫生组织和世界银行的高度赞扬，被誉为是发展中国家解决群众卫生问题的唯一范例。传统合作医疗制度发展大概经历了以下几个阶段：

（1）萌芽期（1938—1955 年）

中国传统农村合作医疗制度最早可追溯到陕甘宁边区 1938 年为解决抗战中药品短缺背景下的"保健药社"，在此基础上 1939 年创办"医药合作社"（或称卫生合作社）。在政府的有力支持和农民群众的积极参与下，至 1946 年，全国类似的合作医疗机构已有 43 个之多。[①] 这一时期的合作医疗性质是民办公助、政府管理、服务战争，在经营性质上有合作社性质经营和群众集资举办等，不具有抵御风险的保险性质，还不能算是真正意义上的社会医疗保障制度，但这一形式已经体现出了其集体筹资和互助合作的优点，为随后我国集体经济基础上农村合作医疗制度的正式建立与发展积累了宝贵经验，被视为后来我国农村合作医疗制度的萌芽。

（2）启动期（1955—1959 年）

50 年代农业生产合作化的发展和合作社的建立，推动了具有医疗保险性质的合作医疗制度在我国农村和出现。1955 年农业合作化进入高潮期，山西省高平县米山乡和河南省正阳县王庄乡最先正式建立起了具有医疗保险性质的合作医疗制度。以山西省高平县米山乡为例，其合作医疗制度的主要做法是：医社结合，由农业生产合作社、农村医生和农民群众三方共同筹资建立医疗保健站；社员群众缴纳"保健费"与农业生产合作社提供"公益金"补助相结合，其中社员群众缴费标准为每人每年 0.2 元；坚持自愿原则，参合

---

① 国务院研究室课题组. 农村合作医疗保健制度研究［M］. 北京：北京医科大学、中国协和医科大学联合出版社，1994：34.

农民可免费享受预防保健服务，就诊时只需支付药费，免交挂号费、出诊费等；保健站坚持以预防为主、巡回医疗、上门服务的工作原则，负责所属村民的卫生预防和医疗工作；保健站的日常经费来源由农业生产合作社"公益金"的15%～20%、农民缴纳的"保健费"以及医疗业务收入（主要是药品利润）三部分构成；从农村选拔保健站医生，并由卫生部门负责将其培训成为"赤脚医生"；保健站医生的报酬通过计工分和现金支付相结合的办法解决。[①] 当时，卫生部总结并肯定米山乡"初步实行了走上集体化农民的'无病早防、有病早治、省工省钱、方便可靠'的理想，为农村预防保健工作建立了可靠的社会主义的组织基础"。[②]

（3）发展期（1959—1965年）

20世纪50年代末期，深入开展的"人民公社化"运动将合作医疗带入了一段快速发展时期。1959年11月，山西稷山县召开的"卫生部全国农村卫生工作现场会议"上肯定了农村合作医疗制度的正面效用，并在递交给中共中央的报告及附件《关于人民公社卫生工作几个问题的意见》中指出："人民公社的医疗制度""以实行人民公社集体保健医疗制度为宜"。1960年2月，卫生部提交的报告及其附件得到了中共中央的转发，要求各地参照执行。在这一时期，受"左"的思想及"三年自然灾害"等一系列政治经济因素的影响，集体经济出现了一定程度上的下滑，农村合作医疗制度也因此受到了冲击，但总的来说，合作医疗在我国农村的发展速度仍然较快。到1965年时，全国范围内10多个省市自治区的部分县市如江苏、福建、广东、湖北、山西、新疆等相继施行了合作医疗制度。[③]

---

① 石秀和，欧阳仁根，等. 中国农村社会保障问题研究 [M]. 北京：人民出版社，2006：186－197.

② 汪时冬，叶宜德. 农村合作医疗制度的回顾与发展研究 [J]. 中国初级卫生保健，2004，18（4）：10－12.

③ 邓大松，刘昌平等. 改革开放30年中国社会保障制度改革回顾、评估与展望 [M]. 北京：中国社会科学出版社，2009：330－337.

21

（4）辉煌期（1965—1980年）

20世纪60年代初农村集体经济好转之后，农村合作医疗制度在原有基础之上蓬勃发展，迅速步入了制度的辉煌期。1965年6月26日，毛泽东发出了著名的"六·二六"指示，要求"把医疗卫生工作的重点放到农村去"。1965年9月，中共中央转发卫生部《关于把卫生工作重点放到农村的报告》，要求"加强农村基层卫生保健工作，推动农村合作医疗的发展"。1968年12月，毛泽东又亲自批复了湖北省长阳县乐园公社办合作医疗的经验，称赞"合作医疗好"，在当时的政治气氛下，这极大地促进了农村合作医疗的推广与发展。到1979年我国农村合作医疗的覆盖率达到全国行政村的90%，全国农村人员的85%。[①] 农村合作医疗制度在这个时期取得了巨大的成功，这一阶段农村合作医疗具有基础性、政治性、民办公助性、医社合一和粗放性的特点，绝大多数农村地区的县、公社和生产大队都建立起了相应的医疗卫生机构，形成了较为完善的三级预防保健网。到70年代末期，合作医疗成为了全国农民所能享受的基本医疗保障形式，"这是低收入发展中国家举世无双的成就"，中国也因此被世界银行和世界卫生组织誉为"发展中国家解决卫生经费的唯一范例"。[②]

（5）瓦解期（1980—1990年）

20世纪80年代初，我国农村开始全面推行以家庭联产承包责任制为主要内容的经济体制改革，以"一大二公"为基础的人民公社随之解体，不断衰退的集体经济使得农村合作医疗制度失去了赖以生存的经济基础。加之国家财政体制由"统收统支"向"分灶吃饭"转变，这时财政负担沉重的乡镇政府再也无力为下放给自己管理的农村合作医疗制度提供强大的财政支持。在这样的时代背景下，缺乏制度可持续性的农村合作医疗制度纷纷解体或处于

---

① 吉训雷. 海南农村医疗保障体系构建研究［D］. 天津：天津大学，2010：17—24.
② 世界银行. 1993年世界发展报告：投资与健康［M］. 北京：中国财经出版社，1993：210—211.

停办状态。到 1989 年，合作医疗在全国行政村中的覆盖率只有 4.8%。[①] 即使到 90 年代初，也仅有上海和苏南地区还保有农村合作医疗制度，其覆盖率依然维持在很低的水平。

（6）重建期（1990—2002 年）

进入 20 世纪 90 年代后，为了改善农村恶劣的医疗卫生环境，我国政府开始改革与重建农村合作医疗制度。1990 年至 2001 年间，中共中央及各相关部委陆续出台了一系列改革与重建农村医疗保障制度的政策文件（详见表 1—2—1），但是良好的政策环境并没有明显推动农村合作医疗制度的恢复与壮大。卫生部 1998 年进行的"第二次国家卫生服务调查"结果显示：全国农村居民中得到某种程度医疗保障的人口只有 12.56%，其中合作医疗的比重仅为 6.50%。到 2000 年年底，农村合作医疗制度在全国行政村的覆盖率仍仅有 10%左右，而且主要集中在经济比较发达的沿海省市，这与 70 年代 90%的覆盖率相比不可同日而语。[②] 总体说来，这一时期农村合作医疗制度的改革和重建并没能取得预期的效果。

2. 新型农村合作医疗的建立及运行现状

2002 年，中共中央、国务院颁布了《关于进一步加强农村卫生工作的决定》，在决定中明确提出了要"逐步建立新型农村合作医疗制度"，也就是"新型农村合作医疗"（以下简称"新农合"）这一概念由此形成。2003 年初，卫生部、财政部、农业部下发的《关于建立新型农村合作医疗制度的意见》被国务院办公厅转发，从而进一步明确了新农合制度的建立必须从实际出发，并通过试点总结经验，不断完善，稳步发展。此外，意见还提出从 2003 年起在各省、自治区、直辖市至少选择 2～3 个县（市）进行试点的要求，在试点地区取得经验后再向全国逐步推开。在此基础上，国务院将浙江、湖北、云

---

① 刘雅静，张荣林. 我国农村合作医疗制度 60 年的变革及启示 [J]. 山东大学学报（哲学与社会科学版），2010，(3)：144－151.

② 高灵芝. 农村社会保障概论 [M]. 青岛：中国海洋大学出版社，2007：108－110.

表1—2—1 国家历年出台的关于农村医疗保障制度的相关政策法规

年月	发文单位	文件	相关规定
1990年3月	卫生部、国家计委等	我国农村实现"2000年人人享有卫生保健"的规划目标	明确提出"2000年人人享有卫生保健"的各种最低目标，包括在经济发达地区和经济不发达地区分别实现60%和50%的"集资医疗覆盖率"
1991年1月	国务院转发	关于改革和加强农村医疗卫生工作的请示	明确提出要"稳步推行农村合作医疗保健制度，为实现人人享有卫生保健提供社会保障"
1992年9月	卫生部、财政部	关于加强农村卫生工作若干意见的通知	以自愿互利为原则，建立合作医疗，受益群众、全民、集体企业事业单位和社会团体多方筹集资金
1993年11月	中共中央	关于建立社会主义市场经济体制若干问题的决定	提出"要发展和完善农村合作医疗制度"
1997年1月	中共中央、国务院	关于卫生改革与发展的决定	提出"要积极稳妥地发展和完善合作医疗制度"，设立"力争到2000年在农村多数地区建立起各种形式的合作医疗制度"的目标，坚持民办公助和自愿参加的原则
1997年5月	国务院转发	关于发展和完善农村合作医疗若干意见的通知	个人投入为主、集体扶持、政府适当支持，农民自愿缴纳合作医疗费用，属于农民个人消费性支出，不计入乡统筹、村提留
2001年5月	国务院体改办、国家计委、财政部等	关于农村卫生改革与发展的指导意见	地方政府加强对合作医疗的组织领导，重申"自愿量力、因地制宜、民办公助"的原则，提倡在有条件的地方实施以县（市）为单位的大病统筹

资料来源：童星. 社会保障理论与制度. 南京：江苏教育出版社，2008：392；李和森. 中国农村医疗保障制度研究. 北京：经济科学出版社，2005：182

南、吉林四个省设立为试点省，在试点省中各选取一个县作为全国的试点重点监测。经过两年多的试点后，新农合制度试点工作逐渐在全国铺开。到2006年1月之时，卫生部等7部委联合下发《关于加快推进新型农村合作医疗试点工作的通知》，决定扩大新农合试点范围，加快推进和不断完善新农合。"十一五"规划又把"新农合"作为发展农村社会事业的重要组成部分，纳入实施社会主义新农村建设的伟大工程中。截至 2011 年年底，全国有 2 637 个县（区、市）开展了新农合，参合人口数达 8.32 亿，参合率为 97.5%。[①]

新农合制度是在传统合作医疗的基础上建立的，与传统合作医疗相比，更符合中国的现实国情，具有其自身的特点和优点：

（1）组织管理

新农合制度一般以县（市）为统筹单位，建立由县级、乡（镇）级、村级三级医疗机构构成的管理体系。由县级人民政府组织相关部门和参合农民代表成立合作医疗管理委员会，并在合作医疗管理委员会下设经办机构来负责具体的业务经办工作。此外，省、地级人民政府设有农村合作医疗协调小组，并根据需要在乡（镇）设立派出机构（人员）或委托有关机构管理。各级卫生行政部门内还设立了专门的农村合作医疗管理机构，主要负责决策实施方案、监督基金管理组织及定点医疗服务机构、协调各部门开展工作等。按照具体经办合作医疗基金支付业务的部门来划分，新农合制度主要有以下三种管理模式：一是卫生部门所属合作医疗管理中心经办，这一模式约占94%；二是社保部门所属社保结算中心经办，这一模式约占 2%，主要分布在东部农业人口较少的地区；三是商业保险公司代理结算业务，这一模式约占4%，主要在东部一些地区。[②]

（2）筹资机制

新农合实行"个人缴费、集体扶持和政府资助相结合"的筹资机制，明确了各级政府及农民个体的经济责任。在试点初期，中央政府对中西部地区除市区以外的参合农民给予人均 10 元/年的财政补助，地方政府给予不低于

①　中华人民共和国卫生部. 2012 年中国卫生统计提要 [EB/OL]. http://www.moh.gov.cn/publicfiles/business/htmlfiles/mohwsbwstjxxzx/s0092/201206/55044.htm, 2012-06-06.

②　邓大松, 刘昌平等. 2007—2008 中国社会保障改革与发展报告 [M]. 北京: 人民出版社, 2008: 82.

10元/（人·年）的财政补助，农民个人每年的缴费标准不低于10元。在随后的几年中，筹资标准得以逐步提高。到2010年，全国筹资水平提高到150元/（人·年），2012年为200元/（人·年）。中央财政对中西部地区的参合农民制定人均60元/年的财政补助标准，对东部省份按照中西部地区一定比例给予财政补助；地方政府财政补助标准也相应提高到了60元，农民个人缴费增加到每人每年30元。

(3) 补偿模式

在补偿模式上突出以大病统筹为主，主要补助参合农民的大额医疗费用，各地可根据实际情况作出适当的调整。目前，合作医疗主要有单纯住院统筹、住院统筹加门诊大病统筹、住院统筹加门诊家庭账户、住院统筹加门诊统筹四种补偿模式。[①] 其中，门诊统筹模式不但增强了农民的互助互济意识，还提高了门诊服务的利用率以及门诊基金的抗风险能力，因此得到了卫生部的肯定，并逐步在全国范围内试点推广。因此，住院统筹加门诊统筹逐渐成为了新农合制度的主流补偿模式。

(4) 基金管理

新农合基金由合作医疗管理委员会及其经办机构负责管理，实行专户管理。县级合作医疗管理办公室经同级财政部门批准，在具有资质的国有商业银行或农村信用社设立新农合基金收入户和支出户。在基金的运作程序上，实行收支两条线管理，切实做到基金的安全、封闭运行。此外，各级纪检、监察、财政、审计等部门成立合作医疗监督委员会，对基金的筹集、使用和管理定期或不定期地进行监督检查，对挤占、挪用、贪污合作医疗基金的单位和个人做相应处罚，确保基金的安全。

3. 新型农村合作医疗的试点运行情况

新农合制度从2003年开始试点之后，其试点范围不断扩大，试点区农民

---

① 左延莉，胡善联，等. 全国新型农村合作医疗试点现况研究［J］. 中国卫生资源，2006，9
（3）：127－129.

参合率逐年提高。在筹资上，中央在资金方面逐年加大财政支持力度，2009年医疗保障基金中国家补贴资金 197.6 亿元，地方政府补贴资金 429.4 亿元，参合农民个人缴费 190.9 亿元，其他方面筹资 126.5 亿元，总计筹资 944.4 亿元，地方政府提供的补助资金占总资金的 52.3%。2009 年全国参合农民受益 13.15 亿人次。其中，住院补偿 0.62 亿人次，门诊补偿 6.7 亿人次，特殊病种大额门诊补偿 0.05 亿人次。统筹基金最高支付限额提高到当地农民人均纯收入的 6 倍左右，初步统计政策范围内住院费用报销比例已达到 55%。2010 年筹资总额达 1 308.3 亿元，人均筹资 156.6 元；2011 年度筹资总额达 2 047.6 亿元，人均筹资 246.2 元。全国基金支出 1 710.2 亿元；补偿支出受益 13.15 亿人次，其中，住院补偿 0.70 亿人次，普通门诊补偿 11.67 亿人次。具体实施情况见表 1—2—2。

表 1—2—2　　　　　　　　新型农村合作医疗运行情况表

指标	2004	2005	2006	2007	2008	2009	2010	2011
开展县（区、市）数	333	678	1 451	2 451	2 729	2 716	2 678	2 637
参合人口数（亿人）	0.8	1.79	4.1	7.26	8.15	8.33	8.36	8.32
参合率（%）	75.2	75.7	80.7	86.2	91.5	94	96	97.5
当年筹资总额（亿元）	40.3	5.4	213.6	428	785	944.4	1 308.3	2 047.6
人均筹资（元）	50.4	42.1	52.1	58.9	96.3	113.4	156.6	246.2
当年基金支出（亿元）	26.4	61.8	155.8	346.6	662	922.9	1 187.8	1 710.2
补偿收益人次（亿人次）	0.76	1.22	2.72	4.53	5.85	7.59	10.87	13.15

资料来源：中华人民共和国卫生部. 2012 年中国卫生统计提要［EB/OL］. http://www.moh.gov.cn/publicfiles/business/htmlfiles/mohwsbwstjxxzx/s9092/201206/55044.htm, 2012-06-06.

（三）城镇居民基本医疗保险制度的建立与发展

1998 年我国开始建立职工医保制度，主要覆盖企业、机关、事业单位、社会团体、民办非企业单位的职工，之后又启动了新农合制度试点，主要覆盖农村居民，同时针对贫困人群又建立了城乡医疗救助制度。从制度构建来看，城镇非从业居民的医疗保障一直处于空白，并且我国历史上也没有独立的专门的针对城镇居民的医疗保障制度安排。城镇居民的医疗问题只能依靠自我保障和家庭保障，只有少数人群在患重大疾病时才能通过医疗救助等途径得到政府帮助。根据第三次国家卫生服务调查显示，我国医疗保险覆盖率存在着偏差，将近 44.8% 城市居民没有任何医疗保障。[①]

为释放与满足城镇居民日益迫切的医疗保障需求，2007 年国务院出台了《关于开展城镇居民基本医疗保试点的指导意见》，就开展试点的目标、任务、基本原则、主要政策及组织实施办法等给出了详细的规定，并着手在我国经济社会条件允许的省市开展城镇居民医保的试点工作。继职工医保、新农合制度试点、农村和城市医疗救助制度后，建立覆盖城乡居民医疗保障体系的最后一块短板——城镇居民基本医疗保险（以下简称"居民医保"）制度终于正式启动。居民医保制度着眼于解决城镇非从业人员，特别是中小学生、少年儿童、老年人、残疾人等群体的看病就医问题，是以科学发展观为指导，以提高全民医疗保障水平为目标，构建城乡一体化社会医疗保障体系的重要举措，在我国社会医疗保障事业发展过程中具有里程碑意义。随着这项制度的建立与发展，覆盖我国城乡居民的基本医疗保障体系基本形成，2.5 亿多城镇非从业居民的医疗保障获得了制度安排。

1. 城镇居民基本医疗保险制度设计

居民医保参保对象主要是未纳入职工医保制度覆盖范围的大中小学生、少年儿童和其他非从业的城镇居民。居民医保基金主要由财政补助与城镇居民个人缴费共同建立，而具体的筹资标准则由各个地区根据当地城镇居民不同人群的发病率、住院费用、个人和政府承受能力等因素自行确定。居民医保基金主要用于支付参保城镇居民在医保范围内的门诊及住院医疗费用。统筹基金的具体支付范围，原则上与职工医保药品目录、诊疗项目和医疗服务

---

① 卫生部统计中心. 第三次国家卫生服务调查分析报告 [J]. 中国医院，2005，9（1）：3—11.

设施范围目录等有关规定一致，但是由于居民医保筹资水平比职工医保筹资水平低，其支付比例也应低于职工医保的报销比例。为保证居民医保的可持续发展，建立居民医保连续参保、连续缴费的激励机制，医疗保险待遇标准与个人缴费年限挂钩。①

2. 城镇居民基本医疗保险制度的运行现状

居民医保制度试点开局良好。2008 年 10 月在全国范围内启动扩大试点工作，到 2009 年试点城市总数达到 317 个，参保人数达到 11 650 万人。筹资标准上，2008 年成人的人均筹资标准为 245 元，学生儿童为 113 元；成人的财政补贴标准为人均 95.8 元，学生儿童为 82.0 元，分别在平均筹资标准中占 39.5% 和 73.15% 的比例。2009 年 6 月，试点地区城镇居民医保基金总收入达 139.3 亿元，总支出为 66.5 亿元，共有 1 115 万人享受到了居民医保的报销待遇，在政策规定范围内的住院医疗费用由统筹基金支付的比例约为 50%。② 截至 2011 年年底，全国所有地级城市均建立了居民医保制度，参保居民达 22 116 万人。

3. 城镇居民基本医疗保险制度存在的问题

一是参保人群定位尚不明确，覆盖面较为狭窄。居民医保制度的参保人群原则上是指除了职工医保制度覆盖范围之外的所有城镇居民，但一些试点地区并未明确规定是否纳入灵活就业人员和进城务工人员，这种模棱两可的做法显然不利于参保人员身份变化后医保关系的转移接续，既有可能排斥一部分人在制度之外，也可能使一些人出现重复参保。

二是基金筹集不规范，财政资金未能及时足额到位。现阶段居民医保保险实行自愿参保的原则，并且允许不同地区根据实际情况制定相应的缴费标准。由于各地试点城市开展此项工作的时间不一，收缴保费的时间也没有统

---

① 国务院. 国务院关于开展城镇居民基本医疗保险试点的指导意见 [EB/OL]. http://www.gov.cn/zwgk/2007-07/24/content_695118.htm, 中华人民共和国中央人民政府门户网站, 2007-07-24.

② 蔡跃进, 高亚男. 居民医保：从试点走向完善 [J]. 中国劳动, 2008, (7)：6—10.

一规定，所以在各市之间，甚至一个市的各县区之间缴费时间存在很大差异。部分地方开展工作时为尽快提高居民参保率，在收取个人保费时，按季度或非自然年度为缴费区间，与财政资金补助、结算按自然年度的要求不一致，导致财政资金补助和结算操作困难。

三是统筹层次不高，难以实现互助共济。目前我国居民医保保险的试点地区主要是县级统筹，各个统筹区主要是按照省、自治区、直辖市的相关要求，根据各地区经济社会的现实情况制定相应的参保办法，不同地区参差不齐的经济社会状况导致了各地居民之间差异明显的医保待遇。同时，居民医保保险制度较低的统筹层次，阻碍了医保基金在更大的范围内调剂和发挥作用，不利于基金的安全运行，更没有将社会医疗保险互助共济的功效发挥到最大。低统筹层次同样还产生了便携性差的问题，给参保人员的区域流动和关系转续带来了更多的困难。

四是风险控制和基金监管能力不足，基金运行面临更大风险。从试点地区的整情况来看，居民医保基金的风险控制和监管能力仍然较弱。这具体表现在，在基金征缴上，没有做到每个城镇居民都参保，也没有统一的缴费时间，不利于大的社会保险"蓄水池"中分散风险；在基金支出上，对定点医疗机构的审查不够严格，对医院医疗费用持续上涨的控制较为薄弱；在基金监管上，没有建立基金的收支监测预测预警系统，也缺乏基金运行分析、运行情况通报和常规基金运行监督检查等一系列制度体系，同时缺乏包括组织监督、民主监督、制度监督、行政监督、业务监督、审计监督等多种监督形式在内的内外部双重监督体制。[1]

（四）统筹城乡医疗保障制度的新阶段

职工医保经过 13 年的发展，新农合经过 8 年的发展，居民医保保险经过

---

[1] 李洪亮. 城镇居民基本医疗保险制度研究——以山东省青岛市为例 [D]. 青岛：青岛大学，2011：14—15.

5 年的发展，覆盖城镇职工、居民、农村居民的"全民医保"体系框架初步形成，我国医疗保障制度正逐步进入统筹城乡医疗保障制度的新阶段。2009 年 1 月 21 日，国务院常务会议审议通过了《关于深化医药卫生体制改革的意见》和《2009—2011 年深化医药卫生体制改革实施方案》，明确提出："到 2011 年基本医疗保障制度全面覆盖城乡居民，在 3 年内使城镇职工和居民基本医疗保险以及新农合参保率提高到 90% 以上，实现全民医保。到 2020 年，覆盖城乡居民的基本医疗卫生制度基本建立。"[①] 同时，新医改也明确指出，"做好城镇职工基本医疗保险制度、城镇居民基本医疗保险制度、新型农村合作医疗制度和城乡医疗救助制度之间的衔接。以城乡流动的农民工为重点积极做好基本医疗保险关系转移接续，以异地安置的退休人员为重点改进异地就医结算服务。"[②] 与此同时，成都、东莞、杭州、厦门、天津等城市的积极开展统筹城乡医疗保障制度的实践探索，从整体上规范和完善制度，使得公共卫生资源在更大范围内得到更有效的使用，方便参保人员看病就医，提高了整个医保体系的经办服务效率，极大地提升了医保制度公正公平的水平。

二、我国医疗保障制度的现状评价

（一）我国三种基本医疗保障制度的比较分析

我国的城乡医疗保障体系从总体上呈现出三维分立态势，职工医保、居民医保和新农合制度三大分立运行。这三项制度在参保对象、筹资机制、补偿机制、统筹层次、经办管理等方面均有所差异。在对相关的主要政策和新医改方案梳理分析的基础上，对我国三种基本医疗保障制度进行了比较分析，具体见表 1—2—3。

---

①② 叶向明. 医疗保障：向全民医保迈进 ［J］. 卫生经济研究，2009，（2）：1.

表 1—2—3　　　城镇职工医保、城镇居民医保和新农合制度的
参保、筹资、偿付和经办现状比较

制度形式		城镇基本医疗保险		新型农村合作医疗
		城镇职工基本医疗保险	城镇居民基本医疗保险	
参保规定	政策依据	国务院关于建立城镇职工基本医疗保险制度的决定（国发〔1998〕44 号）	国务院关于开展城镇居民基本医疗保险试点的指导意见（国发〔2007〕20 号）	国务院办公厅转发卫生部等部门关于建立新型农村合作医疗制度意见的通知（国办发〔2003〕3 号）
	覆盖对象	城镇职工、退休人员、灵活就业人员	学生、少年儿童和其他非从业城镇居民	农村居民
	参保形式	个人和用人单位	以家庭缴费为主	以家庭为单位
筹资标准	用人单位	工资总额的 6%	—	—
	个人	个人工资收入的 2%	由统筹地区确定，学生、儿童、老人、残疾人、困难人群等群体缴费不同	每人每年提高到 30 元
	政府	—	2010 年补助标准为每人每年 120 元	2010 年补助标准为每人每年 120 元
偿付水平	起付线	当年职工年平均工资的 10%	由统筹地区确定	由统筹地区确定
	报销比例	2010 年达到 70%	2010 年达到 60%	2010 年达到 60%
	封顶线	2010 年达到当地职工年平均工资的 6 倍左右	2010 年达到当地居民可支配收入的 6 倍左右	2010 年提高到当地农民人均纯收入的 6 倍以上
	偿付范围	门诊大病、住院，向门诊统筹延伸	大病统筹，逐步向门诊统筹延伸	大病统筹；大病统筹＋门诊家庭账户；住院统筹＋门诊统筹
经办服务	组织经办	各级劳动保障行政部门及经办机构		各级卫生行政部门及行政机构
	统筹层次	原则上以地级以上行政区为统筹单位，也可以县为统筹单位。2011 年将基本实现市级统筹	以市、县为统筹单位，2011 年将基本实现市级统筹	一般以县（市）为统筹单位，条件不具备的地方在起步阶段也可以乡（镇）为单位进行统筹，逐步向县（市）统筹过渡。政策差异性较大

续表

制度形式	城镇基本医疗保险		新型农村合作医疗
	城镇职工基本医疗保险	城镇居民基本医疗保险	
经办服务　基金结余	累计结余控制在 6～9个月平均支付水平，超过15 个月为结余过多状态，低于 3 个月为结余不足状态	以收定支、收支平衡，各地基金风险预警指标可根据当地实际具体确定	当年筹集的合作医疗统筹基金结余一般应不超过 15％
服务管理	三定目录（药品目录、诊疗项目、医疗服务设施范围标准），卫生部 2009 年 8 月公布《国家基本药物目录（基层医疗卫生机构配备使用部分）》，人社部 2009 年 11 月公布《国家基本医疗保险、工伤保险和生育保险药品目录》		定点范围相对较窄，一般需先垫付时候报销，卫生部 2009 年 8 月公布《国家基本药物目录（基层医疗卫生机构配备使用部分）》

资料来源：仇雨临，翟绍果. 城乡医疗保障制度统筹发展研究 ［M］. 北京：中国经济出版社，2012：50－51.

（二）我国医疗保障制度发展过程中取得的主要成就

职工医保、居民医保和新农合是国家分别为城镇职工、城镇非从业居民和农村居民的看病就医问题而建立的三项基本医疗保障制度，是落实科学发展观、构建社会主义和谐社会的重大举措。自三项制度实施以来取得了显著成就，这主要表现在以下几个方面：

1. 制度稳步发展，初步建成"全民医保"的制度体系

随着相关政策文件的出台和实施，由城镇职工医保、城镇居民医保和新农合组成的城乡医疗保障体系基本形成，初步形成"全民医保"的制度框架。特别是作为保障和改善民生的重要举措，城镇居民医保和新农合从制度建立初始，就受到各级党委和政府的高度重视。1998 年以后，尤其是进入 21 世纪以来，中央政府确立了人人享有基本卫生保健服务的目标，社会医疗保障体系逐步健全完善，覆盖面也持续扩大。首先是职工医保实施后，覆盖面由国有企业的员工扩展到了集体所有制企业与民营企业，一直到现在涵盖了各种

类型的企业。2003 年以来新农合的推行与完善，使得社会医疗保险制度的覆盖范围由城市扩展到了农村，参合率也一直在稳步上升。2007 年开始试点推行的城镇居民医保更是将参保人群扩展到了城市非就业居民，社会医疗保障体系的覆盖范围与计划经济时期相比已经大大扩充，"全民医保"的制度体系已经初步建成。

2. 待遇不断提高，切实解决城乡居民看病就医问题

职工医保自建立以来，经过不断地发展完善，目前筹资水平较高，医保待遇也相对较高。城镇居民医保试点时间还不长，为了增强城镇居民医保的吸引力，不少较早开展试点的地区积极调整待遇支付政策，切实提高居民的医保待遇，减轻医疗负担，如降低起付标准，提高基金支付比例，提高支付限额；扩大支付范围，将部分门诊项目逐步纳入报销目录；对重大疾病参保患者实施"二次补偿"，减轻参保人员经济负担等等。新农合制度的"保大病"模式，使得很多患有重病的农民因为得到及时救治而恢复了正常生活，农民也能够参加常规化的体检，建立自己的健康档案。经过 10 年的发展，新农合的筹资水平和补偿水平都大幅提高，越来越多的农民健康权得到了切实保障。

3. 基层机构同步发展，卫生服务工作全面推进

职工医保，特别是居民医保制度的运行，极大地带动了城市社区卫生服务机构的发展。为了合理利用社区卫生服务资源和城镇居民医保基金，不少地方出台措施，赋予社区卫生服务机构"守门人"角色，鼓励"双向转诊"，即小病进社区，大病进医院，康复回社区。此外，社区卫生服务机构还提供预防、保健、接种、健康教育、康复等服务。对于城镇居民医保中的参保群体，通过为他们建立健康档案、组织健康讲座，以及为中老年人提供常规体检，起到疾病预防的良好效果。新农合的建立，同样有效地带动和促进了农村卫生服务体系的建设。2004 年到 2007 年，中央财政投入 94 亿元，新建改建了 2 万多个农村医疗卫生机构；投入 12 亿元，培训了 200 多万农村卫生人

员。在中央财政的支持下，卫生系统连续开展"万名医师支援农村卫生工程"，在中西部21个省（自治区、直辖市）的乡镇卫生院实施了"二级以上医疗卫生机构对口支援乡镇卫生院"项目，使农村卫生服务水平得到提高。①

（三）我国医疗保障制度发展过程中存在的主要问题

目前我国医疗保障制度存在的问题主要表现在以下几个方面：

1. 制度运行分立，难以形成系统一致的法律法规

目前，我国各项城乡医疗保险制度独立运行，各有自身运行的指导意见、行政法规和地方性法规，虽然目前已经出台了《社会保险法》，但是对于制度分立运行的现实困境仍然没能提出有效对策。由于缺乏一部系统性、一致性、权威性的法律法规，各项规章制度的权威性又都不足，漏保以及重复参保的情况都常有发生，这使得社会医疗保险基金的安全面临着严重威胁，而且整体运行效率大大降低。同时，在经办服务与看病就医过程中，由于缺乏严格的法律约束，往往容易诱发"道德风险"和"逆向选择"的问题，对基金安全以及制度管理都将带来极大困难，严重的甚至会危机整个社会医疗保障体系的可持续发展。

2. 制度设计分割，缺乏总体长远规划

中国社会医疗保障体系目前存在的较为严重的问题，是忽视了体系整体性设计和长远性规划，而注重零碎性修补和应急性安排，现有医保制度对不同身份人群实行不同的医保政策，而缺乏总体设计规划。在全民所有制和集体所有制企业改制过程中需要把大批职工推向市场的时候，遂开始着手建立职工医保制度；当城镇职工社会医疗保险覆盖面较窄，绝大多数城乡居民被排斥在医疗保障安全网之外并诱发诸多群体性事件时，又着手建立新农合制

---

① 中华人民共和国中央人民政府网站［EB/OL］. http://www.gov.cn/gzdt/2008-02/15/content_890737.htm，2008年2月15日.

度和居民医保制度；如今城镇化过程中大批被征地农民的出现以及流动人口急剧增长，农民工人口占据城市人口相当比例的现实情况下，又设计了被征地农民和农民工医疗保障制度。缺乏整体规划、应急性的制度设计不可避免地导致现行的社会医疗保障体系的碎片化，其中城镇由于覆盖人群的不同分为城镇职工医疗保障、城镇居民医疗保障、农民工医疗保障以及覆盖贫困人口的城镇医疗救助制度；农村地区主要以覆盖务农人口的新农合保障为主，同时还包括失地农民形成的新城镇居民医疗保障和针对农村贫困人口的农村医疗救助制度。不同人群、多种制度的设计使得现行社会医疗保障体系出现诸多问题，原因就在于我们的制度设计仅仅是一种应急性而非长期性的、统筹兼顾式的规划，制度设计难以跟上社会变革发展步伐，必然出现诸多问题和矛盾。

3. 统筹层次较低，制度难以持续发展

根据现行制度要求，目前城镇职工和居民医保实行地市级统筹，新农合实行县级统筹。不同制度统筹层次不同，且整体统筹层析较低。而实际上不少地区是在县级市进行城镇居民医保统筹，因此并没有达到政策规定的统筹层次。这样的局面，一方面使得因参保人数总量和基金规模受限导致抵御疾病风险的能力降低；另一方面参保人在不同制度、不同地区或同时跨地区、跨制度流动时遇到制度转移接续的障碍。

4. 筹资机制欠佳，与经济社会发展脱节

无论是居民医保还是新农保，他们的筹资模式都是个人缴费加各级财政补贴。各地的具体筹资水平往往根据当地经济发展水平、参保人群的医疗消费需求以及居民家庭和政府财政的负担能力设定。然而这种筹资机制具有很大的局限性。一方面，在全国大部分地区，这种筹资机制几乎静态，无法随同经济社会发展、居民收入不断提高、医疗费用不断增长等因素进行调整，因此医疗待遇的提升空间非常有限。另一方面，全国各地基本都实行"无差异参保"，即同一个制度的参保人群缴费相同，待遇一致。这种参保方式没有

考虑参保人员在缴费能力和缴费意愿方面的差异性，以致低收入参保群体反映缴费负担较重，而高收入参保群体反映待遇水平偏低。

5. 管理体制不顺，管理运行效率低下

医疗保障制度运行中职能分割的问题十分突出，目前，职工医保和居民医保由劳动和社会保障部门管理，而新农合由卫生部门管理，城乡医疗救助又由民政部门管理，医疗保障体系的城乡分治状态导致整体的管理和运行效率都十分低下。管理体制上条块分割、重复建设、结构失衡以致资源浪费与短缺并存，运行成本较高且效率低下，不能很好地满足参保人员的医疗需求。同时，城乡医疗保障管理体制的分离，致使不同险种之间出现参保范围的交叉，在如今人口高流动性的背景下极易出现人员重复参保、财政重复补贴等乱象，导致政府财政资源上的极大浪费，变相加重了整个医疗保障体系的管理成本和制度负担。

第三章 统筹城乡医疗保障制度的背景与意义

一、理论层面的必要性

（一）福利经济学理论

庇古在 1920 年出版的《福利经济学》一书中提出，国民收入的大小与国民收入的分配是影响经济福利的主要因素。从边际效用价值论出发，国民收入总量愈大，社会福利就愈大；国民收入分配愈是均等化，社会经济福利就愈大。因此，要增加经济福利，在生产方面必须增大国民收入总量，在分配方面必须消除国民收入分配的不均等现象。根据边际效用递减规律，货币对于不同收入的人有不同的效用，货币收入越多，则货币的边际效用越少。也就是说，收入再分配过程中穷人得到的效用的增加要大于富人效用的损失。福利经济学主张在筹资方面，对于不同收入人群实行区别对待，向收入高的富人征收累进所得税，把富人的部分货币收入通过社会福利津贴转移给穷人，以实现收入的均等化，通过有效的收入转移支付实现纵向公平；在待遇方面实行横向公平原则，增加必要的货币补贴，向低收入劳动者和丧失劳动能力者增加失业补助和社会救济，使劳动者能得到适当的物质帮助和社会服务，提高社会总体的经济福利。

目前，我国城乡、地区间收入不均等现象较为明显，增进社会总体福利的主要途径应是在不影响国民收入总量的前提下增加穷人的绝对份额，缩小相对差距。医疗保障作为社会再分配机制的一部分，应该协调医疗保障制度和医疗卫生资源配置方面的城乡差距、地区差距，通过转移支付手段提高社会弱势群体和贫困地区的福利。根据福利经济学理论，在统筹城乡的医保政策设计中，应着重发挥医疗保障两方面的收入转移效应：

第一，不同经济发展水平地区间的收入转移。目前，收入转移的方式主要是通过对经济欠发达地区医保筹资的财政补贴来实现的，筹资环节的收入转移作用是有限的，这就要求我们在设计统筹城乡的基本医疗保障制度时扩大医疗保障的统筹层次，通过更大范围的基金调剂实现补偿环节的收入转移。可逐步提高统筹层次，推进省级统筹，在全国范围内精确测算筹资标准及待遇指标，并且根据各地不同的经济财政状况适当调整，给予经济较不发达地区一定的财政补贴来填补缺口，实现不同地区的财政转移。

第二，不同收入水平人群间的收入转移。把富人的部分货币收入转移给穷人，一方面可以通过对富人征收累进所得税，再通过国家对穷人医疗保障的筹资补贴转移给穷人；另一方面则可以直接在医疗保障筹资时对富人进行累进筹资，但累进筹资发挥作用的基础在于保证待遇享受的横向公平，保证不同筹资人群可以享受同等医疗保障待遇。基于这两点，在城乡统筹的基本医疗保障制度的设计中，如果对城乡居民以人头税方式征收保费，则会造成实际上的累退筹资，因此，一方面应对不同人群征收不同保费，另一方面通过扩大基金调剂范围尽量实现待遇享受的横向公平。

（二）艾斯平－安德森的社会分层理论

艾斯平－安德森收集了经济合作与发展组织中的 18 个国家的，长达 8 年时间内的，有关养老、医疗和失业补贴方面的特征的严谨的数据进行研究，得出了两个用来衡量福利国家的标准：即劳动力的去商品化程度和福利国家在塑造社会阶层化结构方面的作用。由此，他将这些国家分为了三种不同的类型，自由主义的福利国家、保守的合作主义的福利国家和社会民主的福利国家。他还认为，不同的政治文化传统能够影响着福利国家的模式，而不同模式的福利国家又会影响其社会阶层结构的具体形成。

　　自由主义的福利国家，是追求个人解放、自由、平等机会以及相互竞争。基于它的基本理念，其社会政策制定方面，强调最少的国家干预，实施最大的市场自由。可是这样的福利国家模式带来的却往往是不平等，大多数都处于两极分化状态。自由主义的福利国家一般倾向于发展市场化的个人保险，这类具有健全精算特征的契约实施的结果也近似于市场运行的结果，即"那些较节俭的、具有冒险犯难精神的，以及自力更生的人会获得奖赏。"而自由主义的福利国家同时还会制定一种惩罚性的贫困救助制度以激励个体的发展。与自由主义的基本理念相反，合作主义是基于庄园、行会、社团法人等传统，替代了极端国家主义的一种保守主义的福利模式。在这个基础上，合作主义逐渐发展成为一种以市场导致的个人化和职业分化为基础的社会福利提供模式。但是在实施的过程中，这种模式在补贴各个阶层的同时，又反过来进一步强化了各个阶层的社会地位或结构。而在20世纪初，基于普遍主义的理念而开始构建的社会民主的福利模式经历长期的摸索。其起源于普通公民政治权利的扩大。因为议会政治制度的实施所带来的普通公民政治权利的扩大等因素，社会主义者必须要更多的选民来支持他们的政治主张。反过来看，如果要普通民众支持其政治主张，就一定要提出，考虑到普通民众所属阶层的切身利益但同时这种利益也要能够被其他社会阶层接受的政治主张。在两次世界大战之间，一些国家的社会主义者由于在与基层阶层结盟方面取得了较大的成功，所以这些国家逐渐开始推行社会民主的福利国家模式。由于这一模式所给予的地位、支付、公民权利、公民责任的均等化，能够有助于政治结盟，所以这一指导性理念得以广泛传播。但是在当今社会，中产阶级已成为了社会的中坚力量。为了能够贯彻这一理念以保持其依然具有凝聚力，当局政府只好不停的提高社会福利的标准。这就使得一些国家因此陷入福利国家模式的危机。

　　根据以上的社会福利类型，艾斯平-安德森通过进一步分析，在研究中首次得出了，不同类型的福利国家既有提供社会福利、促进社会平等的一面，同时它又是一个推进阶层化的机制。他认为福利国家与社会层级的关系最主要还是要看福利的提供是以什么为基础：以单个公民为基础还是以其取得的社会地位（或其他）为基础。如果所提供的社会福利是以单个公民为基础，那么相关的社会政策就会减少社会的不平等。相反，如果所提供的社会福利是以其取得的社会地位（或其他）为基础，那么这样的福利国家将会推动社会阶层化的体系的建立。而不同类型的福利国家会通过不同的福利模式或社会政策来塑造阶层或阶级。例如，英国一开始实行的济贫法，就将社会成员分为了接受救济者和非接受救济者。而各国实施的社会保险等制度则可能将社会阶层或阶级变得更为复杂。能够促进社会平等的以普遍主义为原则的政策方案也是存在的。因为这种政策方案并没有考虑到公民的所属阶层或阶级，而是给予了所有公民同样或相似的权利方案。只有这样的社会政策或福利模式方案才是以单个公民为基础，才能达到促进社会平等和加强跨阶层间群体团结的良好效果。

而我国现行的医疗社会保障制度虽将公务员、企事业单位职工和退休人员、广大的农村居民个体从业者、非正式部门的职工和流动人口都纳入保障范围，但是这种以职业部门性质、职业地位为标准来确定医疗保障待遇的方式，某种程度上导致了"劫贫济富"的现象，也更加深化了阶层间的差距，这与医疗保障转移支付机制的初衷是相违背的，与"人人享有医保"的目标是违背的，与"城乡福利待遇均等化"的公平性原则也是背离的。因此，需要统筹城乡医疗保障制度来打破这种城乡界限、身份界限，实现城乡均等及社会公平。

（三）凯恩斯的有效需求理论

凯恩斯在其 1936 年发表的《就业、利息与货币通论》中提出了有效需求理论。他认为，一个国家的生产和就业状况主要取决于有效需求，有效需求的不足会导致经济危机和失业的发生。在凯恩斯经济理论的基础上，进一步发展形成了社会保障制度的"均衡器"理论。该理论认为，在经济繁荣时期，居民收入高，因而政府的财政收入和社会保障基金也较高，同时失业率低，社会保障支出少，社会保障基金收多支少，会抑制私人消费需求和投资需求的过度增加。相反，在经济萧条时期，社会保障收入减少，支出增加，会刺激消费需求与投资需求的增加。因此，国家应积极运用社会保障政策稳定和调节经济的功能，主动调节社会经济的发展，发挥社会保障的"均衡器"作用。

按照凯恩斯的理论，提高国民的有效需求办法不外两条：一条是刺激出生率回升，人口自然增长率提高，摆脱人口危机束缚；更重要的就是提高国民的生活水平。做到这两点需要国家积极干预，广泛发展社会福利事业，增加社会福利开支，刺激消费需求。这是因为，随着社会福利事业的广泛发展，居民的生活福利得以进一步提高，能有效改善和扩大社会边际消费规模。农民作为社会低收入阶层，边际消费倾向通常高于市民等高收入阶层。因此，通过统筹城乡医疗保障制度提高农村地区的医疗保障水平，减少农村居民的后顾之忧，不仅是生产健康、维护健康和增进健康的需要，也可以发掘出广大农民的医疗消费潜力，扩大有效需求、均衡经济发展。

（四）风险管理理论

疾病风险是指疾病发生及其所造成的健康损失的不确定性。疾病风险有其自身的特点：一是疾病风险具有较强的不确定性，与其他风险相比，疾病风险具有较大的随机性及不可预知、不可避免性；二是疾病风险具有复杂性；三是疾病风险具有连带性，往往不仅给个人健康带来损害，还会给家庭甚至社会造成危害，如现在我国的"因病致贫"现象；四是疾病风险不具有完全补偿性，健康和生命很难用金钱来衡量，只能给因此造成的经济损失部分进行适度补偿；五是疾病风险是一种纯粹风险，只会造成损失，而不会带来任何利益和好处。

风险管理理论中针对疾病风险的管理与控制，就是指人们通过采取不同的措施对疾病风险进行管理，或将不可管理风险转化成可管理风险的方式或过程。人们对抗疾病风险的方式主要有两种：一是预防与抑制；二是通过集合或组合方式，提高对抗风险能力，分散和减少风险带来的损失。

集合或组合最典型的方式即是医疗保险。通过投保人缴纳保费形成医疗保险基金，在被保险人之间实现共济，共同对抗因疾病造成的风险，对投保人或受益人因疾病风险所遭受的经济损失给予一定程度的补偿。除医疗保险外，国家通过建立不同形式的医疗保障制度对不同人群提供医疗保障，是国家集中管理和控制疾病风险的另一种表现形式。医疗保障对抗疾病风险的能力取决于保障规模，根据保险理论的"大数法则"，参加的人员规模越大，医疗保险分散风险的能力就越强。因此，通过统筹城乡医疗保障制度来扩大医疗保障的覆盖范围，吸引更多人参保，才能实现医疗保障的互助共济作用，实现整个社会共担风险。

二、制度建设的必要性

（一）城乡统筹的医保制度可以避免医疗资源的浪费

假设医疗卫生市场是完全竞争市场，则在供需双方达到一般均衡的价格为 P_0（见图1—3—1），但是由于医患双方的信息不对称，消费者缺乏选择权，于是医疗供给方实际上处于垄断的优势地位，而市场竞争也处于不充分及扭曲状态，致使医疗市场契约失灵。因此，医疗卫生市场中的医疗价格不是市场竞争均衡状态下的 P_0，而是行业垄断性价格 P_1。在垄断价格 $P_1 > P_0$ 的情况下，原医疗供给能力过剩，既造成医疗卫生市场的资源限制和浪费，过剩的数量为 $Q_s - Q_1$。

如果实施城乡统筹的医疗保险制度，提高医疗保险的报销待遇，有效分担了参保人的一部分医疗负担，即由第二方（医疗保险机构）支付参保人的部分医疗费用，从而降低了参保人的医疗保健成本，其医疗服务的有效需求

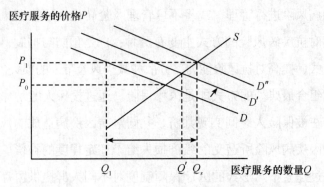

图1—3—1　医保制度对医疗资源利用的影响

会增加，需求曲线 D 将向右上方移动到 D'。增加的医疗服务的有效需求可以缓解医疗卫生市场供给过剩的现象，使过剩的数量减少为 $Q_s - Q'$。如果需求曲线刚好移动到 D'' 位置，即新均衡价格为 P_1 时，则刚好可以是整个医疗服务市场的过剩供给得到充分利用，避免了医疗资源的闲置、浪费的同时，增加了整个社会的医疗福利。当然，要避免引致的医疗有效需求的增加超过原医疗供给过剩的数量，那么，医疗供给将由相对过剩变为不足。

（二）城乡医保统筹是基层医保工作的迫切需求

目前三项医疗保险基本上都是以市、县一级统筹为主，统筹层次过低不利于医保工作的顺利进行：

1. 统筹层次过低，基金的抗风险能力差

我国不同地区的人口结构存在着巨大差异，城市化程度较高的地区参加的居民较少，而在城市化进程缓慢的地区，除职工以外的其他居民则多数选择参加，城镇居民医保的参保人数较少。由于区域性人口结构差异，再加上统筹层次过低，参保人员的数量难以满足医疗保险运行的大数法则，基金的抗风险能力差。

2. 医保政策的制定受限于地方财政，各地待遇水平差距大

由于统筹层次较低，各地的人员结构、财政收支状况不同，造成地区的

待遇差别较大，违背了医疗保障的公平原则，参保人员的不满情绪严重。在我们的调研中，一位来自江苏省江都市的医保工作者就反映："江都的职工医保住院报销封顶线为 15 万元，而扬州已经达到了 25 万元，待遇水平的差距引起群众抱怨：同样是为共产党工作的人，医疗保险的缴费也差不多，为什么待遇差距如此之大？"同时，由于地方财力水平限制，医保工作的经费不足，同样是医保经办管理人员，县和市区工资待遇水平差距也很大，极大地影响了基层工作人员的积极性。另外，医保基金的财政补贴部分长被地方财政拖欠，造成医保工作的难以进行，所以迫切要求医保工作的垂直化管理，提高统筹层次。

（三）构建城乡统筹的医疗保障制度是实现全民医保的必然选择

党的十七大报告提出的"全面推进城镇职工基本医疗保险、城镇居民基本医疗保险、新型农村合作医疗保险制度建设"的要求，国务院总理温家宝于 2009 年 7 月 8 日部署深化医药卫生体制改革工作的国务院常务会议上也强调要"进一步扩大基本医疗保障覆盖面，提高基本医疗保障水平，适当提高最高支付限额和住院费用报销比例，加大医疗救助力度"[1]。

然而，现今实行的居民医保、新农合、居民医保"三驾马车"共担全民医保的状态也在一定程度上造成了医疗保障的制度分割，各医疗保障制度覆盖人群界定不清、保障程度存在差异等问题，降低了医疗保障制度的公平性和使用效率（张琪，张捷（2008）[2]，也成为实现全民医保的障碍。因此，不断完善城乡医保统筹的制度安排，建立起覆盖城乡的一体化全民医疗保障体系已经迫在眉睫。

---

[1] 资料来源：中国青年报，2009-07-09.

[2] 张琪，张捷. 覆盖城乡居民的中国医疗保障制度改革 30 年：回顾与展望 [C]. 2008 学术前沿丛坛，323－333.

（四）城乡医保统筹是共担社会风险、维护和谐稳定的重要保证

随着医疗费用的增长，医疗支出已成为公众一种重要的不可预期的消费支出，相关研究发现，在中国的不同地方，疾病导致了 20%～70% 的贫穷（Jiang，2004）[1]，疾病风险所带来的危害在穷人之中尤为显著：（1）相较富人来说，贫穷的人需要更多地使用健康资本来获取收入，因此，其健康资本的折旧率较高，主要表现为：生病的概率更大，医疗支出数额更高。（2）贫困人群的医疗存在预算约束，导致他们在生病的时候有更高的概率不去就医。据卫生部第四次国家卫生服务调查的数据结果显示：医生诊断需住院而病人未住院的主要原因是"经济困难"，占 70.3%；住院病人中，36.8% 的病人是自己要求出院的，这部分自己要求出院的病人中，经济困难或花费太多而要求出院的病人占 54.5%。[2]

医疗保障作为维护社会稳定的"减震器"，政策设计应定位于真正解决低收入农村居民医疗负担问题。因此，制定旨在降低健康不平等程度的再分配政策，即构建城乡统筹的医保制度十分有必要。（1）构建城乡统筹的医保制度可以通过转移支付的手段提高农村地区医疗的公共融资水平，从而加大农民医疗费用的补偿力度，进而激励更多的穷人加入，减轻其医疗负担。[3]（2）构建城乡统筹的医保制度可以使农村居民充分利用医疗费用补偿机制，减少医疗支出的不可预期性，有效的控制疾病风险，避免因疾病风险和贫困而造成的动荡，以维护社会稳定。

---

[1] Jiang，Y.：Health Insurance Demand and Health Risk Management in Rural China，Frankfurt am Main，Germany：Peter Lang Europaeischer Verlag der Wissenschaften，2004.

[2] 数据来源于卫生部于 2009 年 2 月 27 日公布"第四次国家卫生服务调查"主要结果，卫生部网站 http://www.moh.gov.cn/publicfiles/business/htmlfiles/mohbgt/s3582/200902/39201.htm.

[3] 叶春辉，封进，王晓润. 收入、受教育水平和医疗消费：基于农户微观数据的分析 [J]. 中国农村经济，2008，(8)：16－24.

三、经济社会发展的必要性

（一）构建城乡统筹的医疗保障制度是"统筹城乡发展"的关键

十六届三中全会提出了"五个统筹"，并将"统筹城乡发展"放在首位，党的十七届三中全会又再次提出建立促进城乡经济社会发展一体化制度。其中教育、医疗、社会保障、就业等是农民自身发展权利的基本需求，是"统筹城乡发展"的关键。

然而，因长期以来中国卫生政策与医疗保障制度的城乡分隔和二元社会福利制度模式，城乡的健康保障不平等非常突出。农村居民的医疗保障补偿水平低、缺乏小病保障，即不能真正解决农民因病致贫、因病返贫问题，也难以满足富裕起来的农村居民的医疗保障需求。因此，为了贯彻落实科学发展观，构建和谐社会的现代中国，实现改革开放和社会现代化的背景下，应优先考虑如何统筹城乡卫生发展，建立全民医疗保险制度。以实现病有所医、人人享受基本医疗保障，解决人民在医疗方面的后顾之忧，建立健全城乡统一的医疗保险制度为目标。

（二）构建城乡统筹的医疗保障制度是"以人为本"科学发展观的客观要求

十六届三中全会提出的"以人为本"科学发展观强调保障基本人权，医疗保障是基本人权保障的重要方面，其人权地位已得到国际社会的普遍认可。《联合国人权公约》规定："盟约缔约国确认人人有权享有社会保障，包括社会保险。"保障每个公民的基本生存权和公平权，是我国宪法赋予公民的基本权利。农民理应与城市居民一样平等享受医疗保障在内的社会发展和文明的成果。

然而，现有医保制度将城乡居民分为三类人，即城镇职工、城镇居民和农村居民，规定城镇居民享受较高水平的医疗保险，农村居民只能享受低水平合作医疗，忽视农民平等享受医疗保障合法权益的国民地位，违背宪法精神。维护宪法尊严的角度讲，需要构建更为公平、城乡统筹的基本医疗保障制度。[①]

（三）城乡医保统筹是缩小城乡差距、保证社会公平的基本需要

医疗保障是为社会成员提供生存和健康权利的一系列制度和公共措施的总称，其所追求的伦理目标就是公平。然而，城乡之间不论是医疗资源还是政府投入都存在着很大的差距，严重违背了医疗保险的公平原则。

因此，迫切需要国家出面解决农民的医疗公平问题，打破原有的城乡居民二元医保制度，建立突破城乡、户籍限制的城乡居民合作医疗保险体系，所有居民都被覆盖在同一个医疗保险制度之下，逐步统筹城乡医疗保障，从根本上改革长期形成的重城轻乡二元社会结构，体现社会公平。

（四）城乡医保统筹是释放农民消费需求、扩大内需的重要途径

学术界许多相关研究证实：收入的不确定和各种支出（如医疗费用支出）的不确定都会导致个体进行预防性储蓄，但是社会医疗保险的实施可以减少经济个体面临的风险而影响个体的消费和投资（储蓄）的选择，对个体的预防性储蓄行为产生挤出效应，增加消费。

在我国，农业人口占有较高比重，广大农村地区蕴藏着巨大的生产力和消费潜力。构建城乡统筹的医疗保障制度，一方面，可以降低农民针对未来不确定的医疗费用支出所进行的储蓄，在一定程度上解决农民的后顾之忧，将农民的消费潜力从预防性储蓄中挖掘出来；另一方面，通过减少农村居民

---

① 农同晔，车连鸿. 构建城乡统筹的医疗保障制度 [J]. 合作经济与科技. 2008，（356）：96—97.

医疗消费的自付比率，从而释放其被压抑的医疗保健需求，或将减少的医疗费用用于其他方面的消费以扩大内需。

（五）城乡医保统筹是提高农村人力资本质量、促进社会经济发展的重大举措

迈克·格罗斯曼（Michael Grossman，1972）指出，健康既是一种消费品，也是一种投资品，健康投入的多少就决定了人们可以获得的人力资本的多少。通过投资于健康来改善人力资本存量的质量，是提高人口素质、增加穷人福利的重要手段，同时也是促进经济增长的主要动力（西奥多·W. 舒尔茨，1990)①，而亚洲经济发展奇迹大约30%～40%来源于本地区人群健康的改善，中国也不例外。

合理公平的医疗保障制度可以促使人们对健康进行投资，人们就可以通过增加用于工作的时间、提高工作效率、获得新的工作机会等方式增加自身的人力资本积累，这种投资的收益即为疾病损失的避免、收入的增加和个人福利的改进，乃至整个社会经济水平的提高。所以，理应建立一种囊括所有城乡居民的医保制度，以提高较贫困地区的人力资源质量，促进地区生产力的水平的提高，平衡江苏省的经济发展。

（六）城乡医保统筹有利于劳动力的自由流动，促进城市化进程

改革开放以来，中国的工业化进程使许多农村居民身份发生了分化，特别是十六大提出"统筹城乡发展，大力推进城市化"的战略举措以来，城乡一体化进程加速，城乡之间、工农之间界限日渐模糊。但是，由于城乡医疗保障体系的二元性，使处于非农化过程中的农民被置于"边缘人"地位，一方面由于身份限制被排斥于城镇医疗保障体系之外，另一方面由于其劳动力

---

① 西奥多·W. 舒尔茨. 论人力资本投资［M］. 北京：北京经济学院出版社，1990.

岗位变换、就业结构和个人社会身份变更频繁，在其户口所在地参加也会带来异地就医等问题，为其医保待遇的享受带来困难。

就课题组对江苏省各地调研的实际情况来看，仍有很大一部分农村居民因为就业地点和岗位的不固定而选择参加其户口所在地的，结果造成农村人口的非农化与农村人口的城市化呈现为两个分裂的过程。这一现实背景意味着农村人口在城市化过程中的预期成本将大大增加，农村人口的城市化动机也必定因此而大大降低，从而延缓了城市化进程。

可见，农民工跨地区流动就业及城乡居民界限的日渐模糊蕴含着深刻的体制变革因素，本着"医保全覆盖"的原则，迫切需求一种打破身份、地域界限的城乡统筹的医保制度，使进城务工的农民摆脱进退两难的境地，以加快劳动力的合理流动，推进我国的城市化进程。[①]

四、城乡居民医保供需的必要性

医疗保障需求来自于疾病风险所带来的不确定性。在我国，医疗保障制度体系已覆盖了95%的人口，医疗保障制度的功能也从简单的"风险分担"逐步扩展到了"平滑健康及医疗服务利用不平等"，以保障公民在维护健康和享受医疗服务时具有平等的机会和权利。除职工医保外，我国的社会医疗保险制度中，财政和个体都会承担一定数额的健康投资，财政负担份额的城乡歧视或者个体健康投资的城乡差别，都会对城乡健康人力资本差距产生重要影响，因而应将城乡医疗保障差距控制在合理的、可以接受的范围之内。从这个角度，医疗保障制度的供给应以城乡居民的需求为导向，尊重城乡居民的自由选择权。本节着重于从供给和需求的城乡比较上分析医疗保障制度存在的问题，从这个视角探讨统筹城乡医疗保障的必要性。

---

① 杨玲. 以家庭为单位参加新型农村合作医疗与城镇化的两难选择 [J]. 中国农村经济, 2004, (12): 59-65.

（一）医疗保障需求的城乡差异

健康是一种人力资本，健康状况的改善和寿命的延长意味着更长久的职业生涯、更强的体力劳动能力以及较少的病假时间损失，从而带动劳动生产率的提高和收入的增加。然而我国城乡居民的健康水平一直存在较大的差距。卫生部的 2006—2010 年的统计数据显示：近些年来农村的孕妇死亡率、新生儿死亡率、婴儿死亡率都是城市相同指标的 2 倍左右（见表 1—3—1）。

表 1—3—1　　　　　　　　　监测地区孕产妇和儿童死亡率

| 年份 | 2006 | | 2007 | | 2008 | | 2009 | | 2010 | |
地域	城市	农村	城市	农村	城市	农村	城市	农村	城市	农村
孕产妇死亡率（1/10 万）	24.8	45.5	25.2	41.3	29.2	36.1	26.6	34.0	29.7	30.1
5 岁以下儿童死亡率（‰）	9.6	23.6	9.0	21.8	7.9	22.7	7.6	21.1	7.3	20.1
婴儿死亡率（‰）	8.0	19.7	7.7	18.6	6.5	18.4	6.2	17.0	5.8	16.1
新生儿死亡率（‰）	6.8	13.4	5.5	12.8	5.0	12.3	4.5	10.8	4.1	10.0

数据来源：2007—2011《中国卫生事业发展年报》。

以死亡率为代表的城乡健康水平也存在同样的趋势：随着医疗科学技术的不断完善，城市死亡率有了大幅的下降，而对农村人口健康提升的效果则不明显。从图 1—3—2 来看，城乡死亡率之间亦存在着较大差距：从 2001 年到 2009 年，城市的死亡率由 4.61‰下降到 3.73‰，镇死亡率由 4.54‰上升到 4.84‰，乡村死亡率由 6.64‰经小幅波动后下降到 6.47‰，乡村与城市之间的死亡率比值由 2001 年的 1.44 上升到 2009 年的 1.73，城乡差距呈现增大的趋势。

健康资本在受到疾病风险的冲击时，不仅会失去或者减少劳动收入，而且需要花费时间和金钱去获取医疗服务，如不采取有效的应对策略，将会造成体能下降和收入能力的丧失，从而带来短期和长期的经济损失。在我国广大的农村地区，重大疾病是许多农民长期贫困主要原因，大病冲击平均使得

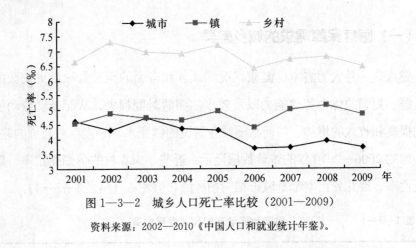

图1—3—2　城乡人口死亡率比较（2001—2009）

资料来源：2002—2010《中国人口和就业统计年鉴》。

农户人均纯收入下降5%～6%，并且这种负面影响将持续15年之久（高梦滔，2005）。健康水平的差距是城乡收入差距居高不下的重要原因之一。当人们受到疾病风险冲击时，健康资本会受到折损而贬值，就产生了对医疗服务的需要以弥补或修复健康资本，因而医疗需求是有效健康产出的重要投入要素（格罗斯曼，1972）。从这个角度上，医疗需求机会平等至关重要，即每个人都应有同样的机会满足其基本的医疗保健需求，而不应受个体的收入、地域、种族等因素的影响（Norman Daniels，1985）。

　　但是，我国的医疗卫生领域仍存在着的不同程度的机会不平等现象，城乡之间的不平等尤为明显：自2003年实施以来，城乡之间的医疗保健支出在逐步缩小（见图1—3—3），但城乡之间的医疗服务利用和健康不平等仍然客观存在（解垩，2009）。2010年农村居民人均医疗保健支出287.54元，约是城市的1/3，虽说城乡之间的医疗消费价格有所差异，不能直接比较，但这也从某种程度上反映了城乡医疗消费水平的差异。

　　在广大农村，农民看不起病（消费不起已有医疗服务）的现象普遍存在，有效医疗需求不足是城乡健康差异的原因之一。由国家四次卫生普查结果可以发现，1993年到2008年间，农村居民的两周患病率和慢性病患病率都有所上升，但两周就诊率的上升幅度远小于患病率，并且在2003年新农合试点后

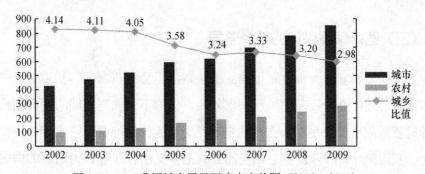

图1—3—3　我国城乡居民医疗支出差距（2002—2009）

数据来源：《中国卫生统计年鉴》（2003—2010）。

有所下降（见图1—3—4）。这说明，农村居民潜在的医疗需要难以转化为有效的医疗需求，而医疗需求不足是农村居民有效健康产出不足、城乡收入差距的主要原因。

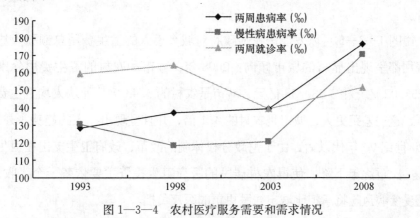

图1—3—4　农村医疗服务需要和需求情况

资料来源：《2009中国卫生统计年鉴》。

综上，对于农村居民来说，因收入较低带来的医疗需求不足现象更为严重，并且因贫困带来的脆弱性使得农村居民在遭受疾病风险冲击时更容易陷入贫困。从这个角度来看，农村居民对医疗保障的需求比城镇居民更为迫切。

（二）医疗保障供给的城乡差异

医疗保障制度作为由政府主导的卫生资源再分配机制，其初衷在于平滑因收入等非需要变量带来的医疗需求差距，保障不同人群之间的在面临疾病风险时就医的机会公平。那么，城乡医疗保障的供给能否与需求相对应？事实上，我国医疗保障以及与之相关的公共卫生支出存在着较为明显的供需失衡和城乡失衡。这种医疗卫生领域的城乡二元结构，首先体现在政府的卫生经费支出上。卫生费用是指一个国家或地区，在一定的时间期限内，全社会应用于医疗卫生服务行业的资金总量，可以从宏观层面上反映政府及个人在医疗保健方面的经济资源投入，由于医疗保障支出是我国卫生费用的一个子组成项目，因而卫生费用的总体水平可以看做医疗保障支出水平的一种近似拟合。

由图 1—3—5 可以发现，我国政府对城乡投入的卫生费用总额和人均卫生费用都呈现出显著的城市倾向：2008 年，城市和农村的卫生费用分别为 11 255.02 亿元和 3 280.38 亿元，城市是农村的 3.43 倍，而从人均卫生费用上看，这一差距更大，城市是农村的 4.1 倍，并且呈现出扩大的趋势。并且，自 20 世纪 90 年代以后，由于财政分权体制的改革，政府卫生支出在卫生总费用的比重逐年下降，使得农村居民的医疗卫生投资主要依赖于个人收入，在遭受疾病风险将承担比城市居民更重的医疗负担。

从医保基金的筹集和分配来看，我国城乡分立的医保制度不仅不利于减少城乡医疗需求的不平等，还有可能造成城乡健康差距形成和深化。从基金的筹集能力来看，2010 年的人均筹资为 156.6 元，而城镇基本医疗保险的人均基金收入为 996.0 元。城镇的人均筹资能力是农村的 6.36 倍，如果扣除中央 120 元/人的财政补贴后，这一差距将扩大到接近 30 倍。筹资能力的差异和分立的制度必然带来补偿水平的差异。以基金支出作为人均医疗费用补偿的指标，2010 年的人均基金支出为 142.1 元，城镇基本医疗保险的人均基金

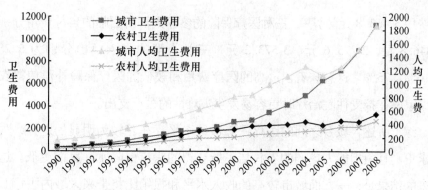

图 1—3—5　1990—2008 城乡卫生费用差异

资料来源：《2010 中国卫生统计年鉴》。

支出为 817.8 元，城镇居民从医疗保险中获得的人均医疗费用补偿是农村居民的 5.76 倍（见表 1—3—2）。如果按照 2010 年的人均医疗保健支出计算，农村居民的医疗保健支出仅能得到 49.41% 的补偿，而城镇居民有 93.81% 的保健支出由医保基金承担。换句话说，农村居民的医疗保健支出有 50.59% 依赖于自身收入，而城镇居民仅有 6.19% 的医疗支出需要自己承担。

表 1—3—2　　　　　　　　城乡医疗保障水平差异

	人均筹资（元）	人均补偿（元）	人均医疗保健支出（元）	补偿比例（%）
城镇	996.00	817.79	871.77	93.81
农村	156.50	142.08	287.54	49.41
城镇/农村（%）	6.36	5.76	3.03	1.90

注：此处的补偿水平主要是指报销比例，表中以基金人均收入代表人均筹资，基金人均支出代表人均补偿，补偿比例＝人均补偿/人均医疗保健支出×100%。数据来源：《2010 年我国卫生事业发展统计公报》《2010 年度人力资源和社会保障事业发展统计公报》《中国统计年鉴 2011》。

　　事实上，我国三项医疗保障制度的保障水平差异不止如此，据国家第四次卫生普查的数据，2008 年职工医保、居民医保、新农合的实际报销比分别为 66.2%、49.2%、34.6%，相对于城镇职工和城镇居民来说，农村居民在医疗需求中将更多地依赖于自身收入。我们以 2008 年综合医院的人均住院医

疗费用 5 463.8 元计算[①]，三种医疗保险的参保人群所面临的自付费用分别为
1 846.8 元、2 775.6 元、3 573.3 元，三类人群的收入负担分别为 5.2%、
17.6%、75%。这意味着，过高的医疗费用和较低的医疗保障补偿使得农村
居民家庭在接受住院治疗时更容易发生灾难性的医疗支出。[②]

综上所述，城乡之间的医疗保障供给水平存在着较为明显的差异，医疗
需求更高且负担能力更弱的农村居民所获得的医疗保障水平反而更低。这样
带来的结果是，一方面城市较高的收入水平和报销比将带来区域内医疗服务
价格的攀升，相对得降低了低收入农民的医疗支付能力和医疗可及性，农村
居民的医疗需求受到压抑；另一方面还会使医保补偿较多的被城镇居民享有，
造成财政收入转移的"逆向补贴"，不仅不利于社会公平，也使得城乡收入差
距的持续扩大成为可能。我国财政转移性支出的方向可以从侧面上反映这一
点，城乡居民在获得具有保障性质的转移支付性收入之后，收入差距较获得
转移性收入前更大（见图 1—3—6）。城乡分立、相对封闭的医疗保障制度在
一定程度上固化和扩大了城乡间的收入差距。

（三）城乡医疗保障的供需失衡的影响分析

通过前面的比较，我们发现城乡医疗保障的供给和需求存在较为明显的
供需失衡现象：医疗需求更高且负担能力更弱的农村居民所获得的医疗保障
水平反而更低。那么医疗保障制度供给究竟在多大程度上影响城乡居民的医
疗资源利用差异？这决定了改革医疗保障供给的必要性和方向。由于此处的
医疗保障供给主要分析的是目前普遍存在的二元医保制度，本书的调研地区
皆为统筹城乡医疗保障地区，调研数据无法准确反映医保供给差异的影响。

---

① 《中国统计年鉴 2009》：2008 年城镇职工平均工资 35 289.5 元，城镇居民人均可支配收入
15 781 元，农村居民人均纯收入 4 761 元。
② 灾难性卫生支出是指家庭成员通过现金支付的医药费占家庭总收入的比例，国际上将医疗负
担超过收入 40%称为发生灾难性医疗支出。

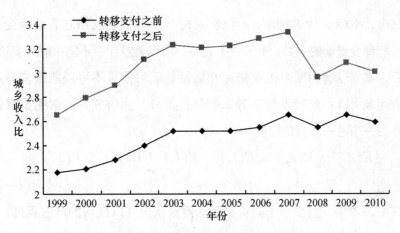

图 1—3—6　转移支付之前和之后城乡收入比（1999—2010）

注：城乡收入比＝城镇居民人均可支配收入/农村居民人均纯收入。

数据来源：《中国统计年鉴》（2000—2011）。

因此，本部分借助 CHNS2009 年的截面数据，分析医疗保障制度供给对城乡医疗资源利用差异的影响程度。

1. 研究方法

CHNS 的数据表明，城市居民与农村居民的医疗资源利用存在着显著的差异，二者的年度人均医疗支出分别为 1 932.97 元和 969.35 元，城市约是农村的 2 倍。为了探索医疗保障供给在其中的作用，此处先将城乡样本分开估计，再借鉴瓦哈卡（Oaxaca）和布林德（Blinder）在 1973 年提出的回归分解方法对城乡居民的医疗资源利用的因素进行分解，用以解答城乡医疗资源利用差异有多少可以归因于医疗保障制度。瓦哈卡－布林德分解的实质是通过添加反事实假设，将医疗资源利用差异分解为可以由自变量解释的部分和不可由自变量解释的部分。该分解是在城乡居民的医疗资源利用方程的估计结果基础上，对城乡的差值作如下分解：

$$E(\ln y_u) - E(\ln y_r) = E(X_u)'\beta_u - E(X_r)'\beta_r$$

$$= E(X_u)'(\beta_u - \beta_r) + [E(X_u)' - E(X_r)']\beta_r$$

$$(1—3—1)$$

其中，下标 u 代表城市，r 代表农村。X 代表前文所述各解释变量，β 代表各解释变量前的系数。1—3—1 式前一项代表差异中不能由解释变量解释的部分，本书理解为城乡医疗资源和居民就医习惯等不可观测因素的差异；后一项代表可以用解释变量差异来解释的部分。为研究各因素的贡献程度，我们将后一项进一步具体分解为：

$$[E(Z_u)' - E(Z_r)' + E(I_u)' - E(I_r)' + E(T_u)' - E(T_r)']\beta_r$$

$$(1—3—2)$$

其中，Z' 表示禀赋因子向量，包括健康状况（以疾病的严重程度、是否患有慢性病作为代理变量）、性别、年龄、教育程度、婚姻状况等因素；I' 表示环境因子向量，包括收入、家庭规模、区域等不受个人主观控制并且影响到个体医疗消费行为的因素；T' 表示制度因子向量，以医疗保险的共付率、参保类型作为代理变量。

2. 回归结果

关于医疗资源利用的方程估计，考虑到可能存在样本选择问题，可使用海克曼（Heckman）两阶段模型进行估计。但本书分对城乡样本分开讨论时发现，逆米尔斯比率并不显著，说明自选择现象并不严重，故此处直接采用了 OLS 法回归，本部分采用按调查省份聚类的稳健标准差回归，以控制不同省份可能带来的异方差问题。具体的回归结果见表 1—3—3。

回归结果显示，除了个体特征之外，无论是城市样本还是农村样本，居民医保和职工医保变量都为显著的正向影响，表明职工医保和居民医保比的参保人群的医疗支出更高，职工医保的影响更大，共付率更低的职工医保参保人群在就诊时倾向于购买更高水平、更贵的医疗服务（Wagstaff & Lindelow，2008）。以往学者较为关注的收入则不具有统计显著性。

3. 城乡医疗资源利用差异的瓦哈卡－布林德分解

为了进一步考察各因素的影响，根据公式 1—3—1、1—3—2 和表 1—3—3 的回归结果，将城乡医疗资源利用差异分解见表 1—3—4。城乡居民的对数

表 1—3—3　　　城乡医疗资源利用方程的 OLS 回归结果

自变量	城市		农村	
	回归系数	标准误差	回归系数	标准误差
疾病一般严重	0.357	0.296	0.579***	0.143
疾病相当重（对照组为疾病不严重）	1.258***	0.462	1.657***	0.209
慢性病（未患任何慢性病＝0）	0.364	0.286	0.276*	0.144
住院（门诊＝0）	2.12***	0.370	2.021***	0.235
年龄	−0.001	0.010	0.002	0.005
已婚（未婚＝0）	0.033	0.329	0.437**	0.173
受教育年限	−0.027	0.036	0.020	0.021
性别（男＝0）	0.100	0.253	−0.199	0.136
家庭规模	−0.082	0.100	−0.093**	0.036
log 人均年收入	0.149	0.149	0.027	0.066
东部（中部、西部＝0）	0.623**	0.259	0.181	0.129
居民医保（新农合为对照组）	0.326	0.370	0.490**	0.245
职工医保	0.634*	0.358	0.823***	0.259
log 共付率	−0.010**	0.004	−0.006**	0.002
调整 R^2	0.474 8		0.415 1	
样本量	262		761	
F	10.75***		26.65***	

注：*、**、***分别代表系数在 10%、5% 和 1% 的水平上显著。
资料来源：笔者整理计算所得。

医疗支出的条件均值差异为 0.670。由分解结果可以发现，城乡医疗资源利用的差异中，有 48.1% 可以由制度因子来解释。而之前学者们较为关注的收入因素仅能够解释 13.5% 的医疗资源利用差异。直观的说，当城镇居民比农村居民在医疗上平均多花 100 元时，仅有 13.5 元是因为城镇居民的收入较高所导致，而有将近 50 元是因为城镇居民享受了更好的医疗保障制度。这与表 1—3—3 的回归结论是一致的。也再一次证明了，城乡之间的医疗资源利用差异主要来自于制度差异，医疗保障供给差异是城乡医疗差异的主要原因。

表 1—3—4　　　　　　瓦哈卡－布林德分解结果[①]

		可解释部分		不可解释部分	
		医疗支出对数	百分比（%）	医疗支出对数	百分比（%）
禀赋因子	疾病一般严重	0.029	4.3	−0.113	−17.0
	疾病相当重	−0.036	−5.4	−0.061	−9.2
	慢性病	0.053	8.0	0.028	4.1
	住院	0.137	20.4	0.010	1.5
	年龄	−0.000 2	0.0	−0.137	−20.5
	已婚	−0.002	−0.3	−0.337	−50.4
	受教育年限	−0.046	−6.8	−0.249	−37.3
	性别	0.001 5	0.2	0.175	26.1
	禀赋因子合计	0.183	27.3	−0.723	−108
环境因子	家庭规模	0.046	6.9	0.042	6.3
	log 人均年收入	0.090	13.5	1.049	156.8
	东部	0.020	3.0	0.233	34.8
	环境因子合计	0.156	25.4	1.407	210
制度因子	居民医保	0.034	5.0	−0.012	−1.8
	职工医保	0.206	30.7	−0.015	−2.2
	log 共付率	0.082	12.3	−0.309	−46.2
	制度因子合计	0.322	48.1	−0.382	−57.0
合计		0.614	91.8	0.055	8.2

资料来源：笔者整理计算所得。

4. 研究结论及政策含义

实证研究表明，我国城乡医疗保障存在较为明显的供需失衡现象：医疗需求更高且负担能力更弱的农村居民所获得的医疗保障水平反而更低。这种现象被学者们描述为：城乡二元医疗保障制度造成了城市医疗保障的"福利

① 由于 Oaxaca-Blinder 分解方法，如果采用不同的参照系将会得到不同的结果，产生"指数基准"的问题。因此，本书同时又采用了另一种基准进行分解，结果可解释部分占 91.8%，不可解释部分占 8.2%，与本书汇报结果相差微乎其微。所以，这里不再另做汇报。同时也从一个侧面证明了本研究的稳健性。

陷阱"和农村医疗保障的严重缺失并存（王兰芳，2006）。由于医疗保障供给上的差异，城乡之间、城乡内部都存在着医疗补贴大多被富裕人群享用的现象，违背了政策的初衷。从这个角度看，统筹城乡医疗保障制度平衡城乡居民之间的待遇差距，减轻医疗支出给农民带来的经济负担，在防止农民"因病致贫"的效果和促进社会公平上，比"城乡二元医保制度"更为有效。因而，统筹城乡医疗保障制度并逐步缩小城乡医疗保障的制度差异，是实现医疗资源合理再分配的重点，亦是统筹的主要目标。

五、小结

从供需平衡和社会公平的角度证明统筹城乡医疗保障制度的优越性：通过平衡城乡之间医疗保障制度的补偿水平，使城乡居民在就医时能够面临同样的支付价格，缩小其在医疗服务利用上的差距。但是，如果仅从补偿的角度来看，任何提高农村居民医疗保障补偿水平的措施都可以带来同样的政策效果，统筹城乡医疗保障看起来也就没那么必要了。统筹城乡医疗保障制度实际上是经济社会和医疗保障制度发展到一定阶段的产物，其产生有一定的必然性。

（一）城市化进程中的必然产物

随着城乡一体化进程的加速，城乡之间、工农之间界限日渐模糊，劳动力岗位和个人社会身份变更频繁，城乡参保人员身份和就业地点也越来越得呈现出多重性和不确定性。从这个角度来讲，以就业和户口性质来确定参保类型的城乡二元医保制度不仅使得流动人群在城乡之间的医保关系转接续保困难，影响这部分人的待遇享受，同时增加了医保工作难度。因而，通过统筹城乡医疗保障制度，将参保人纳入到同一个信息平台之下，允许城乡居民在不同待遇水平的保险政策间自由选择，在选择保险合约时不再受身份、户籍的限制，更有利于城乡居民在其收入约束和预期收益上作出个体福利最大化的选择，改善政府干预医疗保障的低效率，更适合城市化进程人员流动对医保制度的要求。

（二）医疗保障可持续发展的必然要求

医疗保障的待遇实现依赖于基金的平稳运行，而大数法则是医疗保险赖以运行的数理基础。其意义是风险单位的数量越多，那么实际损失的结果与从无限单位数量中得出的预期损失可能的结果就越为相近。在现收现付的保险制度中，精确的预测风险，合理厘定保险费率，保证疾病损失的稳定程度都依赖于大数法则作用。由于各地城市化的程度有所不同，因此表现出非农化的地区参加的人口较少，而城市化进程缓慢的地区则城镇居民医保的参保人数较少。城乡人口结构差异使得某些地区的城镇居民医保或运行难以满足"大数法则"，这是不利于医保基金安全和医保制度可持续发展的。统筹城乡医疗保障制度将城乡居民纳入同一个制度中，在预测发病率、出险率及损失程度时，与实际值产生较大偏差的概率比较小，有利于科学合理的制定补偿和给付政策，不至于年末结余过多或过少，更好地发挥大数法则效用，以保障基金的平稳运行。

（三）医保管理效率的必由之路

居民医保和新农保从筹资机制、补偿流程、费用结算等业务流程上完全相同，但分属于卫生部门和医疗保障部门管理，这种城乡分割，多头管理的模式已不利于医保管理资源的合理整合和有效利用，亦加剧了医保经办人员的短缺和业务经费紧张的局面。统筹城乡医疗保障制度将两种制度划归到同一个部门管理，更有利于降低医疗保险机构的平均成本，节省如管理成本、人员工资等可变成本以及信息系统开发等不变成本，实现医疗保险机构的规模经济，将基金更多地用于提高参保者的福利待遇上。

（四）提升社会公平的必然选择

通常，不同禀赋的人群在接受同等的福利项目时可能生产出不同的福利后果（Amartya Sen，2002）。由于价格弹性的差异，低收入群体在面对大病时可能选择放弃治疗或治疗不彻底，造成穷人实际卫生服务利用率低于富人（Stein，2002），富人会因较高的医疗消费更多地占有医疗保障补偿，即我们常说的"穷帮富"和"逆向补贴"现象，从而造成收入的累退分配。同时，富人往往因较高的支付意愿而抬高区域内的整体价格水平，使穷人的福利受损。可想而知，在我国三元医保体系下，职工医保、居民医保、新农合对医疗消费进行不同的价格补贴，这种累退的资源分配结果可能更为严重。虽然筹资阶段累进的税收和累进的保费征收可以减少这种分配结果的累退性，但相对于医保消费补贴来说，筹资上的缓解作用较为有限。医疗保障制度的城市偏向使得城乡居民处于一个不公平的制度平台下，城乡居民在医疗保障水平上存在着较为明显的差距，城市较高的收入水平和报销比将带来区域内医疗服务价格的攀升。加之共付率的不同，低收入的农村居民在就医时将面临高于城镇居民的实际支付价格，相对得降低了低收入农民的医疗支付能力和医疗可及性，医疗需求受到压抑，带来医疗资源的逆向分配，扩大城乡居民的收入差距。统筹城乡医疗保障制度对城乡居民实行统一待遇后，可以有效改善农村居民有病不医的现象，使其享受到医疗保险基金的补偿，并且统筹的城乡医疗保障制度将这种收入分配效应由城市和农村不同险种的内部扩大到城乡之间，实现城乡之间的医疗风险分担和收入分配，对于价格弹性较大的农村居民来说，可能会更多地从医疗保险待遇提高中受益，改善城乡间的收入差距，促进社会公平。

从这四方面来说，城乡统筹的医保制度，比碎片化、城乡分立的制度具有优越性：广大学者们肯定了统筹城乡医保制度在公平和效率上的优越性：（1）农村居民医疗待遇水平得到提高，制度的公平性增强；（2）医保管理资源得以有效整合，制度的运行效率提高；（3）城乡医保基金得以互助调剂，基金共济能力和抗风险能力提升；（4）流动人员的参保限制得以消除，医疗保险的覆盖面扩大。

在此背景下，2007年10月，作为"国家统筹城乡综合改革试验区"的重庆率先进行了城乡居民合作医疗的试点，拉开了统筹城乡医疗保障制度的序幕。随后，广东、浙江、江苏、四川、天津的部分县市也结合当地的经济和社会发展实际，积极探索城乡医疗保障制度的统筹途径和模式。据人力资源和社会保障部的研究报告，截至2010年年底，全国范围内天津、重庆、海南、宁夏4个省级行政区、3个省级行政区、21个地级城市和103个县（区、市）进行了统筹试点（见表1—3—5）。

表1—3—5　　医疗保障城乡统筹试点情况（截至2010年年底）

	江苏省	镇江、泰州、无锡、苏州、常州等32个县（区）
东部	浙江省	杭州、嘉兴、绍兴、义乌等
	广东省	深圳、珠海、东莞、鹤山、湛江等10个市
	天津市	
	海南省	
	福建省	厦门市、邵武、上杭等20个县
中部	安徽省	合肥长丰县、马鞍山市、宁国市、芜湖市、巢湖市等
	湖北省	鄂州市
西部	宁夏省	
	重庆市	
	四川省	成都、乐山、攀枝花、资阳、广源等
	陕西省	西安市、杨凌区

资料来源：笔者根据调研情况整理所得。

第二部分

理论基础　文献回顾　国际借鉴

第一章 统筹城乡医疗保障的理论基础

一、风险管理理论

现代社会是一个充满风险的社会，并且这些风险的存在不以人们的主观意志为转移。这就要求人们在现实生活中，必须对潜在的风险进行甄别，摸清其发生规律，预测其发生后果，并采取相应的防范和处理措施，以便减少风险发生的可能性及其造成的不利影响，而这一系列认识、预测及处理风险的行为即统称为"风险管理"。[①] 与普通风险相比，疾病风险具有较强的不确定性、复杂性、连带性以及不完全补偿性等独特特性[②]，这就使得疾病风险的管理和控制更具挑战和难度。

风险管理主要有风险回避法、风险控制法和财务法三种，具体到疾病风险的管理与控制中，最为常用的则是预防抑制和风险集合两种方法。预防抑制主要是指在疾病发生之前，采取一定的预防措施，从而避免疾病的发生；风险集合则是指将众多同样面临疾病风险的个体集合起来，共同对风险损失进行抵御与分摊的一种处理方法，而医疗保险正是风险集合处理方法中最典型的一种方式。医疗保险能够将众多面临疾病风险的个体集中起来，通过预测和精算确定每个个体需要缴纳的保费，这些保费集中起来形成医疗保险基金，从而在某些个体发生疾病风险时，能够对其实行有效的救助和补偿。

职工医保、居民医保与新农合作为社会医疗保险的三种主要形式，要研究它们内在的运行规律、探索它们之间的协调机制，就必须应用风险管理的

---

① 丁少群，李桢. 我国新型农村合作医疗制度及其可持续发展研究 [M]. 厦门：厦门大学出版社，2007：43-44.

② 熊光先. 中国医疗保障制度模式选择 [D]. 天津：天津大学，2004：29-30.

相关理论，因为这三种制度是从整个国家层面对疾病风险进行管理和控制的重要手段。如何使得三种制度所形成的风险集合最大化、如何降低三种制度各自风险集合的重叠度以及如何理顺三种制度风险集合的相互关系等一系列当前阶段面临的难题，都需要从风险管理理论中寻求解答。

二、福利经济学理论

福利经济学是理性考察在不同经济状态下社会福利的变动，用以证明现实经济政策或经济制度是否合意的重要理论。"福利经济学之父"庇古（1920）在其《福利经济学》论著中将"福利"定义为个体获得的效用或满足。这种满足可以通过对财物的占有、消费的满足产生，也可以由于其他原因（如知识、情感和欲望等）产生，而个体全部福利是所有这些满足的集合。这其中可以用货币测度的部分，被称为经济福利，可以从收入、财富、商品、消费支出、基本物品和资源等角度来界定和测量。庇古从总量和分配两个方面讨论经济福利最大化的必要条件：在假定货币收入存在边际效用递减规律的前提下，收入再分配过程中，穷人得到的效用的增加要大于富人效用的损失，因而国民收入总量愈大，社会福利就愈大；国民收入分配愈是均等化，社会经济福利就愈大。

庇古的福利经济学是建立在基数效用论的基础之上，他认为最优的社会制度安排是以满足社会总效用最大化为目标的。20 世纪 30—50 年代，在批判和吸收庇古的旧福利经济学基础上所形成的新福利经济学以序数效用论为基础，在考察社会政策的有效性时，以补偿原则代替了社会总效用最大化的原则，认为一项干预政策使受益者补偿了受损者后还有剩余，那么就不失为一项增加社会福利的政策。在此基础上，美国经济学家柏格森、萨缪尔森（1938）等人开始探索社会福利函数（Social Welfare Function，SWF）的形式，并将社会福利表示成依赖于自变量的福利函数形式：

$$W = W(u_1(x_1), \cdots, u_n(x_n)) \qquad (2\text{—}1\text{—}1)$$

　　根据这一函数形式，人们在公平和效率原则的权衡下，抉择福利总水平及其分布。社会福利函数并没有回避分配问题，他们认为组成社会福利的个人福利，取决于社会上个体间的收入分配：收入分配不同，个体所消费的商品束就不同，社会资源配置就不同。因此，福利最大化问题便是探讨如何使一个经济社会的资源（包括生产要素和产品）在各个部门间达到最优配置，使产品在消费者之间达到最适度分配的问题，而对不同人群实行差异化的价格是实现这种适度分配的条件。萨缪尔森均衡的前提是每个人都能真实地表示出他对公共产品的偏好，并且政府拥有消费者的全部信息，了解每个人的效用函数。在现实生活中，上述政府并不存在，人们主动表达偏好是非常困难的。虽然蒂博特的"以足投票"假说、格罗夫斯－克拉克税机制、奥农·许兰德和理查德·泽克豪瑟（1979）提出的配给投票法理论为表达个体偏好提供了理论基础，但亦存在明显的效率问题，这在中国的医疗保障领域也并不可行。在此基础上，理查德·阿那森（1989）拓展和修正了福利经济学的分配原则，认为人的欲望是无法相互比较的，需求的无限性也使得不能将福利平等作为社会福利分配的目标，因而分配重点应使每个人都能根据自己的偏好做出不同的选择和决定，保证人们具有平等的机会获得同等价值的福利，即福利分配的机会平等概念。

　　在医疗卫生领域，医疗服务市场具有混合公共品的性质，由于受益高度私人化，在生产提供中更多的是采用私人付费的形式。通常，公共部门配置更多的预算资金到医疗服务部门并不必然对应更好的产出。因而医疗卫生领域的福利分配是研究的重点。库叶（Culyer）于1989年首度将福利经济学的分配理论引入到卫生经济学领域。由于外部不经济、公共产品等因素的存在，医疗市场的资源配置不可能达到帕累托最优，在社会福利总量不变的前提下，分配必定意味着某些人的福利改进是以另一个人群的福利受损为前提，即存在着受益群体和受损群体。基于此，库叶提出了一个研究医疗服务资源分配问题的分析步骤：（1）定义相关人群的特征集；（2）测度不同人群之间这些相关特征被剥夺的程度；（3）估算用以消除被剥夺水平的物品或资源数量；（4）对比可以消除被剥夺水平的不同资源配置方案。以上分析步骤是在假定医疗资源有限、再分配必定有人受损的前提下福利分配的分析框架。林霍尔姆（Lindholm，1998）在库叶研究的基础上加入了健康的分配效应，提出了平等的质量调整寿命年概念（EQALYs），瓦格斯塔夫（1994）结合 EQALYs 和社会福利函数，确立了一个与健康相关的社会福利函数（Health Related Social Welfare Function，HRSWF）。卫生经济学家保罗·多兰和安艺土屋（Paul Dolan & Aki Tsuchiya，2009）在此基础上以生命质量调整年（QALY）作为健康福利的代理变量给出了如下的线性非单调的 HRSWF 形式：

$$W^{AT} = (H_i + H_j)^\alpha - c \mid H_i - H_j \mid^\beta, \ H_i, \ H_j > 0; \ \alpha > 0; \ \alpha/\beta \geqslant 1; \ c \geqslant 0$$

$$(2—1—2)$$

HRSWF 是健康总量的增函数，也是健康差距的减函数，式 2—1—2 体现了健康社会福利对公平和效率的共同关注，不平等厌恶系数 c、β 值越大，越说明这项社会政策对平等的关注大于效率。在上式中，根据边际产量递减规律，对穷人、健康水平较差的人进行健康投资的产出大于等量健康投资于富人和健康状况好的人群。因此，一个有利于穷人的健康保障措施不仅有利于公平，对于有限资源下的健康投资效率也有正向的收益。这与穆尼（Mooney，1986）的观点相同：医疗卫生领域中平等比效率更为重要。

综上，医疗保障制度在福利分配中可以通过以下两点实现有效且公平的资源配置：筹资上，向收入高的富人征收累进所得税，把富人的部分货币收入通过社会福利津贴转移给穷人，以实现收入的均等化，通过有效的收入转移支付实现纵向公平；社会福利的享用上，遵循横向公平原则，向低收入劳动者和丧失劳动能力者增加必要的货币补贴，提供失业补助和社会救济。需要注意的是，在有效资源下的医疗卫生领域的分配，我们无法满足所有个体的医疗需求达到完全的平等，因而应尽量消除那些不受个人控制因素的健康不等，而不是由不同个体选择引致的健康不平等（丹尼尔斯，2001）。

三、公共物品与公共政策的相关理论

公共产品指的是用于满足社会共同需要的、具有公共消费性质的所有产品与服务的总称。公共产品与私人产品有三点明显的不同：效用的不可分割性、受益的非排他性和消费的非竞争性。在这三个与私人产品形成鲜明对比的基本特性中，消费的非竞争性是公共产品的基本属性。同时满足公共产品三个特性的产品或服务称为纯公共产品，亦即那些面向全体社会成员共同提供且在消费或使用上不具有竞争性、受益上不具有排他性的产品和服务；与此对立，三个特性一个都不满足的产品或服务称为纯私人产品，亦即那些只向为其付款的个人或厂商提供的，且在消费上具有竞争性、不会带来外部效应的产品和服务。而介于纯公共产品和纯私人产品两者之间，既具有部分公共产品特性，又具有部分私人产品特性的产品和服务，则被称为准公共产品。

医疗服务显然正是介于纯公共产品与纯私人产品之间的准公共产品，而且它还是准公共产品中的的优效产品，无论社会成员收入如何或是否购买，医疗服务都是一种应该消费或得到的产品。医疗服务作为一种优效产品，具有明显的拥挤性，当吸纳更多的消费者之后，人数过多甚至拥挤会明显降低现有消费者的收益。如果政府仅仅收取象征性的费用甚至免费提供该优效产品，会不可避免地造成过度消费并进一步加剧拥挤现象，这一点在我国实行公费医疗和劳保医疗制度时期表现得尤为明显。

作为优效产品的医疗服务既需要政府支付部分成本加以补贴，同时又不能忽视个人付费，从而避免过度消费与加剧拥挤，这样才能保证医疗服务的有效供给。因此，设计医疗保障制度时，应该采取政府、企业、个人三方筹资的方式，要把握好三方负担的比例，既要保证医疗保障的可及性，又不能门槛太低。即使收入较低的人群，也不能完全免费的享受医疗保障服务，以避免消费拥挤和资源浪费，这是统筹城乡医疗保障乃至我国医疗保障体系整体改革过程中都不能改变的原则。

四、制度经济学理论

制度是约束和规范个人行为的各种规则和约束，这些规则和约束是人为制定的。因此，在制度演进的过程中，人们可以充分发挥自己的能动性，去改变不合时宜的旧制度、制定和实施契合现实的新制度。制度经济学中，最为重要的内容莫过于制度的替代、转换与交易过程，即所谓的"制度变迁"理论。实质上，"制度变迁"是效率更高的制度对效率较低的制度替代的过程。[①] 制度变迁的主要类型有提高生产效率的制度变迁、重新分配收入的制度变迁和重新分配经济优势的制度变迁，教育、医疗保障等社会保障制度属于重新分配收入的制度变迁。

制度变迁一般会经历"制度均衡——非均衡——均衡"的演变过程。"制度均衡"指的是一种均衡状态，在现实中这种均衡表现为三种：第一种是在既定的制度安排下，各种要素资源所能够产生的所有潜在收入的全部增量已经得以获取；第二种是虽然潜在利润仍然存在，但改变现有制度安排的成本将超过潜在利润；第三种是必须对制度环境作某些改变才能实现收入的重新分配。[②] 当制度结构处于"制度均衡"状态时，现存的制度结构就处于一种帕累托最优状态，这意味着现存制度安排的任何改变都不可能给经济社会中的任何人或组织带来任何额外收入。

审视我国医疗保障体系发展的外部环境，自建国初期建立医疗保障制度至今，已经发生了天翻地覆的变化，人员流动加速、社会群体分化、城乡发展失衡等一系列新情况不断涌现，外部制度环境极大的变动性和不确定性给整个医疗保障体系带来了强烈的冲击，现有的医疗保障制度结构已经处于非均衡状态，急需一场制度框架层面的重建与优化。具体来说，制度变迁的方

---

① 付泳，郭龙，李珂. 新制度经济学 [M]. 兰州：兰州大学出版社，2008：79—84.
② 卢现祥. 新制度经济学（第二版）[M]. 武汉：武汉大学出版社，2011：173—176.

式又有渐进式与激进式之分，从我国目前的经济社会发展态势以及医疗保障体系面临的问题来看，适宜采取一种相对平稳的渐进式变迁方式，这就要求制度变迁即不引起较大社会震荡，同时新旧制度之间也要较好衔接。

五、社会公平理论

社会公平是一个涉及政治、经济、文化等诸多领域的概念，主要是指"人们参与经济、社会活动从而获取经济收入和社会福利的权利上、机会上、规则上合分配上的公正、平等"。社会公平理论的集大成者当推美国哲学家约翰·罗尔斯，在其代表作《正义论》中，他开篇明确地指出"正义是社会制度的首要价值，正像真理是思想体系的首要价值一样。一种理论，无论它多么精致和简洁，只要它不真实，就必须加以拒绝或修正；同样，某些法律和制度，不管他们如何有效率和有条理，只要它们不正义，就必须加以改造或废除"[①]。罗尔斯将其公平正义理论归纳为两个基本原则，并界定了两个原则之间的优先次序以化解可能面临的冲突。第一个原则是每个人都拥有和其他人同样的平等的基本自由权利，可简称为平等自由原则；第二个原则是社会和经济的不平等被调解，使得（1）人们有理由期待它们可以使每个人都能获利，并且（2）它们所设置的职务和岗位对所有人开放，即经济平等原则。[②]罗尔斯在这两个原则的基础上进一步指出，公平正义理论是一种关于社会的比较过程的理论，它重点研究当一个人和他人进行比较时，他对自己的待遇感到公正的程度。[③]

以罗尔斯的正义论为代表的社会公平理论为政府如何合理安排复杂的政治、经济与社会制度提供了有效指导，并为现有制度的评价提供了可靠标准。

---

① 约翰·罗尔斯. 正义论 [M]. 何怀宏等译. 北京：中国社会科学出版社，1988：1.
② 晋利珍. 罗尔斯公平正义论对我国农村社会保障制度建设的启示——基于经济伦理视角的分析 [J]. 人口与经济，2008，（1）：75—80.
③ 方永. 罗尔斯《正义论》评述 [J]. 道德与文明，1996，（1）：30—32.

一项社会制度，只有在制度设计与实施中保持其正义性，每位社会成员的切身利益才能得到公平对待，整个社会的正义水平才能得到保障。社会公平作为新公共行政理论的核心价值，突破了传统公共行政只注重经济和效率的原则，对政府行政起到了一定的积极影响。医疗卫生的公平是社会公平的一个重要方面和体现，更是医疗保障发展与改革中应当坚持的基本准则。

六、统筹城乡发展理论

从发展历程上来看，西方统筹城乡发展理论大致可以归纳为城乡融合论、城乡一体论、城乡二元结构论以及区域城市论等几大主要理论。城乡融合论可以追溯到恩格斯的著作《共产主义原理》，在该书中他受此提出了"城乡融合"的重要概念，但这种融合主要还是从社会的阶级属性以及城乡居民的整体分布上考虑的，因而今天看来借鉴意义不大，但这种理论创新与探索的精神为统筹城乡发展理论进一步地丰富完善奠定了重要基础。在城乡融合论的基础上，城乡一体论摒弃了阶级属性的浓重色彩，将研究的侧重点放在城市与乡村在经济发展过程中的协调互补上，强调城市与乡村发挥各自优势、互为补充，从而形成良性的城乡协调发展关系。1954年，刘易斯《劳动无限供给条件下的经济发展》一问中首次开创性地提出了"城乡二元经济发展模型"，并由此揭示了二元经济结构转换与农村剩余劳动力转移间的内在关系。之后，费景汉与拉尼斯在刘易斯二元经济发展模型基础上，对之进行了修正与扩展，他们对于农业与农村以及工农关系给予了更多的关注与解读。此外，还有学者提出了"区域城市"的设想，对于城市群的空间分布与总体布局提出了一些针对性的政策建议。

我国统筹城乡发展理论的相关研究起步较晚，甚至至今也没有形成完整的理论体系。直到2003年10月14日，在党的十六届三中全会通过的《中共中央关于完善社会主义市场经济体制若干问题的决定》中，胡锦涛同志才首次提出"五个统筹"重要思想，并把"统筹城乡发展"放在了"五个统筹"

的首要位置。新一届中央领导集体开始对我国城乡发展失衡问题进行深入思考，并把破除城乡二元经济社会结构、统筹城乡发展作为科学发展观的重要内容和主要目标。之后，统筹城乡发展的重要思想逐步丰富并日臻完善，已经成为统领党和国家的各项工作的重要思想。

七、借鉴与启示

经济社会的迅速发展引发了医疗保障制度外部环境的剧烈变化，催促着城乡基本医疗保障制度的统筹不得不尽早推行。但是，统筹城乡基本医疗保障制度同时又是一项复杂繁琐、涉及面广、事关民生的重大工程与长远规划，因而必须要有丰富的相关理论作为指导，着眼大局，精心谋划。我国的医疗保障制度涉及医疗资源及政府补贴分配、社会的公平正义、政府在医疗卫生制度中的责任等方方面面的问题。表面上，医保制度改革的成败取决于现实制度安排与政策实践，但实际上，也受到政策决策者相关基础理论与价值偏好的深刻影响。现阶段，在我国统筹城乡医疗保障制度改革的关键时期，认真分析和探讨这些相关的基础理论知识，对于确立科学的医疗保障理念和进一步推动城乡医疗保险制度的统筹都具有十分重要的意义。

通过以上对统筹城乡医疗保障制度基础理论的研究综述可知，城乡二元分立的医疗保障制度产生的问题和实施城乡医疗保障统筹的必要性已经拥有十分坚实的理论研究基础。在实践探索过程当中，应当以这些相关的理论研究为指导，对一些关键性问题如资金筹集、管理体制改革、衔接路径等做出科学的分析并给出合理的建议，从而理顺统筹城乡医疗保障制度中的各种复杂关系，构建城乡一体化的医疗保障体系，使得全体社会公民都能真正地享有公平、公正的基本医疗服务。

第二章　国内外理论研究与现状分析

一、国外相关研究成果

国外学者对于医疗保险的研究成果较为丰富，涉及的课题内容相当广泛，并且密切结合了国外的相关研究重点和研究动向。由于我国当前的医疗保障发展水平与国外的相比稍显落后，研究议题也有所差异，此处选择了较为基础和较早开发的研究领域进行简要评述，包括"道德风险"和"逆向选择"的争议、公平和效率、福利效应评估三部分内容。

（一）"道德风险"与"逆向选择"的争议

同其他福利制度一样，政府的医疗保障制度也经历了从无到有、从不完善到相对完善的发展过程。关于政府是否有必要提供相关的制度安排，以及公共基本医疗保险对补充医疗保险（多为私人保险公司提供）的影响等，早期文献曾开展了广泛和持久的辩论。辩论的主要焦点是由于医疗保障制度的提供会引致的、以及医疗卫生保健市场的不确定性、信息不对称和外部性等缺陷所带来的"道德风险"和"逆向选择"问题。

贝斯利（Besley，1989）[①] 认为由政府建立和提供的公共医疗保险的实际效果是，它将鼓励公众减少对私人医疗保险的投资，在一定程度上降低道德风险发生的概率，从而改善社会福利水平。塞尔登（Selden，1993）[②] 对贝斯

[①] Besley，T.，1989，"Publicly Provided Disaster Insurance for health and the control of moral hazard"，Journal of Public Economics，39（2）：141—156.

[②] Selden，Thomas M.，1993. "Should the government provide catastrophic insurance?"，Journal of Public Economics，51（2）：241—247.

利的观点进行了证伪。他通过考察重病病人的公共医疗保险供给状况，认为对高危重病人群的公共医疗保险覆盖与对低危重病人群的私人医疗保险覆盖之间的相互作用是相当复杂的，无论是更一般的理论框架还是美国的实际情况，都无法看到社会福利的改善。布洛姆奎斯特和约翰逊（Blomqvist & Johannsson，1997）[1] 探讨了由强制型公共医疗保险计划和补充性的私人医疗保险共存的医疗保险市场的效率与特性，认为这种混合型的医疗保险市场较之于纯私人的（即完全竞争的）医疗保险市场是严格低效率的，并指出塞尔登的研究条件较为苛刻，从而削弱了他对混合型医疗保险市场的实际研究意义。彼得雷托（Petretto，1999）[2] 从 NHS（National Health Service）医疗保险结构的角度研究了克服道德风险的途径，指出一个人的医疗健康支出可以分为三个部分，即公共医疗保险、私人医疗保险和自付费用。强制性的公共医疗保险是国民个人健康支出的给定部分，其服务范围主要涵盖了医疗必需品；而补充性的私人医疗保险则主要涵盖了其余的医疗服务项目，通过患者共付的形式，限制了由所谓的"第三方付费"带来的道德风险等负面效应。同时，彼得雷托基于上述的公共—私人混合医疗保险体系，分析了最大化决策中的三阶段模型：（1）政府选择公共医疗保险的覆盖率和相关税率结构；（2）每个消费者选择自己的私人保险类型和共付率；（3）在既定的预算约束下，消费者在患病时决定自己的劳动供给和医疗支出。根据上述模型，他详细地讨论了公共—私人混合医疗保险体系的最优覆盖率、最优税收参数、个人选择的最优共付率及其相互关系。研究结果表明，尽管这种医疗保险制度的混合体系设计受到了广泛关注并被一些工业化国家所采用，最优的政策结果仍需要继续深入分析与商榷，并需要对公平和效率加以重视和考量。兹韦费尔和

---

① Blomqvist, Å., Johansson, P—O., 1997. "Economic efficiency and mixed public/private insurance", Journal of Public Economics, 66 (3)：505—516.

② Petretto, A., 1999. "Optimal social health insurance with supplementary private insurance", Journal of Health Economics, 18 (6)：727—745.

曼宁（Zweifel & Manning，2000）① 总结了前期的关于道德风险的研究成果，介绍了当前的研究进展，并探讨了该领域的未来研究方向。他们指出，不论是以征收保险费的形式还是以征税的形式来对医疗保险基金进行融资，消费者激励在一系列的选择中都能够得到体现。然而，医疗保险和病假待遇确实激励了道德风险的发生。从理论上讲，道德风险可以分为事前的道德风险和事后的道德风险两种类型，而后者又可以分为静态的和动态的两种状态。其中，事前的道德风险（一种对保险责任范围内的项目减少预防性措施的行为）不易预测，并且相关的实证研究也较少。而静态的事后的道德风险（对给定技术下的医疗保健服务的需求增长）更容易发生，并且已有的实证研究从自然实验、个人观察比较和健康保险实验（Health Insurance Experiment，HIE）三种方法都有所发展。尤其是 HIE，在该实验中，参与者被指定参加某类保险计划，防止了参与者因对计划有所了解而进行有利选择的可能性，从而导致研究结果高估保险计划对医疗健康保险支出的影响，使得相关数据的估计更为科学和准确。尽管三种研究方法对的估计值相差很大，而根据服务类型（如门诊、住院、牙科和精神科等）进行划分的价格弹性的差异不那么明显，但是医疗卫生服务需求对净价格的响应能力是毋庸置疑的。关于动态的道德风险（偏向于新的、且往往是昂贵的医疗技术的选择行为）的研究仍有待发展。通过管理式医疗中医师的作用实现的消费激励和配给两者之间的互动，应该获得未来的进一步关注。

此外，卡普罗（Kaplow）② 在他 1991 年和 1992 年的两篇文章中，讨论了政府救济与道德风险的相互作用。他以政府救济为切入点，认为政府救济为

---

① Zweifel，P.，Manning，W. G.，2000. "Moral hazard and consumer incentives in health care"，Handbook of Health Economics，1（A）：409—459.

② Kaplow，L.，1991，"Incentives and government relief for risk"，Journal of Risk and Uncertainty，4（2）：167—175.

Kaplow，L.，1992. "Government relief for risk associated with government action"，Scandinavian Journal of Economics，94：525—541.

公民提供了从自然灾害、经济混乱到疾病和伤害等一系列的救济措施，但至少从医疗卫生的救济效果来看，政府救济的提供是无效率的，即使其救济水平低于个人在当前市场中可以购买的私人保险，或者私人保险由于道德风险的存在而只能有较低的覆盖率。并且，当私人保险拒绝道德风险时，政府救济仍然是没有效率的，因为这些救济改变了对个人的相关刺激和风险分配，从而也影响了他们的行为偏好。但是，考虑到信息不对称、收入分配效应和政府对效率的追求等因素，政府救济有着稳固的理论和事实依据，并且该举措并不完全排挤私人保险市场，对于帮助低收入人群抵抗风险而言，与收入挂钩的政府救济能够部分对冲个人风险的冲击，进而还起到了提高社会整体福利的作用。①

　　针对"逆向选择"问题，罗思柴尔德和斯蒂格利茨（Rothschild & Stiglitz，1976）② 提出了"柠檬定价"的方法，即通过允许投保者自主选择具有不同保费和保险范围的多样化保险合同类型，从而克服保险市场的逆向选择。这种运用差异化手段来减轻或解决逆向选择的思路，被其他学者所借鉴和发展。如赖利（Riley，1979）③ 指出，当消费者不能像生产者或销售者那样完全了解产品的所有特性时，该产品的价格只能反映其平均质量，这就不能满足高质量产品的销售者的价格要求了。于是，他们会通过一些活动向潜在的消费者发出信号，比如对产品质量进行分级。而纳什均衡在该具有连续性的分级系统中是无法实现的。安德森和尼克曼（Anderson & G. Knickman，

---

① Huang，R. J.，2011. "Government relief as a partial insurance for the individual's background risk"，Academia Economic Papers，39（1）：33—59.

② Rothschild，M. & Stiglitz，Joseph E.，1976. "Equilibrium in competitive insurance markets: an essay on the economics of imperfect information"，The Quarterly Journal of Economics，90（4）：629—649.

③ Riley，John G.，1979. "Informational equilibrium"，Econometrica，47（2）：331—353.

1984)① 结合当时的形式，即第三方付费为参保人群提供了者越来越多的医疗保险计划予以选择，明确指出逆向选择现象的不可避免：倾向于高风险、因此高成本的个人不成比例地选择综合性医疗保险计划，而倾向于低风险的个人不成比例地选择优惠有限的医疗保险计划。在对医保代金券计划（Medicare Voucher Plan）进行详细分析的基础上，他们还提出了相关的政策制定规划以规避逆向选择，并且最后扩大了其政策规划的适用范围，认为对于具有多项选择方案的医疗保险体系均可采用。布朗（Browne，1992）② 通过对个人医疗保险市场的分析发现，相对于集团保险的参保而言，低风险的消费者在个人医疗保险市场会较少地选择保险，这在某种意义上证明了逆向选择确实存在，但也表示这种现象还可以有别的解释。纽德克和波德泽克（Neudeck & Podczeck，1996）③ 从政策制定的角度探讨了规制对逆向选择问题的解决效果。他们指出，如果仍想保持效率，那么政府有两种选择，一种是实行使得相关医疗保险在各政府部门之间得到交叉补贴的政策，另一种是允许私人保险公司只选择特定的群体作为参保对象。而仅在私人保险部门内部进行交叉补贴的做法是无法实现效率目标的。卡特勒和泽克豪泽（Cutler & Zeckhauser，1998）④ 认为，个人对医疗健康保险的选择可能导致一定程度的风险排序。这种性质的逆向选择会带来至少三种类型的损失——由于个人被错误分配到不适应的保险中而产生的效率损失；由于增加的溢价可变性（Premium Variability）而产生的风险分担损失；以及由于保险公司为吸收更多的参保者

---

① Anderson，G.，Knickman，J.，1984. "Adverse selection under a voucher system: grouping Medicare recipients by level of expenditure"，Inquiry: a journal of medical care organization，provision and financing，21（2）：135—143.

② Browne，M. J.，1992. "Evidence of Adverse Selection in the Individual Health Insurance Market"，The Journal of Risk and Insurance，59（1）：13—33.

③ Neudeck，W.，Podczeck，K.，1996. "Adverse selection and regulation in health insurance markets"，Journal of Health Economics，15（4）：387—408.

④ Cutler，D. M.，Zeckhauser，R. J.，1998. "Adverse selection in health insurance"，Forum for Health Economics & Policy，1（1）：1—32.

而私自扭曲他们的保险政策产生的损失。他们对哈佛大学及马萨诸塞州团体保险委员会（Group Insurance Commission of Massachusetts）的两组员工进行了背景设定和实证研究，并提出了相关的政策建议。他们指出，为了减少由逆向选择所引致的损失和为员工提供适当的激励措施，未来比较可行的办法是提供一种包含了对于高成本损失的再保险和带有预测性或者回顾性的风险调整政策的综合性的政策。塞尔登（1999）[1] 运用了罗思柴尔德和施蒂格利茨的分析模型，提出防止逆向选择可以通过对行为扭曲的市场增加额外的保险金补贴来实现。对与雇佣有关的医疗保险进行税收补贴不免会带来对医疗产品和服务的过度覆盖和过度花费问题；相反，对医疗产品和服务的覆盖不足和花费不足又会导致逆向选择问题的产生。而保险金补贴使得医疗产品和服务因过度覆盖带来的福利损失与因逆向选择带来的福利收益相平衡，从而能够校正由该逆向选择行为引起的市场失灵。当然，保险金补贴需要有个合理的上限，否则，补偿比例过高则会加重道德风险问题。

在关于"逆向选择"的讨论中，部分学者发现，其实这个问题并没有我们想象的那么严重。例如沃尔夫和戈帝瑞斯（Wolfe & Goddeeris, 1991）[2] 通过分析一个包含最近退休人员的相关信息的跨时期数据资料，尝试从作为 Medicare 的补充的 Medigap 所覆盖的健康水平较差群体的逆向选择中，提取了在 Medigap 医疗保健支出中的道德风险。结果发现，逆向选择确实存在，但是并没有显著地表明它造成了严重的效率问题。近年来，当学者尝试运用更精确和复杂的计量工具对其进行测算时，仍有研究表明其影响并不显著。如西格尔曼（Siegelman, 2003）[3] 明确指出，不论是保险的法律界和学术界

① Selden, Thomas M., 1999. "Premium subsidies for health insurance: excessive coverage vs. adverse selection," Journal of Health Economics, 18 (6): 709—725.

② Wolfe, J. R., Goddeeris, J. H., 1991. "Adverse selection, moral hazard, and wealth effects in the medigap insurance market", Journal of Health Economics, 10 (4): 433—459.

③ Siegelman, P., 2003. "Adverse selection in insurance markets: an exaggerated threat", University of Connecticut School of Law Articles and Working Papers 32.

学者，还是政策制定者，都过度夸大了逆向选择的威胁，在实际情境下，参保者的行为受到多方面因素的影响，从而造成了多种行为后果的可能性；逆向选择只是其中一种，它的发生及其带来的影响并不总是十分明显，并且相关的经济学理论也不总是稳健的。卡林和汤（Carlin & Town，2008）[①] 通过考察医疗保险计划选择和医疗服务使用状况的相关面板数据，考察了医疗保险逆向选择对福利的影响，发现逆向选择在解释不同医疗保险计划的成本差异方面扮演着重要角色，但是不会带来显著的福利损失。

（二）公平与效率

医疗保障制度的设计主要涉及两个方面的问题——集资和补偿，这两个方面从研究的角度来讲，通常合并为"筹资"加以研究。制度设计的原则应遵循"选择一种最小效率损失且最公平的组织形式"，"既不致于造成医疗开支的恶性膨胀（财政难以承担），又能切实解决参保居民的医疗负担"[②]。长期以来，公平与效率的权衡问题从未走出人们的视线。

20世纪80年代以来，针对医疗费用的不断上涨，西方学者首先提出了追求公平有赖于提高效率的观点，认为国家和政府的义务是维护最低标准的医疗保障水平。恩托文（Enthoven，1988）[③] 认为，从医疗保健的视角来看，一个公正的人类社会可以应该是一个人人能够得到最低标准的医疗服务的社会，政府通过提供一定水平的医疗卫生服务，从而达到有效地预防和治愈疾病，以及解除病人痛苦的目的。然而，关于什么是最低标准，这就要取决于国家的社会福利水平和科学技术发展水平了，同时也依赖于病人的社会属性和其

① Carlin，C.，Town，R.，2008. "Adverse selection，welfare and optimal pricing of employer-sponsored health plans"，University of Minnesota Working Paper.

② 尼古拉斯·巴尔. 福利国家经济学. 郑秉文译. 北京：中国劳动社会保障出版社，2003.

③ Enthoven，A. C.，1988. "Theory and practice of managed competition in health care finance"，North-Holland，Amsterdam and New York，1—30.

患病情况。这也更加说明了，任何政府主导的公共医疗保险计划都无时不在
效率与公平之间进行着权衡。库叶（1991）[①] 认为，一个公平的分配机制必须
考虑整体分配效果，因此从最低标准的角度讨论医疗保健的公正是不充分的。
他提出了建立在医疗保健获益能力基础上的医疗需求的概念，并将医疗服务待
遇的水平公平解释为三个基本原则，即：（1）拥有相同健康状况的人应该受到
平等的待遇；（2）具有相同健康诉求的人应该得到平等的待遇；（3）怀有相同
的终极健康期望的人应该受到平等的待遇。他进一步指出，这三个基本原则实
质上是相互一致的，它们与效率也保持了一致；并且，从投入和产出角度分别
阐释的医疗服务的公平，在特定条件下，两者之间，以及与效率之间也是可以
保持一致的。医疗卫生服务的公平性研究在数据分析中的拓展得益于瓦格斯
塔夫和他的合作者，他们进行了较多尝试，将测算税收公平的方法运用于测
算医疗筹资公平的问题上来，并对筹资公平性问题进行了广泛探讨。[②] 至今的

---

① Culyer, A. J., 1991. "health, health expenditures and equity", Centre for Health Economics, Health Economics Consortium, Discussion Paper 83.

② 详见 Wagstaff, A., van Doorslaer, E., Paci, P., 1989. "Equity in the finance and delivery of health care: some tentative cross-country comparisons", Oxford Review of Economic Policy, 5: 89—112.

Wagstaff, A., van Doorslaer, E., 1992. "Equity in the finance of health care: some international comparisons", Journal of Health Economics, 11: 361—387.

Wagstaff, A., van Doorslaer, E., 1997. "Progressivity, horizontal equity and reranking in health care finance", Journal of Health Economics, 16: 499—516.

Wagstaff, A., van Doorslaer, E., van der Burg, H., et al., 1999. "Equity in the finance of health care: some further international comparisons", Journal of Health Economics, 18: 263—292.

van Doorslaer, E., Wagstaff, A., van der Burga, H., et al., 2000. "Equity in the delivery of healthcare in Europe and theUS", Journal of Health Economics, 19 (5): 553—583.

Wagstaff, A., 2002. "Measuring equity in health care financing: reflections on and alternatives to the World Health Organization's fairness of financing index", World Bank, Policy Research Working Paper Series 2550.

Wagstaff, A., 2010. "Estimating health insurance impacts under unobserved heterogeneity: the case ofVietnam's health care fund for the poor", Health Economics, 19 (2): 189—208.

筹资测算方法和相关研究大多仍参考了他们的研究成果。[①]

近年来，由于人口老龄化和政府预算限制，世界各国、尤其是发达国家，其财政对不断上涨的医疗费用已不堪重负。在这样的背景下，旨在覆盖全体国民的、完全由政府主导的医疗保险体系被认为已经脱离了现实。在保证一定公平性的基础上，为了能够提高医疗服务系统的运行效率，发展社会—商业混合型的医疗保险体系，并且由患者承担部分医疗服务费用，成为许多国家的不二选择。[②] 在该混合型体制下，强制性的公共医疗保险负责覆盖医疗卫生服务的基本项目，补充性的商业医疗保险则承担其他服务，并通过设定共付率由患者支付部分费用。波利（Pauly，2000）[③] 研究了美国为老年人提供的混合体制，除了政府支持的老年医疗保险计划（Medicare）外，商业机构也提供了补充性医疗保险"Medigap"的理论依据，以覆盖公共计划中个人需要承担的医疗费用中的一部分。[④] 他分析了美国会为老年人提供这种混合型医疗保险的理论依据，认为这种混合型医疗保险体制是一种有效率的制度安排，

[①] 读者可参见：Saltmanand, R. B., Figueras, J., 1998. "Analyzing the evidence on European health care reforms", Health Affairs, 17 (2): 85—108.

Bravemana, P., Tarimo, E., 2002. "Social inequalities in health within countries: not only an issue for affluent nations", Social Science & Medicine, 54 (11): 1621—1635.

Mossialos, E., Thomson, S. M. S., 2002. "Voluntary health insurance in the European Union: a critical assessment", International Journal of Health Services, 32 (1): 19—88.

Braveman, P., Gruskin, S., 2003. "Defining equity in health", Journal of Epidemiology and Community Health, 57: 254—258.

Knaul, F. M., Arreola-Ornelas, H., Méndez-Carniado, O., et al., 2006. "Evidence is good for your health system: policy reform to remedy catastrophic and impoverishing health spending inMexico", the Lancet, 368 (9549): 1828—1841.

O'Donnell, O., van Doorslaer, E., Rannan-Eliyac, R. P., et al., 2008. "Who pays for health care inAsia?", Journal of Health Economics, 27 (2): 460—475.

[②] Besley, T., Gouveia, B., 1994. "Alternative systems of health care provision", Economic Policy, 9 (19): 199—258.

[③] Pauly, M. V., 2000. "The Medicare mix: efficient and inefficient combinations of social and private health insurance for U. S. Elderly", Journal of Health Care Finance, 26 (3): 26—37.

[④] 也可参见 Eppig, F., Chulis, G., 1997. "Trends in Medicare supplementary insurance: 1992—1996", Health Care Financing Review, 19: 201—206.

但当前的结构配置尚不理想，其中的问题在于公私两种医疗保险形式之间缺乏有效的协调，以及较富裕群体享受了相对过度的医疗保障。英国实行的是国家医疗保险模式，国家卫生服务体系（National Health System，NHS）覆盖了全体公民，政府通过税收进行筹资，并由公共医疗机构提供服务。近年来，商业医疗保险也加入了卫生服务体系作为补充。但普罗佩尔（Propper，2000）[①] 的研究表明，公共和私人医疗保险之间有着较多的互动，并且公众在公共和私人医疗卫生服务之间的选择有着相当的复杂性，从而无法确定公众的明确偏好，尽管商业医疗保险似乎破坏了国民享受医疗卫生服务的免费性质。赛赫里和萨夫多夫（Sekhri & Savedoff，2005）[②] 比较了私人健康保险和公共健康保险之间的异同认为以往的研究夸大了两者的差异，而它们其实有很多相通之处。西欧的健康保险的发展历程表明，私人健康保险事业的发展较之于全民社会保险系统更为先进和成熟，并帮助了这些国家的全民健康保险体制的确立与发展。如今，私人健康保险事业在发达国家和发展中国家都扮演着重要角色，如美国、巴西、智利和津巴布韦等，公共医疗保险基金的目标仅是覆盖贫困和脆弱的人群，而私人健康保险则覆盖了工人和他们的家庭，在一定程度上也减轻了公共财政的负担。因此，私人健康保险尤其对于发展中国家而言，可以作为能力有限的公共健康保险的有力补充，也可以用于构成公共医疗保险事业的过渡形式，从而使其高效的管理能力得到公共部门的有效借鉴。

然而，商业保险毕竟以营利为目的，因此社会—商业混合型的医疗保险模式，可能会损害公共医疗服务体系的发展目标，例如健康改善、保障效率和公平性、成本控制和维持医疗服务的客户满意度等。切尼霍夫斯基（Cher-

---

① Propper, C. 2000. "The demand for private healthcare in the UK", Journal of Health Economics, 19 (6): 855—876.

② Sekhri, N., Savedoff, W., 2005. "Private health insurance: implications for developing countries", Bulletin of the World Health Organization, 83 (2): 127—134.

nichovsky, 2000)[1] 认为，最大的潜在威胁在于，同一个医疗服务提供者可以同时通过公共和私人两种医疗保险提供医疗卫生服务。在医疗资源相对缺乏、或出于经济和政治原因不得不采取混合体制的情况下，组织和管理医疗消费（Organize and Manage the Consumption of Care, OMCC）的新兴范式能够对制度弊端进行较好的改善。在该范例中，预算控股机构、财政实体和提供者之间的中介机构，在公共授权下负责相关的组织和管理活动。OMCC机构可以提供商业医疗保险，以作为社会公共医疗保险的适当补充，同时对受公共医疗保险和商业医疗保险合同约束的医疗保险承保者的相关工作，分别进行监督。在 2003 年的后续研究中，切尼霍夫斯基和他的合作者[2]指出，不同国家在不同发展阶段对医疗健康事业的首要任务的定位是不同的，并且财政来源、财政分配、支付方式和社会—商业混合体制等实际情况的不同导致了不同的政策选择，因此各地的政策都具有某种程度的独特性。他们运用模糊逻辑模型考察了医疗卫生筹资系统，得出德国模式是符合其假设条件（医疗卫生服务系统的每个目标的权重相同，且不同政策选项间相互排斥）的最优选择，而其他模式的优劣则依据它们对假设条件作出修改的不同而有所差异。帕讷（Pană, 2008）[3] 认为，在社会—商业医疗保险混合体制中，基本服务包的构建是其中的一个关键元素，也是现有诸多因素约束下的一个难题。医疗卫生服务的普遍性、综合性和服务类型是必须被考虑和取得平衡的，尽管在预算约束不变的情况下，三者不可能同时实现增长的目标。因此，有些医疗服务项目可以暂且放在基础服务包之外，由商业医疗保险提供。可取的

---

① Chernichovsky, D., 2000. "The public-private mix in the modern health care system: concepts, issues and policy options revisited", NBER Working Paper 7881.

② Chernichovsky, D., Bolotin, A., Leeuw, D., 2003. "A fuzzy logic approach toward solving the analytic enigma of health system financing", The European Journal of Health Economics, 4 (3): 158—175.

③ Pană, B., 2008. "Health public private mix and the basic package", Management in Health, 12 (3): 7—9.

一个方法便是估计某项医疗卫生服务的需求弹性，进而判断消费者的消费行为，并为政策制定提供依据。

此外，由于很多发展中国家的公共医疗保险没有能力支付病人的全部医疗费用，患者的医药自付行为会使不同收入群体做出怎样的行为、会不会出现穷人补贴富人的现象等，也得到学者的关注和讨论。如格特勒和加格（Gertler & Gaag，1990）[1] 注意到了发展中国家的医疗服务质量低下和医疗资源分配不均等问题，以科特迪瓦和秘鲁两国为研究对象，分析了价格对医疗卫生服务需求的影响和个别弱势群体（如穷人、儿童、老人和妇女等）对医疗卫生服务的支出意愿，探讨了患者自付费用政策的可行性和合理性。研究结果表明，弱势群体对医疗服务的价格还是相当敏感的，尤其是引入医药开销的患者自付部分后，他们的医疗消费行为受到明显的影响。因此，政府应该详细了解该政策将对国民是否选择和选择去哪儿就医等问题，并可以通过确定适当的自付费用水平和向穷人及健康状况较差的群体给予适当补贴等途径，减少由自付医疗费用带来的负面效应。奥德曼兰和赖维（Aldermanand & Lavy，1996）[2] 提出，政府医疗卫生保健投资的有效性取决于公众对于的医疗服务价格、医疗服务质量和这些支出是否真正改善了健康水平等的反应。即使是低收入家庭，他们也愿意缴纳一定的费用来获取更好的医疗卫生保健服务；但当支付的费用的增加并没有伴随医疗服务质量的改进，甚至出现营养不良和儿童死亡率等状况的增加时，他们是不会乐意多花钱的。基本医疗卫生服务的可得性对于低收入家庭和低文化水平家庭的影响要高于其他特殊医疗卫生服务对这些家庭的影响。改善基本医疗卫生服务，并且帮助弱势家庭在经济层面从灾难性医疗支出中更快地得到恢复，对于这些家庭和整个社会

---

① Gertler, P., Gaag, J. van der., 1990. "The willingness to pay for medical care: evidence from two developing countries", World Bank, Johns Hopkins University Press.

② Aldermanand, H., Lavy, V., 1996. "Household responses to public health services: cost and quality tradeoffs", World Bank Research Observer, 11 (1): 3—22.

而言，都具有巨大的潜在利益。恩索尔兰和库珀（Ensorand & Cooper，2004)[①] 指出，在阻碍患者得到需要的医疗服务的因素中，需求方面的和供给因素的同样重要，但政策制定者和学术研究者对前者的关注还不够，使得无论是发展中国家、还是发达国家的弱势群体由于获得成本较高、缺少足够的信息和文化障碍等原因，而无法受益于公共医疗服务项目。阻碍因素很多，但是政府缺少足够的措施予以消除，而相关的数据和研究方法对评估成本—收益等效应也存在不足。他们最终提出了要制定高效率的干预措施的建议，这种措施需要以务实的政策路线为基础，从而能够跨越传统的公共卫生部门的治理障碍。

综上所述，无论出于怎样的原因或基于怎样的历史背景，使得当今世界上的发达国家和发展中国家纷纷采取了或正在形成适应本国国情的医疗保险制度，公平和效率是衡量该制度好坏的首要标准。而无论采用社会医疗保险形式，还是商业医疗保险形式，还是两者的混合，如何在公平和效率间权衡，始终是国家发展国民医疗保险事业的重要议题。

（三）福利效应评估

医疗保障制度的实施或改革的一个重要期望，就是对社会福利的提高，从而福利效应评估成为了决定该制度是否应该贯彻的标尺之一。例如费尔德斯坦（Feldstein，1973)[②] 认为相对于医疗卫生支出而言，美国家庭普遍有过度保险的奇怪现象。但是当保险覆盖率降低时，因风险增加而产生的损失，又会超过因价格降低和过度医疗保健消费减少而产生的收益。他首先建立和估计了医疗保健需求的结构方程式，并检验了参保行为和医疗保健供求之间

---

① Ensorand, T., Cooper, S., 2004. "Overcoming barriers to health service access: influencing the demand side", Health Policy and Planning, 19 (2): 69—79.

② Feldstein, M. S., 1973. "The welfare loss of excess health insurance", Journal of Political Economy, 81 (2): 251—280.

的互动关系，然后估计了因提高平均保险共付率至不同水平而减少参保行为带来的福利收益，认为该收益额度是相当可观的。费尔普斯（Phelps，1986）[①] 就当时美国国会热议的与医疗保险相关的税制改革进行了探讨，评估了医疗保险税收待遇的社会福利效果，指出针对雇主帮助雇员参加医疗保险的特别的税收优惠待遇，明显增加了医疗保险基金总额，增加的医疗保险覆盖面也确实引致了额外的医疗需求；但是，消除这些税收优惠政策，将严重影响医疗保险产业以及医疗服务相关行业的盈利和就业状况。热议中的税制政策的施行，即使其扩大的税基所带来的税收效应被相应减少的边际税率所抵消，隶属于各种产业的工人之间仍然会出现赢家和输家的较大分歧。此外，减少过度保险（不论是整体而言还是就个人而言）的福利收益很有可能被税制改革所带来的财富再分配所削减。因此，税制改革首先要考虑的是财富的再分配，而不是经典福利经济学所强调的潜在收益。格特勒等（1987）[②] 运用了医疗保健需求的离散选择理论模型，该模型意味着如果健康是一种正常品，那么医疗保健的价格需求弹性必须随着收入的增长而下降。他们对秘鲁的实际考察发现，随着收入的增长，医疗保健需求确实变得不那么富有弹性了，亦即使用者付费这一政策安排将会使穷人相比于富人而言，更多地减少医疗卫生服务的获得。尽管该政策产生了极大的收入，但同时也伴随着因增加穷人负担而带来的总消费福利的大量减少。克里斯（Creese，1991）[③] 考察了当时各国使用者付费的经验和其对医疗卫生服务使用的影响，包括这些国家富人和穷人之间的利用率差异，以及随着付费额度增加而来的迅速的且常常持续的医疗卫生服务利用的下降。他指出，费用收入，如果能够适当地使用，

---

① Phelps, C. E., 1986. "Large scale tax reform: the example of employer-paid health insurance premiums", Rochester Center for Economic Research, Working Paper 37.

② Gertler, P., Locay, L., Sanderson, W., 1987. "Are user fees regressive?: the welfare implications of health care financing proposals in Peru", Journal of Econometrics, 36 (1—2): 67—88.

③ Creese, A. L., 1991. "User charges for health care: a review of recent experience", Health Policy and Planning, 6 (4): 309—319.

则代表了医疗保健的一个很小的但显著的额外资源。国家似乎集中在实现成本回收这一目标、而不是集中在提高服务质量和改善健康护理效果上，这一事实提醒我们应当将融资变动与可能的大众的健康后果紧密相连，转变短视的政策目标。纽豪斯（Newhouse，1992）[①] 主要讨论了医疗保险的成本问题，认为其实这个问题在某种程度上被误解了。美国的医疗保健消费水平之高是大家关注的原因之一，但与此相关的福利损失也许并没有公众所描绘的那么多。他指出，实际上，成本控制也没有大众所设想的那么急切，一些人认为成本控制政策也许会造成参保群体的福利损失，甚至会增加不参加保险人数的增加。杰克和夏纳（Jack & Sheiner，1997）[②] 考察了实行医疗费用补贴的福利效果，认为在美国当前的情况下，健康保险费用预付制的实施，有助于减少医疗消费总支出和增加社会福利。柯里和玛丽安（Currie & Madrian，1999）[③] 从劳动力的角度，分析了健康、医疗保险与劳动力供给的相互关系。研究结论表明，健康状况不良会降低劳动者的工作能力，并对工资、劳动参与率和工作的选择等有着实质性影响；而医疗保险的获得则对劳动参与率和工作选择具有重要的影响，尽管它与工资之间的关系尚不明确。这些研究结论为医疗保险增加劳动者的福利提供了有力支撑。卡翁达和马塔尼（Kuand & Matani，2001）[④] 针对当时关于移民的医疗保健政策的变化提出了质疑。相比于当地居民及他们的孩子而言，非市民移民和他们的孩子（甚至是在美国本土出生的）中有医疗补助 Medicaid 或因就业而参加保险的相当少，更多的人是在没有保险的情况下生活的；在定期门诊和紧急护理方面，即使是已经参

---

① Newhouse, J. P. , 1992. "Medical care costs: how much welfare loss?", the Journal of Economic Perspectives, 6 (3): 3—21.

② Jack, W. , Sheiner, L. , 1997. "Welfare-improving health expenditure subsidies", The American Economic Review, 87 (1): 206—221.

③ Currie, J. , Madrian, B. C. , 1999. "Health, health insurance and the labor market", Handbook of Labor Economics, 3 (C): 3309—3416.

④ Kuand, L. Matani, S. , 2001. "Left out: immigrants' access to health care and insurance", Health Affairs, 20 (1): 247—256.

加了保险的移民，他们的情况也很糟糕。对于医疗保险的覆盖和医疗服务的获得等医疗卫生事项而言，移民身份成为了种族和民族差异的重要组成部分。这不仅剥夺了他们的福利，还对整个社会福利的增加制造了障碍。乔纳森·格鲁伯（Jonathan Gruber，2002）[①] 提供了具体的测算框架，估计了税收对医疗保险覆盖率和参保成本的过去和未来潜在的影响，并提出了扩大保险覆盖率的必要性。沃伊特依纳坦（Vaithianathan，2002）[②] 对澳大利亚私人医疗保险覆盖面的扩大会减少公立医院服务需求这一观点进行了挑战，认为保险金补贴可能会扩大医疗保险的覆盖范围，但并不会减少对公共医疗卫生服务的需求，并通过模型加以论证。他指出，在一定的条件下，政府的相关补贴只是增加了需要独自参保的这部分消费者的保险覆盖率，而在这之前，这部分群体生病时通常会通过私人健康服务得到治疗。因此，更为有效的途径是通过对私人医疗卫生服务进行补贴、而不是对保险进行补贴，来减少公众对公共医疗卫生服务的需求。杰卡（Jacka）等（2006）[③] 对弹性消费账户（Flexible Spending Account，FSAs）进行了研究，表明依据过去经济发展情形，由该账户来补贴雇主所提供的医疗保险的保障外范围的自付（Out-of-Pocket）医疗开支，能够使医疗保健变得便宜，但同时也会降低参加医疗保险的意愿。相关数据的测算证明了在忽略分配效应和为该账户进行资金筹集而造成的无谓损失时，FSAs 是福利中立的。塞佩赫里（Sepehri）等（2006）[④] 对越南非盈利性健康保险的实施效果进行了评估。通过分析 1993—1998 年越南生活水

① Jonathan Gruber, 2002. "Taxes and Health Insurance", Tax Policy and the Economy, 16：37—66.

② Vaithianathan, R., 2002. "Will subsidising private health insurance help the public health system?", Economic Record, 78（242）：277—283.

③ Jacka, W., Levinsonb, A., Rahardja, S., 2006. "Employee cost-sharing and the welfare effects of flexible spending accounts", Journal of Public Economics, 90（12）：2285—2301.

④ Sepehri, A., Sarma, S., Simpson, W., 2006. "Does non profit health insurance reduce financial burden? Evidence from the Vietnam living standards survey panel", Health Economics, 15（6）：603—616.

平调查（Vietnam Living Standards Surveys）的相关数据，得出医疗保险的参与明显降低了医疗支出中的自付费用（Out-of-Pocket Expenditure），尤其是对收入较低的群体而言，该作用更为显著；并且就平均收入水平而言，参加医疗保险也确实明显降低了医疗支出总水平。但由于该研究的方法不尽严谨，其评估结果的有效性遭到质疑。后来的一些学者采用了适用于非随机数据分析的倾向得分匹配法（Propensity Score Matching，PSM）进行了更为科学的政策效果评估。如乔哈尔（Johar，2009）对印度尼西亚的全国扶贫健康卡计划（Pro-Poor Nation-Wide Health Card Program）效果的评估，该计划依靠公共卫生设施提供免费的基本医疗卫生服务，但总体而言，它对持卡人初级卫生保健的消费行为的影响极为有限，从而暗示了其他影响因素对医疗服务需求的重要作用。又如瓦格斯塔夫（2010）[①] 对越南穷人健康保障基金（Health Care Fund for the Poor）的制度效果评估，该基金兴起于 2003 年，由政府的部分收入进行资助，数据分析结果表明，该基金明显降低了患者的自付费用水平，但是整体上并没有对医疗卫生服务的利用带来影响。关于福利效果的评估是学术界热议的课题之一，有效的评估结果仍有待数据的进一步充实和评估方法的进一步改善。

二、国内相关研究成果及评价

（一）统筹城乡医疗保障制度的概念及模式界定

1. 统筹城乡发展

城乡统筹指的是城乡二元结构的统筹。城乡二元结构在我国有着悠久的历史。在新中国成立之后，政府实施计划经济体制，为了方便管理等诸多因

---

① Wagstaff, A., 2010. "Estimating health insurance impacts under unobserved heterogeneity: the case of Vietnam's health care fund for the poor", Health Economics, 19 (2): 189—208.

素，在制度和管理上把城市与农村实行分开管理，形成了农村和城市脱轨的城乡二元结构分治格局。在计划经济体制下，城市基础建设基本由国家出资，而农村则基本由农民自己出资解决。城市获得了大部分的资金来发展经济，而农村生产与生活缺乏的中小型基础设施则主要由农民自己集资建设。这也就出现了国家用于农村的资金和农村在整个国家经济所占比重的不协调。户籍制度等也是区分农村和城市居民的措施。[①] 但是，改革开放以来，随着市场经济体制的建立与完善，人口流动的日益加剧，逐渐打破城乡分割局面，但日常生活中仍然存在计划经济时代残留的城乡二元结构种种现象。这就有待我们去打破这些不适合时代发展要求的局面。

统筹城乡发展这一概念是在党的十六届三中全会提出的科学发展观中"五个统筹"之一，其中将"统筹城乡发展"放在首位。所谓城乡统筹就我国而言，是指逐渐消除长期以来的城乡二元结构，缩小城乡各方面的差距，提高农业生产效益，增加农民收入，建立城乡平等和谐、协同发展和共同繁荣的新型城乡关系，并最终实现城乡无差别的发展。作为保障居民基本医疗卫生需求的制度——医疗保障——是"统筹城乡发展"的一个要点。

2. 医疗保险与医疗保障

医疗保险是一种通过很多参加者的合作，为分担疾病风险带来的个体严重经济损失而建立的社会安排，起源于西欧。[②] 我国的医疗保险制度属于典型的社会医疗保险。社会医疗保险制度，是指通过法律途径，强制性地规定以国家、单位和个人三方负担的形式，建立社会统筹与个人医疗账户相结合的基本医疗基金；在规范筹资的基础上，实施医、患、保三方制约机制，对劳动者患病引起的诊疗费、检查费、药费、住院费、手术费、护理费等直接费用，本着"双方负担，统账结合""以收定支，收支平衡"的原则，由医疗社

---

① 何立胜. 我国城乡二元结构模式的制度安排与创新 [J]. 中共福建省委党校学报，2010，(2)：57－63.

② Phelps，C. E. 1992. Health Economics. Harper Collins Publishers，New York.

会保险机构对劳动者的疾病经济损失进行的补偿。

医疗保障是政府和社会主体的一种公共职责和行为活动，是指国家通过法律法规，积极动员全社会的医疗卫生资源，不仅要保障劳动者在患病时能得到基本医疗的诊治，还要特别保证无收入、低收入的公民，以及由于各种突发事故造成疾病痛苦的公民能够得到基本诊治；同时要根据经济和社会发展状况，逐步增进公民的健康福利水平，提高国民健康素质。[①] 其主要目的是保障所有公民，不论贫富，都公平地获得医疗服务，以保障人们的生存权和社会公平。

医疗保障与医疗保险的最主要区别在于其再分配性质。我国的新农合和居民医保制度的医保基金筹集主要是由政府补贴和个人筹资两部分组成，以医保基金的统筹调剂，调节收入差距，实现社会再分配的强制性社会保险保障制度。[②] 我国的医疗保障体系主要是"三纵三横"的制度架构：职工医保、居民医保和新农合三纵一网，构成基本医疗保障制度体系；补充医疗保险、基本医疗保险和医疗救助三横成一体，构成多层次医疗保障体系。本书所研究是以"低水平、广覆盖"为原则的基本医疗保障制度。

3. 统筹城乡基本医疗保障制度

对于"统筹城乡的基本医疗保障制度"的界定，尽管这一概念逐渐被人们接受，但具体的表述在不同的文献中有所差异。例如韩彭军等（2006）的表述是城乡基本医疗保障制度的"衔接与融合"；丁润萍（2007）的表述则是"城乡一体化的基本医疗保险制度"；于建华（2008）、徐玮（2009）、王德平（2008）等的表述则是"统筹城乡"基本医疗保障制度。当然，也有学者如衣同晔，车莲鸿（2008）直接表述为"城乡统筹、一体化的基本医疗保障制度"。在众多的学者中，王保真（2009）给出了较为清晰的界定，即"城乡统

---

① 医疗保障. 王保真. 北京：人民卫生出版社，2005：11.

② 胡卫萍. 我国医疗社会保险保障制度运行状态分析与对策研究［J］. 江西社会科学，2006，(2).

筹的基本医疗保障体系"是一种打破城乡二元结构，融合城市与农村两个各自封闭循环的体系，建立的一个覆盖城乡的医疗保障体系。需要指出的是，基本医疗保障的"城乡统筹"不完全等于"城乡统一"（孙波，2006）。"统筹"在更大的意义是统一规划城乡基本医疗保障制度，使其协调发展的过程。"统一"则是指在随着经济社会发展，我国实现城乡一体化后，基本医疗保障制度在筹资、补偿、管理等方面实现城乡的一致。统筹城乡的医疗保险体系建设，既是一项长期的战略谋划，又是一项具体的系统工程（梅丽萍、仇雨临，2009），需要经过一个较长的时期，才能实现城乡基本医疗保障制度的完全统一。

统筹城乡基本医疗保障制度的概念有广义和狭义之分。从狭义上来讲，统筹城乡医疗保障制度是指对社会基本医疗保险的传统管理体制进行变革，合并人力资源与社会保障局劳动保障局和卫生局的管理职能，这实际上也是统筹城乡医保的第一步。从广义上来说，统筹城乡医疗保障制度不仅仅是实现城镇职工医保、城镇居民医保、三种医疗保险在管理上的并轨，而是包含覆盖人群、管理机构、经办服务、制度架构这四个方面在内的系统性整合与统一。

本书所指的统筹城乡的基本医疗保障制度，是在统筹城乡发展的大背景下，打破原有的城乡居民二元医保制度，突破社会身份限制，将所有居民都覆盖至同一个医疗保险制度之下，并通过设立统一的管理机构，统一的财政补贴、转移支付等手段提高农村地区医疗的公共融资水平，进而提高农村居民医疗保障的待遇水平和抵御疾病风险的能力，逐渐消除我国基本医疗保障领域的城乡差距，最终实现"筹资水平城乡一致，参保补助城乡统一，保险待遇城乡均等"的城乡医保一体化目标。

（二）国内医疗保障制度的相关研究与评价

1. 我国基本医疗保障制度的现状及问题

目前我国已经基本确立了以职工医保、居民医保和新农合为主体，城乡医疗救助作为补充的基本医疗保障制度体系。其中职工医保主要针对城镇职工，居民医保重点扶持城镇非从业人员，新农合面向农村居民。截至 2008 年年底，三项基本医疗保障制度已覆盖到全国 85.2% 的人口，此外，2008 年约有 0.42 亿人次获得了医疗救助。① 无论从制度覆盖的人群，还是从制度覆盖的人口上看，我国已初步实现了建立覆盖全体居民的基本医疗保障的目标。

虽然我国基本医疗保障制度体系已经初步建立，但是制度的设计和运行还存在一些问题。目前，我国各项基本医疗保障制度的设计是以参保者的身份为依据的，职工医保、居民医保、新农合和城乡医疗救助分别覆盖城镇就业人口、城镇非就业人口、农村人口和城乡困难人群。② 这虽然在制度设计上实现了基本覆盖全体国民的目标，但是在实际运行中，由于对参保者身份的限制导致各项制度处在分立的状态，制度之间相互隔离。这一方面造成了社会福利的损失，另一方面也增加了管理的成本。尤其是以城乡作为不同制度的分界线，从制度设计的角度上来看是不完善的，不符合社会发展的趋势和要求，也不符合医疗保障制度发展的规律。随着社会经济的发展，基本医疗保障制度分立的弊端逐渐显现出来，例如医疗保障的公平性缺失（张茂松，2007）、医疗保障制度的低效率（张琪等，2008）、流动人口的漏保（董晓莉，2006）等。这些问题表明基本医疗保障制度的分立已不能很好地适应社会发展和群众对医疗保障的需求，阻碍了基本医疗保障制度的发展。

2. 我国基本医疗保障制度分立的原因

首先，我国采取的城市偏向的公共资源配置制度与工业主导发展模式

---

① 数据来源：卫生部《2009 年中国卫生统计年鉴》。

② 数据来源：《中共中央国务院关于深化医药卫生体制改革的意见》，2009 年 3 月 17 日。

（孙友祥、柯文昌，2009）导致城乡在经济发展上的不均衡，进而导致了城乡对医疗保障制度的筹资能力存在差异。在城市，一方面工人有稳定的收入，另一方面工人的福利待遇有法律的保障，因此，在个人与企业共同筹资的基础上，职工医保的筹资水平较高。而农村的经济发展水平较低，农村居民的收入不高，又缺少企业单位的筹资，因此，新农合的筹资水平低。不同的筹资水平导致制度设计的差异，也限制了制度的衔接。

其次，城乡公共服务的差别进一步导致了基本医疗保障制度的分立。受城市偏向和二元结构理论的影响，我国在建国初期确立了以户籍制度为核心的城乡人口分治和以行政建置为核心的城乡地域分治制度，并在此基础上形成了医疗、养老等一系列城乡分治制度体系（郑国、叶裕民，2009）。在公共事务管理中，政府并没有积极地通过公共服务的均等化来弥合城乡差距，出台的政策措施反而扩大了这一差距。因此，政府责任的缺失导致农村医疗保障制度的建设落后于城市。

最后，部门利益导致了基本医疗保障制度长期分立运行。当前的基本医疗保障制度在管理体制上自成体系，分别属于劳动保障、卫生等政府职能部门的管辖，并且都已形成一套自上而下的管理服务体系（胡大洋，2008）。尽管各个部门在实际工作中已经产生了统一管理基本医疗保障制度的需求，但是在这种多头管理的情况下，单靠一个部门很难推动基本医疗保障制度实现统一管理的进程，因此，基本医疗保障制度分立运行的问题长期得不到解决。

由于分立运行的基本医疗保障制度带来了诸多问题，一些学者开始探讨如何使现有的基本医疗保障制度更好地发挥作用，于是统筹城乡的基本医疗保障制度成为了一个研究的热点。

3. 统筹城乡医保的必要性和可行性

迈克·格罗斯曼（1972）指出，健康既是一种消费品，也是一种投资品，健康投入的多少就决定了人们可以获得的人力资本的多少。通过投资十健康来改善人力资本存量的质量，是提高人口素质、增加穷人福利的重要手段，同时也是促进经济增长的主要动力（西奥多·W. 舒尔茨，1990），而亚洲经济发展的奇迹大约30%～40%来源于本地区人群健康的改善，中国也不例外。各种有关健康人力资本学说的研究都指出：合理公平的医疗保障制度可以促使人们对健康进行投资，人们就可以通过增加用于工作的时间、提高工作效率、获得新的工作机会等方式增加自身的人力资本积累，这种投资的收益即为疾病损失的避免、收入的增加和个人福利的改进，乃至整个社会经济水平的提高。而我国目前已有的研究中，对于统筹城乡医疗保障制度的必要性，可以总结为以下三点。

首先，统筹城乡基本医疗保障体系是我国经济社会发展的方向。中共十七届三中全会提出建立城乡经济社会发展一体化制度，在很大程度上是以基本公共服务均等化建设为基础的（迟福林，2009）。郭艳华（2008）根据国外发达国家新农村建设运动的实践，也提出在生产和经济发展的基础上，使城乡居民享受同样的社会福利和公共资源，享受同样的国民待遇。丁润萍（2007）根据国外经验指出，我国新农合制度只是过渡性的产物，城乡统筹及普遍覆盖是最终目标。因此，医疗保障制度的城乡统筹是我国经济社会发展趋势的要求。

其次，统筹城乡基本医疗保障体系可以提高医疗保障的公平性。基本医疗保障具有普惠性和基础性，承担着兜底的功能，事关公民基本的健康权（尹媛媛、郭小燕，2004），不应该有城乡差别（王晓杰、张健，2006）。职工医保、新农合、居民医保共担全民医保的状态在一定程度上造成了基本医疗保障的制度分割，存在覆盖人群界定不清、保障程度存在差异等问题，降低了基本医疗保障制度的公平性（张琪等，2008）。因此基本医疗保障制度的城乡统筹是维护制度公平性的要求。

最后，统筹城乡基本医疗保障体系可以保证基本医疗保障制度平稳运行、健康发展。统筹城乡医疗保障制度，将所有城乡居民纳入医疗保障体系，符合社会保险中的"大数法则"（陈新中、王翔，2008），可以增强医保基金抵御风险的能力，有利于政府控制财政兜底的风险（卢驰文，2008），还有利于提高经办服务管理水平、节约管理成本（盛钢、黄东平，2008）。因此，基本医疗保障制度的城乡统筹是制度自身发展的要求。

4. 统筹城乡的基本医疗保障体系的障碍与模式

由于当前我国基本医疗保障体系存在的主要问题是城镇和农村基本医疗保障制度分别设计的问题，所以，在统筹城乡基本医疗保障制度的过程中，要处理好各种制度如何转移与衔接的问题，医疗保障基金安全运行的问题等（邱晓丹，2008）。医疗保障制度运行的关键是筹资的稳定，对此，唐尧根（2008）提出城镇职工的筹资在现有基础上进行适当调整；城镇非就业人员和农民应由政府和个人共同负担，并以政府为主；贫困线以下城乡居民，个人可以不负担。胡大洋（2008）认为不同的医疗保障制度的筹资与支出水平、报销范围和支付方式均有较大差异，若是构建统一的全民基本医疗保障制度，则必须尽可能统一规范收支水平和医疗费用支付政策。此外，实行统一的基本医疗保障制度，涉及各方利益和权限，管理机构的整合也将面临相当大的难度（胡大洋，2008）。

随着试点地区在统筹城乡医保制度方面的探索，这一命题也成为学术界讨论和关注的焦点。有关统筹城乡医保制度的必要性学术界基本上已达成共识，并从制度本身的缺陷、公平和效率、可持续发展等多个角度对必要性进行了论述，认为城乡统筹是中国医保制度发展的必然趋势（梅丽萍、仇雨临，2009）。对于统筹模式和路径的研究，学者们则从不同的角度论述了各自的观点。党敏恺等（2009）将发达国家医疗保障城乡衔接的模式分为城乡完全一致的"统一模式"、城乡制度分立但内容有统有分的"有差别的统一模式"以及城乡制度形式各异但实质并无差别的"专门模式"。我国学术界对于城乡医疗保障的统筹模式也可以概括为类似的三种：第一种观点是通过分阶段推进的方式实现城乡医疗保障一体化的模式（王东进、王根贤等，2008），第二种观点是"一个制度、多种标准"的城乡统筹模式（刘继同等，2006），第三种观点则提出在现有农村合作医疗和城市医疗保障之间再建立一个农民市民化医疗保障，三者共同构成城乡阶梯式医疗保障体系（田文华等，2005）。从另一个视角，熊吉峰等（2009）则以城乡医疗统筹中欠发达地区农民面临的主要矛盾为出发点，提出应该根据不同阶层农民的不同需求以及所面临的主要矛盾差异来制定城乡统筹政策，以实现所有阶层农民福利公平与农民整体福利最大化。这些研究都为实践提供了很好的思路，进一步的研究方向可能需要在系统分析与可行性论证的基础上，提出分地区的具有普遍适用性的统筹模式。

（三）医疗保障制度的效应评估与制度设计

1. 医疗保障政策的效应评估

关于医疗保障制度的实施效果主要是评测医疗保险能否减少参保者的自付医疗费用支出（out-of-pocket）并增加福利，关于中国医疗保险制度的实施效果评价主要集中于评测其对医疗服务利用、灾难性医疗支出的发生比率以及自付医疗费用的影响，如 Liu 和 Zhao（2006）对中国浙江省 1995 年职工医疗保险改革对自付费用的影响效果的研究，瓦格斯塔夫和林德洛（2008）使用三个调查数据（其中两个是面板数据）对医疗保险实施效果的研究，研究中考虑了保险的内生性，以及对观测到的混淆因素进行了调整，亚当·瓦格斯塔夫（Adam Wagstaff，2009）将倍差分析法（DID）与匹配方法相结合对中国制度实施效果进行了研究。

关于统筹城乡医疗保险制度的实施效果研究多数是基于制度层面对其的运行现状、社会效果及实践经验的介绍，如王翔（2005）对镇江市城乡一体化新农合制度的介绍，侯明喜（2008）对重庆市统筹城乡医疗保险体制实施的社会效果分析等。统筹城乡医保制度所涉及的是个人禀赋和决策环境存在较大差异的城、乡两类居民，研究对象较为复杂，目前还缺乏有效的量化手段来对制度效应进行实证研究。

2. 医疗保障制度的设计

医疗保障制度的设计主要涉及两方面的问题，即筹资方案和补偿方案，其设计原则遵循"选择一种最少效率损失且最公平的组织形式"（尼古拉斯·巴尔，2003），并且"既不至于造成医疗开支的恶性膨胀（财政难以承担），又能切实解决参保居民医疗负担"。国内有关筹资方案的设计一方面是研究政府或社会医疗保险机构与参保居民之间相互承担的费用比例问题（平新乔，2003），另一方面则是对缴费率和补贴规模的研究（刘小兵，2002）。而补偿方案则主要集中于对风险型保障模式（保大病）、福利型保障模式（保小病）、风险福利型保障模式（保大又保小）的讨论与抉择，例如封进（2009）对新农合中的各种补偿模式及其相应的政府补贴规模进行了估计和评价，提出将补偿范围扩大到门诊费用才能有效地抵御健康风险。

而另一个视角，由于医疗卫生保健市场的不确定性、信息不对称和外部性，"逆向选择"和"道德风险"是世界各国医疗保险所面临的一个普遍性问题（Folland & Goodman & Stano，1997），中国医疗保险制度中的逆向选择和道德风险也一定程度的存在并被实证研究所验证（张欢，2006；朱信凯，2009）。因此，怎样的制度设计能够有效防止或缓解逆向选择和道德风险问题也是制度研究的热点问题。塞尔登（1999）提出可以通过对行为扭曲的市场增加额外的保险补偿金防止"逆向选择"，但是补偿比例过高则会加重"道德风险"问题。罗思柴尔德和施蒂格利茨（1976）提出了"柠檬定价"方法，即通过提供具有不同保费和保险范围的多样化保险合约并让投保者自主选择，从而克服保险市场"逆向选择"问题。这种通过差异化合约来解决保险市场"逆向选择"问题的思路被其他学者所借鉴和发展（Riley，1979；Janseen & Karamychev，2001；朱信凯，2009）。目前，进行统筹城乡医疗保障制度试点的重庆、天津等地正是推行了这样一种多层次差异化合约的理念，但是对于这种差异化合约是否可以真正解决中国医疗保险市场的逆向选择问题，则缺乏实证验证。

（四）医疗保障制度的福利效应

医疗保险制度作为政府对医疗卫生领域的一种投入和干预方式，公平和效率一直制度效果讨论的两大主题。效率方面，主要是探讨医疗保险如何通过干预参保者的医疗消费决策对国民健康水平产生影响；公平方面，则主要关注医疗保险领域的再分配功能，即政府的补助能否真正使贫困人群或处于弱势的农村居民受益。事实上，医疗保险对低收入人群的补贴效率要高于高收入人群，因而在医疗卫生领域的公平比效率更为重要（Mooney，1986）。本书就从公平分配的角度，收集了有关医疗保险制度对医疗资源公平分配和收入再分配的作用及影响的相关文献，并加以整理和综述。

1. 医疗保障制度的福利效应

疾病风险具有较大的随机性、不可预知和不可避免性，一旦发生，将会对家庭带来严重的经济困难甚至毁灭性的打击。医疗保险是通过集合或组合方式管理风险的有效措施，被保险人缴纳保费形成医疗保险基金实现共济，共同对抗因疾病造成的风险，提高单个个体对抗风险能力，分散和减少风险带来的经济损失。医疗保障制度与医疗保险相似，是国家集中管理和控制疾病风险的形式。以福利经济学的视角看，一项政策或制度的优劣可以依照其可能产生的福利效果来评价。在我国，除了职工医保外，居民医保和新农合遵循自愿参加原则，但由于个人缴费水平较低且政府补贴力度大，参保率已接近100%，因而无法用传统经济学的生产者剩余和消费者剩余测度其福利效应。不同学者根据对医疗保障制度政策目标的理解，给出了不同的福利效应测度方法。

一种福利效应是基于参保者福利层面的研究，如封进（2007）对中异质性个体决策行为的理论研究，证实了医疗支出的刚性使得穷人的医疗支出倾向显著高于富人，并且在遭遇健康负向冲击后比富人有更大的概率负债，造成福利损失；解垩（2008）对新农合实施前后的福利效应进行比较，认为这项制度增加了医疗服务利用，但对净医疗费用没有影响；亚当·瓦格斯塔夫（2009）将倍差分析法（DID）与匹配方法相结合对中国制度的福利效果的研究，研究表明医疗保险虽增加了门诊和住院利用，但却未能减少门诊病人和住院病人的自付费用，甚至导致更高的个人自付费用；李明桥（2011）对门诊补偿政策的福利效应研究，表明门诊补偿导致平时有病但不及时就诊的农户医疗费用仅仅增加0.5%，但却使那些不具有及时治疗习惯的农户改变了患病后的治疗决策，优化了医疗资源的配置，提高了参保群体的健康福利水平。

另一种则是从社会总福利的视角研究医疗保障的福利效应，将医疗服务机构、参保人都放入医疗保险福利研究的范畴，威格和安拉弗（2007）在其医疗保险的福利研究中同时考虑了不包涵医院利润的消费者福利和包涵医院利润的社会总福利，梁润和汪浩（2010）在上述研究的基础上考察了在完全信息的市场经济条件下，医疗保险对社会总福利的影响，并得出结论：虽然保险公司的进入可能会使消费者为医疗服务付出更高的代价，但是从减轻消费者风险的角度也能带来正向的福利，医疗保险也提高了医院的利润，总的来说提升了社会总福利。

综合以上研究可以发现，在市场经济条件下，如果将医疗保险作为一种普通的社会产品或服务，应当将医疗服务机构、参保人、医疗保险机构等利益相关者都纳入统一的分析框架。然而，我国的医疗保障制度是由政府主导的、具有非盈利性质的社会产品，市场经济中行为主体的分析框架在这里并不适用。我国医疗保障制度的政策目标在于减轻患者就医的财务负担，改善广大低收入群体医疗需求不足的状况，缓解"看病贵、看病难"问题，因此本书关注的主要是基于参保者视角下的福利效应。医疗保障作为一种医疗消费的财务分担机制，对参保者的医疗费用进行一定比率的共付，减小患者面临的实际支付价格，一方面促使消费者更多的消费医疗服务，改善医疗服务有效需求不足的状况，提高健康的有效产出，实现医疗资源的再分配；另一方面通过医疗保障补偿减轻个体在遭受医疗风险的财务负担，实现穷人与富人、健康人群与患病人群之间的互助共济和收入分配。

2. 医疗保障制度的医疗资源分配效应

阿马蒂亚森（2002）认为，国家再分配的目的不能仅局限于为低收入阶层适当的收入照顾，更重要的是为提高他们的能力创造适当的条件，以便使他们能够依靠自身的能力来摆脱困境。因而，医疗保障制度对于参保人医疗资源利用的分配是福利分配的重点。由于医保制度对健康的影响具有滞后性，因而作为有效健康产出的重要投入要素，医疗资源利用在不同人群之间的分配得到学者的广泛关注。

通常这方面的研究主要是对医保制度实施（或改革）前后、或参保群体与未参保群体医疗消费比较，研究中常采用 PSM（倾向得分匹配）方法对照参保组和未参保组的健康指标，或在健康的影响因素中加入是否有医疗保险这一虚拟变量。对中国医疗保险的研究成果可以分为三类：第一类研究认为医疗保险有助于提高健康福利，如亨德森（Henderson）等（1998）使用 CHNS 的 1989 年、1991 年、1993 年 3 年的数据进行的研究，发现未参保人群比参保人群患病时就诊的概率更大；第二类研究则认为医疗保险增加了医疗服务利用的不平等，如解垩（2009）以集中系数分解方法对收入相关的医疗服务利用不平等进行的研究；第三类研究则认为医疗保险增加了使用医疗服务的概率但也导致更高的个人自付费用，如瓦格斯塔夫和林德洛（2008）对中国制度的研究，认为保险会鼓励参保者使用更高水平、更贵的医疗服务，因而会增加参保者的经济负担。

在我国三项基本医疗制度覆盖了全国近 95% 的城乡居民的基础上，研究的重点不应再集中于有无医疗保险对消费者医疗资源利用的影响，而是不同保险制度对参保人群医疗资源利用的影响差异研究。对于医疗资源分配原则，多数学者都认为公平比效率更为优先。萨缪尔森（Samuelson，1964）把医疗卫生服务归类为社会性商品但又不完全等同于公共商品，他认为不管消费者的收入是多少，每个消费者都有权利得到，但在在某种质量参数和收入约束下，消费者可消费不同数量、类型、价位的医疗保健服务。1996 年世界卫生组织在《健康与卫生服务公平性》倡议书中强调："公平意味着生存机会的分配应以需要为导向，而不是取决于社会特权。"医疗保障制度的分配公平也应以保障每个社会成员在需要的时候均有相等的机会获得医疗服务以达到基本生存标准为主要分配导向。

3. 医疗保障制度的收入分配效应

医疗保障对收入的影响主要通过三方面产生作用：第一，对疾病引起的财务后果提供保障，减少疾病风险支出，减轻患病者的直接经济负担；第二，提高低收入者对卫生服务的支付能力，提高以健康人力资本为基础的收入获取能力；第三，减少通过疾病风险和疾病负担的减轻，将原本用于应对健康风险的经济资源用于教育、培训等其他人力资本投资和生产投资，影响参保者的以收入获取能力表征的长期收入水平。这其中，第二点作用被得到广泛证实（Liu & Dow et al.，2008；Lindelow & Wagstaff，2005 等）：由于健康与收入的双向因果关系，医疗保障制度通过提高医疗可及性来改善参保者的健康状况，实现健康与收入的良性循环，齐良书（2011）拓展了这一理论框架，认为医疗保险能够通过健康状况、劳动效率、劳动供给、生活消费、人力资本投资、生产投资等多种渠道作用于农民的收入，在研究对的收入效应进行的单独的估算，并证明了参加能使农户的人均收入提高约 4%。

以上研究是基于单个保险制度收入效应结论，从收入分配角度对于整个保障体系的研究则有不同的结论。中国社会保障体系的收入分配效应研究主要有三种观点：第一种认为社会保障对于收入差距起收敛作用，通过基金的筹集和给付的机制，在一定程度上调剂和均衡了个体之间、企业之间、地区之间的收入差距，实现了社会成员间的互助共济，缩小了贫富差距（袁琳琳，2006）；第二种则发现中国社会保障在缩小城乡收入差距方面并没有发挥应有的作用，反而使本来已经很大的城乡收入差距进一步扩人（张翼，2010）；第三种观点则认为社会保障对城乡收入差距的作用取决于地区资源禀赋，强势地区的社会保障待遇会增加当地城乡居民的隐性收入，但弱势地区的社会保障待遇则降低了居民抑制因灾致贫的能力，降低了劳动生产率，阻碍了经济社会发展政策的实施和劳动力素质的提高，从而最终导致了居民收入差距的扩大（陈杰，2010）。在此基础上，孙文基、李建强（2011）提出，不能将城乡收入分配不平等问题的解决简单地寄托于财政性社会保障支出，城乡收入分配不平等不仅是收入分配的差距，更是权力与尊严的差距，不是通过财政建立社会保障系统就可以轻易解决的，而且政府对分配过程的过分介入有时会带来负面影响。

作为社会保障制度的一个重要组成部分，调节收入再分配是医疗保障的重要目标（巴尔，2003），一个广覆盖的医疗保险体系，可以在健康状况和收入状况不同的人群间分担疾病风险和医疗负担。医疗保障主要从覆盖面、筹资方式、补偿方式发挥其收入分配作用（Cathy Schoenetal.，2004），多数研究从受益归属（benefit incidence analysis，BIA）的角度来分析医疗保障的收入分配作用，即不同阶层、不同群体在政府的保费补贴中获益的多寡。研究结果分为两类：一类认为公共医疗保险能够在宏观层面上降低收入分配不均的程度，如亨利埃塔和罗切特（Henriet & Rochet，2006）对瑞典、美国、西班牙、瑞士的实证研究，朱玲（2004）对中国公共卫生支出归宿的研究，胡金伟（2007），谭晓婷、钟甫宁（2010），齐良书（2011）对中国新型农农村合作医疗收入分配效应的研究等，都证明了医疗保险的基金补偿更多地使穷人受益，缩小了收入差距，带来了正向的福利分配作用；另一类则以施蒂格勒（Stigler，1970）的"领导人法则"理论为基础，认为中高收入群体由于有能力表达自己的意愿和组织游说群体，而成为公共支出计划的主要受益人，而低收入者从中受益甚微，高梦涛等（2005）对中国云南省、田庆丰等（2006）对中国河南医疗补偿的研究等，他们认为医疗保障制度在筹资阶段政府对每个人的参保补贴都要通过补偿阶段来发挥效用，穷人在医疗消费方面小于富人，因而往往是富人获得了大多数政府对医疗保障的公共支出；医疗保障制度扩大了收入差距。

中国的医疗保障制度中虽然存在富者待遇高（职工医保）而穷人待遇低的现象，但由于政府仅对收入较低的城镇居民和农村居民进行保费补贴和转移支付，因而并不会出现"领导人法则"所带来的富者占有更多公共支出资源的现象，但在同一个制度内部，人头费的筹资形式可能会带来累退分配，使富人受益更多（王晶，2005）。而将城乡居民都纳入同一个基金的统筹城乡医保制度，其受益归属一直是当前讨论的重点。统筹城乡医保制度能否保障城乡居民的均等受益，目前还未相关的数据调查与实证研究。

三、对我们的启示

对于建立城乡统筹的基本医疗保险制度的必要性和面临的障碍方面，目前学术界已经基本形成共识。但是，对于如何建立城乡统筹的基本医疗保障体系，学者们还存在不同的意见，各地的探索也处在自发的阶段，尚未形成系统的经验。当然就城乡医保统筹的方式和步骤来看，有些学者的观点较为鲜明，其中不乏创新，比如三步走战略和建立多层次待遇标准的医疗保障制度等，都为实践提供了很好的思路。但是目前大多数研究在城乡统筹的基本医疗保障体系的具体问题上还缺乏细致深入的分析，比如统筹后的医保基金如何管理和共济，如何实现流动人口的异地结报问题等。应当说，这些方面的研究本身很有理论价值和实践意义，也给我们的研究提供了丰富的研究方法。但是，统筹城乡的医疗保险体系建设，既是一项长期的战略谋划又是一项具体的系统工程，内容丰富，牵涉面广。由于试点范围窄、时间短、利益集团复杂等特点，确有进一步研究的必要。

（一）国内外城乡医疗保障统筹模式的系统性归纳与分类

日前国内对城乡医疗保障统筹模式的认识基本上还停留在泛泛的经验介绍和概括性的路径规划阶段，下一步的研究应从其政策目标和内在作用机理

入手，确定一个客观的指标作为分类标准，对目前国内外的统筹模式做一个
系统性的归纳和分类，以便深入的比较和研究。

（二）城乡医疗保障各统筹模式的效应与比较

医疗保障制度的初衷在于减少或消除因社会经济因素导致的医疗服务利
用的差异，然而某些实证研究的结果却是医疗保险会加大城市和农村内部医
疗服务不平等（解垩，2009）。那么，城乡统筹的医保制度是否能如我们预期
的缩小这种差距呢？目前城乡医保统筹的实施效果多数是褒扬性的判断，未
能对统筹城乡医保制度的实际效用进行理性评价和客观的实证评估。因此需
要对其政策效应进行一个基于实证研究的客观评估，发现制度存在的问题，
并针对性地提出改进对策和发展方向，而避免消极得等待一个检验政策的周
期，承担政策错误所产生的后果。

（三）分地区的最优统筹模式的选择

目前的统筹城乡医保制度涉及筹资机制与补偿机制的重构，需要重新权
衡微观需求和宏观供给能力。那么，对于不同的经济发展水平地区，可行的
最优统筹模式是什么？选择的标准又是什么？这些问题的梳理与系统性研究
对于统筹城乡医疗保障制度来说将十分必要。

由于我国的医疗保障制度由政府主导，具有非盈利性质，市场经济行为
主体的社会总福利分析框架在这里并不适用。因此，我们主要关注的是参保
者的福利。以往对于参保者福利的研究，通常从医疗保障制度对医疗服务利
用、医疗负担、患者就医行为等方面来分析，采用 PSM（倾向得分匹配法）
或在模型中加入虚拟变量的方法对参保组和未参保组的以上指标进行分析。
出于对医保制度政策目标的理解不同，所确立的福利效应测度指标也不同。
经济学中，收入或财富的边际效用递减是消费者购买医疗保险的理由，参保
者参加医疗保障制度时付出了成本，但只在受到疾病风险冲击时才能获得补

偿，对单个个体来说未必能获得正向的福利效果，因而仅考虑医疗保障制度对患病者的效用可能不够准确。医疗保障作为一种医疗消费的财务分担机制，对参保者的医疗费用进行一定比率的共付，减小患者面临的实际支付价格，一方面促使消费者更多的消费医疗服务，改善医疗服务有效需求不足的状况，提高健康的有效产出，实现医疗资源的再分配；另一方面通过医疗保障补偿减轻个体在遭受疾病风险时的财务负担，实现穷人与富人、健康人群与患病人群之间的互助共济和收入分配。因而，从分配角度去论证更为贴切。

通常，不同禀赋的人群在接受同等的福利项目时可能生产出不同的福利后果（Amartyasen，2002），穷人和富人医患关系的不同往往会造成穷人实际卫生服务利用率低于富人，即所谓的哈特反比定律：获得良好医疗护理的可能性与其所服务的人群对医疗护理的需要程度呈反向变化趋势（Setin，2002）。在这种情况下，统筹城乡医保制度把城乡居民纳入同一个保障体系并对于所有人进行同等比例的"补贴"，可能会带来累退的分配效果。而从另一个角度，由于营养、劳动性质、生存环境等差异，相较城市居民来说，农村居民更容易受到疾病风险的冲击，那么统筹后农村居民可能会更多地从制度中受益，从而带来累进的分配效果。统筹城乡医保的福利分配效果是以上两方面共同作用的结果，究竟会是累退还是累进的分配结果，决定了城乡医保统筹的必要性。目前虽已有许多关于、职工医保等单个制度分配效应的研究，以上研究中都只涉及农村居民或城镇居民一个群体，即研究中研究对象的决策环境是基本相同的。统筹城乡医疗保障制度在同一个制度内部涉及城镇居民、农村居民两类群体，他们无论从收入水平到医疗可及性都有所差异，因而研究结论也会与以往的研究有所差异。目前还未有对统筹城乡医疗保障制度分配结果的调查与实证研究，这将是本研究的主要目的和可能的贡献。

第三章　国外城乡医保制度统筹模式的评价与借鉴

由于历史、经济、政治和文化等因素的差异，世界各国的医疗保障制度的发展和演变过程各异，其实施情况和政策效果也有所不同。从医疗保险统筹的角度讲，当前国际上的全民医疗保险制度总体可以分为两种类型：一种是全统筹模式，在一个国家或地区内，实行单一的医疗保险制度，全体国民被纳入到同一制度体系中，该模式以德国为代表。另一种是大部分国家采取的多元统筹模式，以职业或者地域、或者两者兼有对不同险种的适应参保人群进行划分和分别管理，该模式以日本为代表。此外，世界上还有一些国家曾经经历过从第二种模式到第一种模式的转变过程，如韩国，这对当前我国医疗保险城乡统筹的过渡具有相当好的借鉴意义。

一、德国：法定医疗保险全统筹模式

早在 1883 年，德国就颁布了世界上第一部《疾病保险法》，并建立了法定医疗保险（Statutory Health Insurance，SHI）制度，至今已有近 130 年的历史了。该制度与法定护理保险、特定人群福利性保障和私人医疗保险等共同构成了德国健康保障体系。作为该体系的主体，德国法定医疗保险制度涵盖了包括失业者、就业者、退休者、农民和投保者家属等社会所有成员，参保率超过了 90%。[1] 其特点在于充分贯彻各个层面的普遍性原则[2]，所有国民都

---

① Wörz，M.，Busse，R.，2005. "Analysing the impact of health-care system change in the EU member states-Germany"，Health Economics，14：S133—S149.

② Moran，Micheal，1999. "Governing the Health Care State：A Comparative Study of the United States，United Kingdom and Germany"，Manchester，Manchester University Press.

有权利参加法定医疗保险，且参保人享有相同的医疗服务待遇，而保险费数额则由参保人的收入决定，而不考虑其年龄、性别及健康状况等因素①，高收入者多缴、低收入者少缴。该保险还限定了相应的最低标准和最高标准②，对于收入低于一定水平的雇员，其医疗保险费，由雇主全部缴纳；而对于退休人员及失业人员的医疗保险费，则由国家养老基金和失业保险金承担；一般就业人员，则按其月收入的一定比例在雇主和雇员之间等量分摊③。该制度实现了医疗保险基金的社会统筹和互助共济，并通过社会筹资、国家财政支付和个人自付三种筹资形式，共同支撑其运转。④

（一）历史沿革

德国全民医疗保险的建立与发展大致经历了三个阶段。⑤

1. 初建阶段

德国的前社会医疗保险经办机构——法定疾病基金，起源于欧洲中世纪基尔特组织所设置的救助基金，这是一种非正式的、自愿参与的小型协会组织。19世纪，新兴的产业工人阶级在沿袭基尔特组织基本原则的基础上，建立起了自愿、自助、自我管理型的缴费型基金，用以应对疾病和死亡可能带来的贫困风险。同时，企业和社区也纷纷建立了各种地方性基金，用以帮助贫困阶层。1849年，德意志最大的邦国普鲁士，正式实施了面向矿业工人的

---

① 丁丽恒. 从国际经验看我国社会医疗保障制度改革 [J]. 中国科技信息，2008，（14）：230－232.

② 洪珍，庄雅稚. 德国社会医疗保险制度介评 [J]. 国外医学：社会医学分册，2003，（4）：159－161.

③ 张再生，陈军. 医疗保险制度改革的国际比较 [J]. 天津大学学报（社会科学版），2007，（01）：40－44.

④ 郭小沙. 德国医疗卫生体制改革及欧美医疗保障体制比较——对中国建立全面医疗保障体制的借鉴意义 [J]. 德国研究，2007，（03）：31－36.

⑤ 王琬. 德国社会医疗保险组织体制：发展、变革与绩效 [J]. 社会保障研究，2011，（02）：134－157.

强制性医疗保险，并授予地方政府监管权利。19 世纪中后期，经济危机扰乱
了工业化进程。为了维护既有的社会秩序，并阻止以工会组织为主要力量的
社会主义运动，德国议会于 1876 年通过了全国性的医疗保险最低缴费标准和
受益标准。1881 年的《皇帝宪章》，正式确立了穷人享有社会福利的基本权
利。同年，稗斯麦首次提出了建立国家医疗服务体制的议案，在一系列利益
妥协的基础上，1883 年，《疾病保险法》最终得以通过，并标志了社会保险的
诞生。该法案规定，疾病保险的对象是从事工业生产的工人；疾病保险费由
工人和雇主分别承担其中的 2/3 和 1/3；工人患病时，医疗和药品均实行免
费；医疗保险组织以原有的地方基金和职业基金为基础，性质为非营利机构，
由按出资比例选举的工人代表和雇主代表所共同组成的委员会，进行自治管
理；议会和政府仅限于制定监管框架和法律标准，以及对医疗保险组织的监
管。由此，建立在团结互助基础上的、地区性和职业性的疾病基金，逐渐成
为社会医疗保险的主要组织载体，并形成了自治管理的治理模式。

2. 发展阶段

随着《疾病保险法》《工业伤害保险法》《老年人与残疾人保障法》和
《孤儿寡妇保险法》等法令的相继颁布和实施，以及在此基础上整合、并于
1914 年 1 月 1 日正式生效的《帝国保险条例》（RVO）的推行，德国逐步建
立了世界上最为完备的工人社会保障计划。[1] 地方疾病保险基金的确定始自
1919 年对 RVO 的修订，农业工人疾病保险基金也在同年诞生。RVO 规范了
社会医疗保险机构的管理程序，如规定，各种保险机构的主席应由雇主与雇
员共同选举产生；各医疗保险机构实行统一化；较低层次的社会保险管理部
门设定为保险办公室，较高层次的社会保险管理部门设定为社会保险局，以
取代之前的各种社会保险仲裁机构。法西斯政府一度取消了德国社会保险自

---

① 胡宏伟，邓大松. 德国医疗保障对我国医疗保障改革的启示 [J]. 长春市委党校学报，2008，
（01）：70—74.

治管理体制，但该体制在战后得到了迅速恢复和重建。

第二次世界大战后至联邦德国和民主德国统一，德国的医疗保险制度经历了东西分立和并轨发展等过程。联邦德国基本维持了传统的社会医疗保险组织体制，疾病基金及其联邦和地区协会，在 1955 年被正式定性为公共法人实体。1975 年，《社会法典》（SGB）颁布，将各种社会法规汇总，并成为各项社会保险制度的法律基础。① 该法典对社会医疗保险的基本原则、筹资、服务供给、组织结构及监督管理等各方面进行了详述，清晰界定了疾病基金及其协会的组织结构、协会谈判机制和委员会组成等事项，强调了强制性医疗保险的自治管理。② 而民主德国则仿效苏联建立了由政府直接控制的集中型国家卫生服务体制。1990 年 10 月，德国统一后，原民主德国地区的国家医疗卫生体制被废除③，原联邦德国的社会保险制度得到扩展、调整和进一步改善，并最终形成了较为稳定和统一的社会医疗保险组织模式④。

3. 改革新阶段

由于医疗领域高新科技的发展和医疗设备迅速更新，人口负增长带来的职工就业率下降⑤，以及因过分追求互助共济而忽略了降低医疗费用的意识培养⑥等，德国医疗保险基金的收支不平衡状况变得越来越严重⑦，迫使政府开始探索医疗保险的改革路径。从 20 世纪 90 年代开始，一系列针对法定医疗

①　德国的社会保险制度 [EB/OL]. http://ccn. mofcom. gov. cn/spbg/show. php? id＝3195, 2004-02-19/2012-06-23.

②　Kirkman-Liff, B. L., 1991. "Health insurance values and implementation in the Netherlands and the Federal Republic of Germany-an alternative path to universal coverage", JAMA, 265（19）：2496－2502.

③　Freudenstein, U., Borgwardt, G., 1992. "Primary medical care in former East Germany: the frosty winds of change", BMJ, 304：827－829.

④　Nolte, E., McKee, M., 2004. "Changing health inequalities in east and west Germany since unification", Social Science & Medicine, 58：119－136.

⑤　张再生，陈军. 医疗保险制度改革的国际比较 [J]. 天津大学学报（社会科学版），2007, （01）：40－44.

⑥　郭永松. 国内外医疗保障制度的比较研究 [J]. 医学与哲学，2007, （08）：2－5.

⑦　高连克. 德国医疗保障制度变迁及其启示 [J]. 社会科学辑刊，2005, （06）：223－225.

保险的不同层面的改革立法和监管干预措施陆续颁布。[①] 如1993年1月1日实施的《卫生结构法》，对原有的法定医疗保险体系进行了重组：一方面引入疾病基金的相互竞争机制，另一方面建立疾病基金的风险结构补偿方案，加强了医疗成本约束。[②] 此后相继出台的《医疗保险费率免除条例》《第一次和第二次法定医疗保险重构法》《增进法定医疗保险之团结互助法》《法定医疗保险现代化法》等多部卫生系统改革法案，均加强了对医疗成本的管理。其中，2004开始实施的《法定医疗保险现代化法》，将一些原本免费的医疗服务变为部分收费项目，取消了部分项目的医疗保险支付；成立了联邦药品质量与经济性检验中心，从疗效和价格等角度对药品进行检验，继而向医生提供有效药物清单；同时，医疗保险体制还引入市场竞争机制，以提高医疗服务的效率和质量。[③] 但直到2007年《法定医疗保险强化竞争法》的颁布，德国才从医疗保险组织结构上进行了改革尝试。一方面，该法要求建立全国性的健康基金（Health Fund）进行医疗保险融资，并由政府、而不是疾病基金厘定统一的缴费率；另一方面，该法还要求引入医疗保险机构之间的面向疾病的风险结构补偿机制，允许医疗保险费用支出较大的一些疾病基金收取额外的保费（但通常不能超过收入总额的1%），以防止疾病基金可能出现的逆向选择，并在一定程度上保证基金间竞争的公平性。基于个体患病率的医疗费用支出预测因子也被逐渐引入到医疗保险体系中来，以进一步增强风险平准的科学性。[④] 2009年，《法定医疗保险强化竞争法》开始正式实施，其目的显而易见，而其成效则还有待所有时间的检验。总体来看，德国医改的总体目

① Altenstetter, C., Busse, R., 2005. "Health care reform in Germany: patchwork change within established governance structures", Journal of Health Politics, Policy and Law, 30 (1—2): 121—142.

② Henke, K-D, Murray, M. A., Ade, C., 1994. "Global budgeting in Germany: lessons for the United States", Health Affairs, Fall, 7—21.

③ 特木尔巴根. 透视国外医保改革 [J]. 中国人力资源社会保障, 2010, (05): 54—55.

④ 朱明君, 潘玮. 德国法定医疗保险的现状 [J]. 中国医疗保险, 2012, (02): 66—69.

标包括平衡收支、稳定费率、改善福利结构、保证医疗公平、加强医药竞争、避免滥用福利，以及强化控制等。[1]

（二）统筹模式

通过德国法定医疗保险的发展历史可以看出，德国的法定医疗保险并不是一开始便推行了全民医保，而是在民间组织力量的驱使下，首先保障了工人群众的健康权益，然后逐渐推广，随着社会经济的发展和公民权利的崛起，才最终覆盖了全体国民。但是，德国的法定医疗保险并不是由政府一手操办的，政府只是起到了监督和规范的作用，允许参保人在符合相关规定的条件下，自由选择疾病基金。[2] 随着医疗保险收支失衡状况的加剧，政府才开始加大了相关干涉力度，但仍然保留了有利于市场竞争和维护消费者权利的内容；即使当前对法定医疗保险的管理，仍然是由依法独立设立的民办医疗保险机构来实施的。[3]

根据《法定医疗保险强化竞争法》，从 2009 年起，德国所有群体均须通过缴费或者其他规定的方式参加医疗保险。国家健康基金建立区域性的保费收缴点统一收取社会保险费，按照一定比例划分到养老、医疗、护理和失业等各个基金中去；并建立流动储备基金，必要时发放部分政府贷款，以避免其收入的波动性。通过转移支付的方式，国家健康基金对保费进行配置，并采取附加或返还保费等激励性措施，提高疾病基金会的组织绩效。原疾病基金会则逐渐失去了收缴和管理保费的财政权力，只能从国家健康基金中为每个被保险人领取统一数额的保费。依照该法成立的各法定医疗保险机构，实

---

① 杨红燕. 世界各国主要医疗保障模式比较分析［J］. 医学与哲学，2002，（05）：1—5.

② Gress, S., Groenewegen, P., Kerssens, J., Braun, B., Wasem, J., 2002. "Free choice of sickness funds in regulated competition: evidence from Germany and the Netherlands", Health Policy, 60 (3): 235 254.

③ Newman, J., Kuhlmann, E., 2007. "Consumers enter the political stage? The modernisation of health care in Britain and Germany", Journal of European Social Policy, 17 (2): 99—111.

行垂直管理，并具有统一的管理政策。它们在联邦层面设有总部，在州层面设有分支机构，在州以下的城市层面则设有办事处；并且，各法定医疗保险机构联合成立了法定医疗保险协会，以便于管理和反馈。[①] 德国法定医疗保险的筹资结构图如图2—3—1所示。

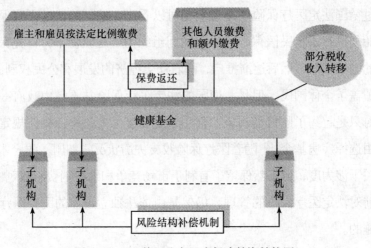

图 2—3—1　德国法定医疗保险筹资结构图

从宏观调控的角度来讲，德国法定医疗保险的一系列改革，使得德国法定医疗保险组织体系发生了新的权利配置，政府在医疗保险组织体系中的地位得到了逐渐强化。如通过立法，明确了相关主体的权利和义务；通过对管理程序的监控，巩固了政府的参与行为；通过对财务和服务等的激励机制，加强了政府对法定医疗保险基金的管理等。[②] 但是，政府参与其中的目的也无非是为了控制医疗费用和提高医疗服务效率，就目前的情势来看，参保者的经济负担并未得到明显的减轻。2007年，德国医疗费用支出占国内生产总值

---

① 中国医疗保险研究会. 德国、瑞典医疗保险制度及 DRGs 的应用 [J]. 中国医疗保险，2010，(02)：61−63.

② 王琬. 德国社会医疗保险组织体制：发展、变革与绩效 [J]. 社会保障研究，2011，(02)：134−157.

GDP 的比重为 10.5%，在经济合作与发展组织（Organization for Economic Cooperation and Development，OECD）成员国的排名中位列倒数第四位，同年 OECD 国家的总体平均值为 8.6%，德国超出了 1.9 个百分点。而 2009 年，德国医疗费用支出占国内生产总值 GDP 的比重为 11.6%，在 OECD 成员国的排名中仍然位列第四位，而 OECD 国家当年的总体平均值为 9.7%[①]，德国仍然超出了 1.9 个百分点。可见，在此次改革之后的期望效果尚未显现，还有待进一步的考察。

除德国外，我国台湾地区也实行了医疗保险全统筹模式，并基于地域和人口的优势，进一步构建了更为严格意义上的全统筹体系：由单一的主管机关和承保机构进行管理，并实行统一的保险费率和保险给付。[②]

二、日本：多元医疗保险模式

随着战后的经济高速增长，日本的社会福利制度也日臻完善，并形成了独特的亚洲型福利模式。就医疗保险制度而言，日本是世界上继德国、英国和挪威之后，第四个实现全民医保的国家[③]，建立了覆盖全体国民、服务广泛、平等公平的全民医疗保险制度[④]，并因其医疗体制健全、医疗质量和服务

[①]　由于不是所有 OECD 成员国的数据都能得到，所以这里数字是对可得数据进行的计算结果。

[②]　如：陈峰. 台湾健保制度基本情况及启发 [J]. 中国医疗保险，2008，(02)：69—71.

李莲花. 后发地区的医疗保障：韩国与台湾地区的全民医保经验 [J]. 学习与实践，2008，(10)：144—151.

万谊娜. 台湾医疗保险变迁的制度均衡分析 [J]. 社会保障研究，2011，(02)：178—199.

赵湘平. 台湾全民健康保险制度借鉴 [J]. 中国医疗保险，2011，(07)：68—70.

Chiang，Tung-liang，1997. "Taiwan's 1995 health care reform"，Health Policy，39：225—239.

Kuo，Yu-Ying，2003. "The research on the policy information system：a case study of national health insurance policy inTaiwan"，Proceedings of the 36th Hawaii International Conference on System Sciences.

[③]　吴显华. 国内外农村医疗保障的政府规制比较分析 [J]. 医学与哲学，2008，29 (01)：55—56.

[④]　Ikegami，N.，1991. "Japanese health care：low cost through regulated fees"，Health Affairs，10 (03)：87—109.

水平较高，而被公认为世界上对国民医疗保障做得最好的国家之一①。2000年 WHO 公布的关于所有成员国家的 1997 年卫生系统总体成就的世界卫生组织指数显示，日本在包括卫生水平、卫生分布、反应水平、反应分布和资金捐助五个要素构成的评价体系中，其医疗保障体制的综合目标实现程度的得分最高，名列世界第一。②

日本的医疗保险总体上可以分为三大类。一类是以职工及其家属为参保对象的"职工健康保险"，保费以个人和所在单位缴纳为主，双方平均分摊，但保费额度因职业不同而有所差别。另一类是以农民、个体工商户（含个体医生、个体建筑业者等）、无业者和自由职业者等为参保对象的"国民健康保险"③，以个人缴纳医疗保险费为主，国家给予适当的补助。前者主要以职域进行细分和管理，后者则主要通过地域划分进行管理。此外，随着老龄化日益严重，在日本，超过 75 岁的老年人口④被单独分离出来建立了相应的"老年保健制度"，这部分高龄者的医疗保险费用可以直接从其年金（即养老保险金）中扣除。尽管其保费缴纳的数额较少，但报销比例达到 90%，与"国民健康保险"相比，得到了更多的政策倾斜。从原医疗保险制度中分离出来的该制度，也在一定程度上实现了收入转移，平衡了各项医保制度间的支付水平差异。

（一）历史沿革

日本的医疗保险制度始于 20 世纪 20 年代，在 30 年代末期逐步趋于完善，而实现全民皆医保的目标则是在 1961 年。之后经历了医疗数量扩大和医

---

① 张再生，陈军. 医疗保险制度改革的国际比较 [J]. 天津大学学报（社会科学版），2007，(01)：40—44.
② 世界卫生组织. 2000 年世界卫生报告 [M]. 北京：人民卫生出版社，2000：11.
③ Bennett, S., Creese, A., Monasch, R., 1998. "Health insurance schemes for people outside formal sector employment", WHO ARA Paper, No 16.
④ 一些特殊情况，如长期卧床不起等，这类老人在 65 岁时就可以被划归到该制度的范围内了。

疗费用激增时期①；当前，政府当局正在采取积极的费用控制措施以应对不断高涨的医疗费用。

1. 医疗保险制度体系的初步形成

日本于 1922 年制定了《健康保险法》，该法以在规定产业（多为国家支柱产业）范围内、10 人以上的企业里从事工作的劳动者（即被雇佣者）为健康保障对象，保险内容包括了生育、工伤和疾病等②，参保者无需分担任何医疗费用。该法于 1927 年在全国全面实施，当时就立刻覆盖了全国 10% 的人口③。1939 年，《船员健康保险法》和《职员健康保险法》相继颁布，使得职工医疗保险的对象由限定产业的雇佣工人扩大到海员和政府工作人员等其他职业类别。与此同时，基本医疗保障项目不断增加，保障种类不断细化，参保者的范围也扩展到雇佣者的家属。④ 1948 年，《国家公务员共济组合法》颁布，提供了国家公务员保险统筹制度的法律依据。1953 年，《私立学校教职员工共济组合法》颁布，确定了私立学校教职员统筹保险制度的法律基础。1962 年，地方公务员统筹保险制度根据出台的《地方公务员共济组合法》设立。自此，包括国家和地方公务员、私立学校教职人员和公共企业职工等在内的群体，被逐步纳入医疗保障的范围。

国民健康保险则始于上世纪 30 年代。1936 年，日本众议院作为议会提案，向政府提出了关于国民健康保险法案的建议书。1937 年 3 月，政府向议会明确提出了国民健康保险法案。以第二次世界大战期间的战时保障机制为基础，在陆军"健兵健民"政策的影响下⑤，1938 年 7 月 1 日，日本正式实施

---

① 刘晓莉，冯泽永，方明金，等. 日本医疗保险制度改革及对我国的启示 [J]. 医学与哲学，2008，29（11）：43－45.

②④ 赵永生. 国民皆保险——现代日本医疗保障制度综览 [J]. 中国医疗保险，2009，（02）：62－64.

③ 任静，程念，等. 日本医疗保险制度概况及对我国新农合制度的启示 [J]. 中国农村卫生事业管理，2012，32（03）：302－305.

⑤ 施晓琳. 论我国农村医疗保障制度的建立和完善 [J]. 理论探讨，2004，（03）：30－31.

以农民和个体经营者为主要保障对象的《国民健康保险法》（或称《国家保险法》），并于同年创设了厚生省，专门从事年金保险和医疗保险事务。该法建立之初以成员自愿参加、组织自主确定保险费率和保障范围等为原则，将市、町、村设立为基本国民健康保险组合单位，并于全国范围开展了 12 个试点进行运行模式的探索。① 作为以地区为单位的互济组织，国民健康保险组合实行参保者部分付费制度（门诊负担两到三成，住院负担五成左右），且国库还会承担医疗总费用的一成左右（后来提升至两成左右），一定程度地减轻了参保群众、尤其是农民的医疗费用负担。② 1942 年，《国民健康保险法》作出修改，规定各市町村可以实行国民健康保险的强制设立和强制加入。于是，全国城乡 95% 的地区纷纷成立了国民健康保险组合，进一步扩大了其覆盖范围。③ 第二次世界大战后，因战败和其后出现的通货膨胀，经济衰退导致了日本的国民收入水平急剧下降，医疗费用飞快上涨。因参保者的诊疗行为受到医院的限制甚至拒绝，国民健康保险的公信力显著下降。参保人数也相应地迅速减少，国民健康保险难以为继。在该背景下，《国民健康保险法》于 1948 年再次作出修改，明确了市町村国民健康保险的公办化原则，并规定国民健康保险组合的设立不受限制，但必须强制加入。1951 年，国民健康保险税得以创设，政府开始用国库资金补助市町村行政机构的部分行政开支。自 1953 年起，市町村行政机构又得以从日本中央政府取得贷款以维持经营。④

2. "国民皆保险"与"福利元年"

1955 年至 1973 年，日本经济经历了飞速增长，并从根本上夯实了其战后的经济基础。日本政府充分利用了这一历史机遇，大力发展社会事业，"国民皆保险"便在这一阶段得以实现。同时，日本医疗保障体系得到了综合化、深化和细化的发展，并开启了老年人医疗保障福利的序幕。

---

① 关丽敏. 日本农民健康保险对我国的启示 [D]. 大连理工大学，2005.
②③④ 赵永生. 统筹城乡的全民医保制度——日本国民健康保险的发展与现状 [J]. 中国医疗保险.

　　1955 年，日本国库开始正式补助国民健康保险制度，当年即补助了医疗总费用的两成、行政机构事务总费用的一成，并将该国库负担比率法定化。从此，这种采取国库补助方式以支持国民健康保险的做法便延续下来，而国库补助在国民健康保险筹资中的比重也日益增加。[①] 同年 10 月，日本厚生省还公布了著名的医疗福祉改革《七人委员会报告》，该《报告》指出，解决医疗保险财政赤字的关键在于扩大保障对象，而唯一有效的方法，便是建立以全民参与医疗保险为目标的医疗保障体制。该报告为全民医疗保险的最终发展方向作出了重要提示[②]。1956 年 8 月，厚生省的下属机构——医疗保障委员会提交了构建全民医疗保险的报告。同年 11 月，日本社会保险制度审议会提交了《关于医疗保障制度的劝告书》，再次强烈号召尽快实现全民医保，并提出了多条相应的制度整改措施。[③] 1957 年，日本厚生省制定了《全国普及国民健康保险四年计划》。通过获得医疗保障委员会的论证和支持，厚生省于1958 年 3 月向国会提出了全面修订后的新《国民健康保险法》草案，增加了强制实施、强制加入国民健康保险等内容，以保障全体国民的健康权益和社会安定。在全国市长会、村镇会、国保中央会等机构以及舆论界的热议和期待中，该法案几经周折，终于在 1958 年 12 月 19 日获得通过[④]，并于 1959 年正式颁布与实施。至此，医疗保障成为国家的责任，国民健康保险也随之成为国家的集体委任事务，全国范围的市、町、村均要承担全面施行国民健康保险的义务。[⑤] 原本不在医疗保险（不论是职工医疗保险、还是国民健康保险）保障范围内、凡年满 20 周岁的日本国民，在这次新法出台后被迅速地纳

---

　　①③　赵永生. 统筹城乡的全民医保制度——日本国民健康保险的发展与现状 [J]. 中国医疗保险.

　　② Steslicke, W. E., 1982. "Development of health insurance policy in Japan", Journal of Health Politics, Policy and Law, 7 (01): 197－226.

　　④　于坤，曹建文. 以社会医疗保险为主体医疗保障制度国家间的比较和分析 [J] 中国卫生资源, 2006, (06): 280－281.

　　⑤　关丽敏. 日本农民健康保险对我国的启示 [D]. 大连理工大学, 2005.

入到国民健康保险的体系当中。该制度以家庭为保障单位，参保者的保险负担率为100%，作为被抚养者的参保者的保险负担率则减半，为50%；其覆盖人群广泛，直至目前，仍然为日本医疗保障体系中覆盖人群最多的第一大医疗保险制度。[①] 1961年4月，日本经过短短40年左右的时间，实现了医疗保险全覆盖的目标，并成为世界上较早实现全民医保的国家之一。

医疗费用的自付比例也随着"国民皆保险"时代的到来而经历了一个逐渐减少的时期。最初，国民健康保险的被保险者个人需负担的医疗费用被限定在总费用的50%以内。从1961年起，如果家庭的户主患结核或精神病，那么，自己只需负担30%的医疗总费用。[②] 而自1963年起，被保险者个人均只需承担医疗总费用的30%；自1968年起，作为被抚养者的参保者也开始享受该制度待遇。而对于经济条件较为困难的国民，医疗救济制度也及时给予了相应的救助。1973年，部分高额医疗费用被免除了个人负担；该规定于1975年10月正式法律化。此外，住院、生育等特殊情况下的特别补助制度也相继创立。[③]

作为在亚洲中较早进入老龄化社会的国家，再加上传统文化的影响，日本很早就对老年人福利事业的发展进行了关注与投入。1963年，日本政府制定了《老年人福祉法》，从各个层面为老年人的利益提供了维护和保障。[④] 1972年，基于提升老年人医疗卫生福利的考虑，日本政府修订了《老年人福祉法》，并于1973年1月，开始正式推行70岁以上被保险老人的免费医疗制度，相关费用全部由国家财政负担。这便是日本老年人医疗制度的起点，同

① Ogawa, S., Hasegawa, T., Carrin, G., Kawabatas, K., 2003. "Scaling up community health insurance: Japan's experience with the 19th century Jyorei scheme", Health Policy and Planning, 18 (03): 270-278.
② 于宝荣，陈柏廷. 日本医疗保险制度及介护保险制度介绍 [J]. 中国卫生经济，2005，24 (6)：75-77.
③ 赵永生. 统筹城乡的全民医保制度——日本国民健康保险的发展与现状 [J]. 中国医疗保险. 2007.
④ 陈思彤. 日本老年大学探析——以MHRB老年大学为例 [D]. 东北师范大学，2009.

时，这一年也被称为日本社会福祉史的"福利元年"。[1] 自此，日本的三大类医疗保障制度均已形成，并且，职工医疗保险和国民健康保险发展得较为成熟，在一定程度上对老年人健康保险的发展起到了借鉴作用，并提供了一定的资金支持。

3. 应对老龄危机与改革新阶段

急剧加速的人口老龄化以及老年人医疗费用在国民总医疗费用支出中的较高比重等问题，使日本政府很快便意识到了财政危机；再加上免费的医疗服务不可避免地导致医疗资源的浪费[2]，政府当局遂于 1982 年 8 月制定了《老年人保健法》，将老年人医疗费用的全免待遇改为自己负担一部分定额费用。该法于 1983 年 2 月开始正式实施，并发展成为日本新的老年人保健制度的法律基础。同时，日本政府于 1982 年制定了针对老年人的《健康和医疗服务法》，要求有关部门向老年人提供广泛的医疗和卫生服务，敦促各地（市町村）管理的、各种为老年人服务的医疗保险方案，其医疗费用支出须保持平衡，并规定 70 岁以上老年人的医疗费用须由医疗保险的有关组织共同负担。1984 年修改的《健康保险法》规定，60～70 岁的老人是职工医疗保险的适用对象，当其退休就医时，职工医疗保险应当对其医疗费用提供相应援助。1986 年和 1991 年，日本政府两次对《老年人保健法》进行了修改，确定了全体国民共同负担老年人医疗费用的制度。[3]

针对老龄化进程中卧床不起和痴呆老年人的数量越来越多、越来越迫切需要照顾的社会现实，为改善这部分人群的生活自理能力、解脱其对年轻子女的严重依赖等问题，日本政府于 1997 年 12 月制定了《介护保险法》，决定

---

① 于宝荣，陈柏廷. 日本医疗保险制度及介护保险制度介绍 [J]. 中国卫生经济，2005，24 (6)：75－77.

② 刘晓莉，冯泽永，方明金，等. 日本医疗保险制度改革及对我国的启示 [I]. 医学与哲学，2008，29 (11)：43－45.

③ 熊菲. 日本医疗保险制度对我国的启示 [D]. 武汉科技大学，2009.

建立护理保险制度，该法于 2000 年 4 月 1 日起正式实施。从此，年满 40 岁以上的日本国民都要加入护理保险、缴纳一定数额的保险费。一旦日后因法律明确指出的生理或心理疾病需要护理时，便可自由选择相应的服务及服务提供者。[1] 护理保险所提供的服务类型包括居家服务——即针对长期居家的被保险人的护理、洗浴、居家疗养指导、同托管理、康复等服务业务，以及设施服务——主要针对入住到家庭以外的福利场所的被保险人，如养护老人之家、疗养型病床、老人保健设施等。[2] 实际上，该护理保险制度是将《老年人福祉法》和《老年人保健法》中有关高龄者护理的规定进行了重新整合，并明确了给付额度与负担比例，通过契约的方式为患者提供服务，从而使得患者可以自由选择相应的护理服务。[3]

2002 年，修订后的《健康保险法》规定，从 2003 年 4 月开始，高龄患者需要负担 10% 的医疗费用（收入超过一定水平的，则需要自付 20%），此前则是不需要负担的。[4] 2003 年 3 月，由厚生劳动省起草的《关于医疗保险制度体系及诊疗费用体系的基本方针》获得了日本内阁会议的通过，"后期高龄者医疗制度"得以创设，并替代原有的老年人保健制度。该制度将 75 岁以上的老人及 65 岁以上的残疾人或长期卧床的老人，从一般医疗保险中分离出来，实行医疗费用单独结算。患者的自付比例为 10%，剩余的 90% 以 5∶4∶1 的比例由国家和地方公费、其他医疗保险机构的支援金以及后期高龄者的医

---

① Campbell, J. C., Ikegami, N., 2000. "Long-term care insurance comes to Japan", Health Affairs, 19 (03)：26—39.

② Tamiya, N., Yamaoka, K., Yano, E., 2002. "Use of home health services covered by new public long-term care insurance in Japan：impact of the presence and kinship of family caregivers", International Journal for Quality in Health Care, 14 (04)：295—303.

③ 于宝荣，陈柏廷. 日本医疗保险制度及介护保险制度介绍 [J]. 中国卫生经济，2005，24 (6)：75—77.

④ Ikegami, N., Campbell, J. C., 2004. "Japan's health care system：containing costs and attempting reform", Health Affairs, 23, (03)：26—36.

疗保险基金分摊①；此外，针对 65 岁至 75 岁的前期高龄者的医疗费用，则实行医疗费用调节制度②；该制度于 2008 年 4 月起开始正式实施。

可见，尽管经济低迷使得老年人医疗福利也难逃部分自付的命运，但是总体来说，自 1983 年实施了老年人医疗制度后，日本政府充分考虑了人口老龄化带来的一系列问题。基于维护社会公平与安定的目的，日本针对老年人的医疗保险政策是在不断细化和完善的，其对老年人医疗福利的投入力度也是在不断增加的。

与此同时，日本的职工医疗保险和国民健康保险的医疗费用负担却经历了一个明显增加的过程。如职工医疗保险的个人负担。1984 年，职工医疗保险的个人负担比率从原来的 0 改为了 10%，并确定了退休人员医疗制度、特定疗养费制度等。1994 年，《健康保险法》被再次修订，陪护和看护疗养费制度被废止，住院餐费疗养费制度设立。③ 1997 年 9 月，职工医疗保险的个人负担比率提高至 20%，并对 6 岁以上的每位门诊患者增收 30～150 日元不等的诊治费④；2003 年 4 月，该比率又提高至 30%⑤。同时，根据相关规定，针对个人发生的高额医疗费，1 个月内在同一医疗机构负担的最高额度为 3 万日元，超出部分则全部偿还。⑥

为了缓和医疗保险的巨大财政压力，并实现医疗保险制度的持续、稳定与协调发展，日本政府做出了多项政策与方针调整。如 1988 年 6 月，日本政府通过了各级政府在对低收入者等困难群体减免保险费后的分担比例安排，

---

①③ 熊菲. 日本医疗保险制度对我国的启示 [D]. 武汉科技大学，2009.

② 任静，程念，等. 日本医疗保险制度概况及对我国新农合制度的启示 [J]. 中国农村卫生事业管理，2012，32（03）：302－305.

④ 兰礼吉. 试析中、美等国医疗保障制度改革及特点 [J]. 医学与哲学，2001，22（03）：41－43.

⑤ 刘晓莉，冯泽永，方明金，等. 日本医疗保险制度改革及对我国的启示 [J]. 医学与哲学，2008，29（11）：43－45.

⑥ 于宝荣，陈柏廷. 日本医疗保险制度及介护保险制度介绍 [J]. 中国卫生经济，2005，24（6）：75－77.

由都、道、府、县和市、町、村两级政府负责审核医疗费用过高的、被国家
指出的市町村的医疗费用开支状况，以及各级政府对过高的医疗费用的补偿
比例安排等规定。[①] 1990 年 6 月，日本再次对《国民健康保险法》进行了修
订，将之前仅作为临时措施的保险基础稳定事业确定为正式制度，以加强保
险机构之间的财政调整作用；同时，国家和都、道、府、县对高额医疗费用
统筹事业的扶助措施继续实施，该条规定在 3 年后才被修改。[②] 在本世纪初，
2001 年，针对医疗保险财政状况恶化、老年人医疗费用增长过快和人口负担
代际不均衡等问题，日本制定了"21 世纪医疗保险体制改革方案"，旨在从诊
断报酬体系、药价标准、设施配备、保险制度体系等方面进行全面改革。[③]
2002 年，日本政府又颁布了"医疗保险制度改革纲要"，提出了"面向 21 世
纪的日本健康战略"，突出了调整制度和重视预防性医疗保健的内容。2005
年，政府当局又提出了医疗保险制度改革的试行方案，制定了相应的短期和
中长期发展策略。其中，在医疗保险的个人负担方面，短期策略提高了住院
疗养高龄者的伙食和住院费用，并调整了公共医疗保险的高龄人口的个人负
担和给付范围。该方案规定，从 2006 年开始，70 岁以上在职人员的个人负担
比率，从原来的 20% 提高到 30%；从 2008 年开始，前期高龄者（65～74 岁）
的个人负担比率调整为 20%，后期高龄者（75 岁以上）的个人负担比率则调
整为 10%。中长期策略则主要针对重视疾病预防、推进在宅医疗与转院、加
强各医疗机构的分工与整合等方面做出了详细规划。[④] 2006 年，日本国会审
议通过了由厚生劳动省起草的《医疗保险制度和医疗费用体系的基本对策》，

---

① 兰礼吉. 试析中、美等国医疗保障制度改革及特点 [J]. 医学与哲学，2001，22（03）：41－
43.

② 关丽敏. 日本农民健康保险对我国的启示 [D]. 大连理工大学，2005.

③ 于宝荣，陈柏廷. 日本医疗保险制度及介护保险制度介绍 [J]. 中国卫生经济，2005，24
（6）：75－77.

④ 柳清瑞，宋丽敏. 基于制度稳定性的日本医疗保险制度改革分析 [J]. 日本研究，2006，
（04）：30－35.

该《对策》为日本医疗保险制度提出了稳定、持续、顺利的发展目标；要求适当修订医疗费用和保险费用，适时调整国库和自治体的负担比率；在实现国民医疗费用收支平衡的同时，确保全体国民享有优质的医疗服务。① 根据《医疗制度改革大纲》，日本在 2008 年又颁布了一系列改革措施，主要囊括了提高 70 岁至 74 岁高龄患者的负担比率（从原来的 10%提高到 20%）、扩大婴幼儿患者的范围（从原来的 3 岁以下扩大到义务教育前的所有婴幼儿）、调整健康保险基金的管理机构和限定疗养病床的使用条件等内容。②

（二）统筹模式

1. 管理机构设置

不同于德国的统一的医疗保险制度管理体系，日本因其医疗保险制度的板块化和细碎化，呈现出针对不同参保人群的各种医保制度相互独立、相互补充的格局。且政府在医疗保险制度的各个层面都发挥着无可替代的作用。③ 总体而言，在中央政府层面，日本的医疗保险主要由厚生劳动省下设的医疗保险局管理。在地方政府层面，主要由地区社会保险局、社会保险办事处和地区卫生与福利局进行管理。④ 在基层的市町村层面，一般都设有保健福祉课，下设民生系、保险系和卫生系等，是当地医疗卫生保健工作的直接负责部门。⑤ 如日本的国民健康保险的行政管理机构，在中央级是厚生劳动省，在地方级则是都、道、府、县；其执行机构，在中央级是社会保险业务中心，在地方级则是社会保险事务所；其保险基金的管理机构，是社会保险基金联

---

① 特木尔巴根. 透视国外医保改革［J］. 中国人力资源社会保障，2010，（05）：54—55.

② 赵永生. 国民皆保险——现代日本医疗保障制度综览［J］. 中国医疗保险，2009，（02）：62—64.

③ 熊菲. 日本医疗保险制度对我国的启示［D］. 武汉科技大学，2009.

④ 刘长庚，汪秀玲. 日本医疗保险制度及其对我国的启示［J］. 当代医学，2008，14（24）：2—4.

⑤ 夏北海. 日本的医疗保健体系和医疗保险制度简介［J］. 中国农村卫生事业管理，2004，24（6）：60—62.

合会。① 不同的医疗保险类型，所对应的保险者是不同的，如图 2—3—2 所示。② 政府的管理，在制定医疗系统的法律框架、配置卫生资源、平衡各地区间的医疗服务和控制医疗服务供给等方面，均占据着绝对的主导地位。③

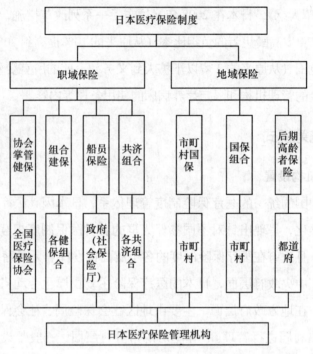

图 2—3—2　日本各类医疗保险制度的保险管理机构（2009 年）

为实现医疗资源的有效配置，提升医疗保险制度的效率，近年来，日本突出了各都、道、府、县保险机构和医疗机构的资源整合与协作的重要性。例如，市町村的国民健康保险要在地区内拓展业务，实现承保者之间的整合

①　吕学静. 现代各国社会保障制度 ［M］. 北京：中国劳动社会保障出版社，2006.

②　该图的参考文献：任静，程念，等. 日本医疗保险制度概况及对我国新农合制度的启示 ［J］. 中国农村卫生事业管理，2012，32（03）：302—305.

③　Imai，Y.，2002. "Health care reform in Japan"，OECD Economics Department Working Papers，No. 321，OECD Publishing. http://dx. doi. org/10. 1787/105381128500.

与协作；组合健康保险要在全国范围内进行医疗保险机构的改组与合并等。①

2. 审查制度

日本具有严格的医疗保险基金审查制度。在医疗保险进行补偿与结算时，医疗机构只需收取患者的自付医疗费用部分，其余则凭账单向相应的各医疗保险管理机构进行结算。所有的保险经办机构均需委托独立的保险审核机构进行初步审核。② 日本成立了两个专门机关，即社会保险诊疗报酬支付基金会（简称支付基金）和国民健康保险团体联合会（简称国保联）。前者主要负责对职工医疗保险的费用审查，后者则主要负责对国民健康保险的费用审查。审查机关以民主、中立和公正为原则，主要由保险机构代表、医生代表、患者代表和公益代表等四方成员组成。③ 审查一般进行两次，并设有监事会对该过程进行专门监察。根据相关法令，医疗机构（如医院、诊所和药局等）必须在患者诊疗后的第二个月的 10 日前将其医疗结算清单提交至审查机关。审查机关审查完毕后，必须在患者诊疗后的第二个月的 20 日前提交至保险机构。保险机构根据相关数据再次审理后，对于合理的费用申请，必须在患者诊疗后的第三个月的 25 日前拨付相关费用给审查机关；对于不合理的部分，发回审查机关并委托其重审或扣除相应费用。如果发现有不合理的高价医药费等违纪行为，审查机关将报告给各保险机构，该违纪的医疗机关将会被取消医保定点资格。④

以国民健康保险为例，综合了审查机关的医疗保险运营图如图 2—3—3 所示。⑤

---

① 柳清瑞，宋丽敏. 基于制度稳定性的日本医疗保险制度改革分析 [J]. 日本研究，2006，(04)：30—35.

② 任静，程念，等. 日本医疗保险制度概况及对我国新农合制度的启示 [J]. 中国农村卫生事业管理，2012，32（03）：302—305.

③ 佐口卓. 国民健康保险：形成と展開 [M]. 東京：光生馆，1995.

④ 刘晓莉，冯泽永，方明金，等. 日本医疗保险制度改革及对我国的启示 [J]. 医学与哲学，2008，29（11）：43—45.

⑤ 该图的参考文献：关丽敏. 日本农民健康保险对我国的启示 [D]. 大连理工大学，2005.

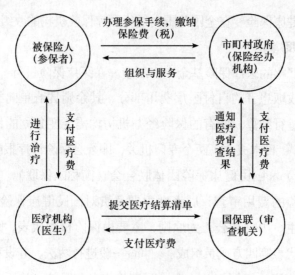

图 2—3—3　日本国民健康保险运营图

自 20 世纪 80 年代，日本曾经经历了一个医疗供给体制的良性循环时期①，医疗总费用占国民生产总值的比例基本维持、略有回升。然而，高水平的老年人口医疗费用开销始终阻碍了医疗保障整体制度的效果发挥，成为降低医疗服务成本、减轻医疗经济负担的硬伤。② 因此，控制医疗费用的日益增长将继续成为日本在新世纪中医疗改革的主题。对于如何平衡代际间的补偿、减轻国家的财政负担，以及应对因过分细分医保险种而造成的医疗待遇的职域与地域不公平现象③和顺应当前医疗保险的一体化发展趋势等，日本还有很长的路要走④。

但是，不得不承认，日本的医疗保健系统向全体国民提供了必要的、相对低成本的保健服务，并保证了人们获得的公平性。相对于许多发达国家因

---

① 王艳华. 日本老龄化社会和日本社会保障体系分析 [D]. 对外经济贸易大学，2005.

② 杨广亮. 不同国家医疗保障制度研究 [D]. 山东大学，2007.

③ Fukawa，T.，2002. "Public health insurance in Japan"，WBI Working Paper，No. 37201.

④ Ikegami，N.，Campbell，J. C.，1999. "Health care reform in Japan：the virtues of muddling through"，Health Affairs，18（03）：56—75.

不断上涨的医疗费用支出而使得全民医保体制捉襟见肘的情形，日本的精细化管理以及政策的灵活调整，使得基金风险能够保持在可控的范围内，从而保证了国民对医保基金和医疗保险制度的信任。

三、韩国：医疗保险从多元到统筹

韩国的包括医疗保险在内的社会保障政策的发展与完善紧密依赖于国民经济的发展壮大。身为亚洲的"四小龙"之一，韩国的经济起步于 20 世纪 60 年代，经过 70—80 年代的飞速发展，其经济实力得到了大幅度增强。在此基础上，韩国的社会福利事业也逐步走向正轨，以适应经济进一步发展和社会新形势的需要。相对于其他国家，韩国医疗保险的全民覆盖经历了较短的时间。并且，在实现了医疗保险国民全覆盖之后，还进行了多次包括管理体制在内的改革，形成了如今全国统一的医疗保险模式。

（一）历史沿革

在经济发展的过程中，韩国始终追求经济增长第一原则①，社会分配等位于其次，因此，包括医疗保险在内的社会保障事业发展较晚，且早期的进程也较为缓慢。韩国医疗保险制度的发展大致经历了三个阶段。

1. 医疗保险的确立和法制化

韩国的社会保障事业起步较晚。南北朝鲜战争结束后，韩国仍在投入大量的精力进行经济扩张，对社会公共事务给予了较少关注。大部分的医疗服务项目都由国际组织进行资金支持②，韩国政府对公共医疗卫生的服务职能只是在国际组织的援助下得到一定程度的发展。1963 年，在韩国经济起飞的早

---

① 郑佳，陈龙. 韩国、日本社会保障发展历程中的制度安排与变迁 [J]. 东南亚纵横，2006，（06）：66－71.

② Anderson，G. F.，1989. "Universal health care coverage in Korea"，Health Affairs，8（02）：24－34.

期，政府当局通过了《医疗保险法》。由于当时的经济状况较为困难，该法没有实施强制性的医疗保险，而是允许自愿型医疗保险的发展。[①] 因此，国家医疗保险事业的发展比较缓慢，直到 1969 年，韩国才出现了自愿参加的医疗保险协会。如釜山蓝十字计划（the Pusan Blue Cross Plan），即是一个自愿的医疗保险社团，允许私人直接购买医疗保险。[②] 从 20 世纪 70 年代后期开始，强制性的医疗保险才得以实施。在这一系列政府计划中，购买商业医疗保险仅作为辅助手段，从来都没有成为扩大医疗保险覆盖人群的主要途径。由 1976 年政府启动的医疗保险计划，确定了在 1989 年实现医疗保险全覆盖的目标，并制定了强制参与、以个人收入为保费标准和获益水平相对独立这三项基本原则。可以说，韩国的医疗保险制度的最初发展目标就锁定在了全民医保，尽管当时韩国的人均收入还不到 800 美元，且仅有不到 10% 的人口参加了自愿型的公共或商业医疗保险。[③]

2. 医疗保险的全民覆盖

20 世纪 70 年代，"汉江奇迹"成为了举世瞩目的焦点，这为韩国社会保障事业的发展提供了财政支持；而长期单纯重视经济增长也产生了收入分配扭曲等问题[④]，这些都在客观上为韩国社会保障的发展提供了动力。

1977 年，伴随着韩国医疗保险协会联盟（Federation of Korean Medical Insurance Societies, FKMIS）的成立，韩国的职工医疗保险政策也开始实施。当年，超过 500 名雇员的大型企业其职工及家属被强制纳入医疗保险；1979 年，该职工医疗保险扩大到超过 300 名雇员的企业其职工及家属；1981 年，超过 100 名雇员的企业其职工及家属也被吸收进来；1982 年，雇员超过 16 名

---

① 李莲花. 后发地区的医疗保障：韩国与台湾地区的全民医保经验 [J]. 学习与实践，2008，（10）：144—151.

②③ Anderson, G. F., 1989. "Universal health care coverage in Korea", Health Affairs, 8 (02)：24—34.

④ 郑佳，陈龙. 韩国、日本社会保障发展历程中的制度安排与变迁 [J]. 东南亚纵横，2006，（06）：66—71.

的企业其职工及家属也加入到强制性医疗保险体系之中。职工的医疗保险费率被控制在其月收入的 3%～8%，由雇主和雇员均摊。[①] 起初，韩国强制要求雇员达到一定数量的企业为其雇员提供医疗保险，并允许企业自行建立"医疗保险协会"以管理本企业的医疗保险事务。而其他一些雇员人数尚未达到法定要求的企业，则通过企业联合的方式创建了它们共同的医疗保险协会。可见，企业职工对医疗保险的需求较为强烈，这在一定程度上也促使政府不断地放宽强制性职工医疗保险对企业规模的限制。

在职工之后被纳入强制性医疗保险体系的是公务员、私人学校教职工和领养老金者，他们在 1979 年被正式纳入医疗保险参保人群。1981 年，地区性的医疗保险试点计划开始实施。韩国选取了 3 个代表性地区，探索其运行办法和对可能存在的问题的解决途径。1988 年，农村地区居民医疗保险确立，政府和农户各承担一半的保险费用。[②] 次年，城市地区居民医疗保险确立。对于城乡居民的参保，政府都给予了一定的保费补贴。[③] 同时，自 1977 年就制定的政府医疗救助项目（Medical Aid），持续地在为低收入人群提供相关服务。[④] 自此，韩国用了短短 12 年（1977—1989）的时间，通过逐步纳入企业职工、公务员、教职工、退休者和自雇者（亦即城乡居民）等，以职域与地域相结合的方式，最终实现了医疗保险全覆盖。

在其后的十几年时间里，韩国的医疗保险都是通过非营利性医疗保险协会自行营运的方式进行筹资管理的。在世纪交汇的改革阶段之前，韩国的医疗保险协会可以大致分为三个类型。即企业职工医疗保险协会、公务员及教

---

① Anderson, G. F., 1989. "Universal health care coverage in Korea", Health Affairs, 8 (02)：24－34.

② 杨艺，庞雅莉，吕玉莲. 韩国等亚洲国家农村医保制度改革对我国的启示 [J]. 中国卫生经济，2003，(12)：55－56.

③ Kwon, S., 2003. "Payment system reform for health care providers in Korea", Health Policy and Planning, 18 (01). 84－02.

④ Yu, S. －H., Anderson, G. F., 1992. "Achieving universal health insurance in Korea：A model for other developing countries?", Health Policy, 20 (03)：289－299.

职工医疗保险协会和自雇者医疗保险协会（自雇者的医疗保险又叫做区域性医疗保险）。1998 年，韩国有 142 个企业职工医疗保险协会（覆盖了约 36% 的人口）、一个公务员及教职工医疗保险协会（覆盖了约 10% 的人口）和 227 个自雇者医疗保险协会（其中，92 个是针对农村自雇者的，135 个是针对城市自雇者的，两者共覆盖了约 50% 的人口）。[①] 尽管每一个医疗保险协会都是自行筹资的，不同的协会之间（尤其是以地域为单位的自雇者医疗保险协会之间）可能存在着不同的筹资水平[②]，但是各协会在法定医疗服务包和补偿医疗服务提供者的标准方面，并不存在任何差异[③]。因此，筹资的不公平成为了后期医疗保险统筹改革的动力之一。

3. 医疗保险统筹阶段

20 世纪 70 年代引入强制性的医疗保险时，韩国政府比较倾向于多元保险协会的模式，以寻求政府直接投资的最小化。[④] 而随着保险覆盖人群的不断扩大，由分散的医疗保险协会进行分别管理的模式产生了一些社会诟病，如保障水平较低、医疗服务低效率、医保基金不稳定、城乡之间和贫富之间的筹资不公平等，再加上人口老龄化危机[⑤]，使得韩国当局不得不考虑医疗保险管理结构的改变。其实，当医疗保险开始覆盖自雇者时，韩国国内就针对全国医疗保险体系的组织形式展开了激烈的讨论。[⑥] 然而，为了更快地是实现医疗保险全民覆盖的目标，这一议题未能得到及时的和足够的重视。其后，许多

---

① NHIC, 1999. "Internal reports (in Korean)", Seoul, National Health Insurance Corporation.

② 金京玉，金玄武. 韩国社会保障制度的构筑 [J]. 中国社会保障，2001，(09)：52—53.

③ Kwon, S., 2003. "Health care financing reform and the new single payer system in the Republic of Korea", International Social Security Review, 56 (01)：75—94.

④ Kwon, S., Reich, M. R., 2005. "The changing process and politics of health policy in Korea", Journal of Health Politics, Policy and Law, 30 (06)：1003—1025.

⑤ 周鹏飞. 韩国社会保障制度的现状及其政策选择初探 [J]. 西北人口，2007，(04)：95—97，102.

⑥ Kwon, S., 2003. "Health care financing reform and the new single payer system in the Republic of Korea", International Social Security Review, 56 (01)：75—94.

自雇者医疗保险协会的基金运营困境和业已存在的其他问题，最终促使了韩国政府下定决心调整医疗保险组织结构。

首先，合并之前，各协会通过不同的方法设定保险费率。如自雇者医疗保险协会的筹资比主要依据自雇者的收入、财产状况和家庭规模，而企业职工的则仅根据其收入确定。并且，关于企业职工的收入的定义，不同协会的解释也有所不同。例如，一些协会将职工的收入仅简单定义为工资，而一些协会则将其定义为所有的报酬。① 因此，尽管参保后的待遇是相似的，参加不同医疗保险协会的、具有相同收入的参保人员却很有可能要支付不同的保险费。

其次，相对于经济发达地区的自雇者医疗保险协会，经济落后地区的自雇者医疗保险协会需要会员承担更多的保险费率，且更经常遭遇筹资困难。各协会间的利润分享机制并没有能够帮助这些协会摆脱经济困境。并且，相对于城市人口，农村人口正在经历着更为明显的总人口下降、老龄人口比例增加和总体健康状况较差的境况。问题严重的地区的医疗保险协会尤其面临着要为支付能力较低的人口提供日益增长的医疗支出的双重压力。② 城乡之间、贫富之间在医疗保险筹资状况上的差距威胁到了社会的稳定与发展。

最后，许多协会还因其小规模而难以形成高效率的基金风险防范，也容易遭受重大疾病开支的冲击。协会之间实际上不存在竞争关系的事实③，使得协会之间也没有能够产生自动联合的动力来抵抗基金风险。同时，许多小型医疗保险协会也无法利用管理上的规模经济。因此，合并医疗保险的支持者的观点之一就是，单一的保险者模式能够节约相当的行政管理成本。④ NHIC的相关数据表明，行政成本在不同医疗保险协会中的比例，最低约为5%（公务员和教职工医疗保险协会），最高则要达到约10%（自雇者医疗保险协会）。

---

①②④ Kwon，S.，2003. "Health care financing reform and the new single payer system in the Republic of Korea"，International Social Security Review，56（01）：75－94.

③ 每一个医疗保险协会对其参保者都有明确的定义，且人们无从自由选择参加的医疗保险协会。

1997 年，韩国自雇者医疗保险协会与公务员和教职工医疗保险协会在组织结构上进行了合并，共同组成国民医疗保险联合会（National Health Insurance Corporation，NHIC）。1999 年，国民健康保险法实施，它要求所有的医疗保险协会合并，形成一个单一的国民医疗保险承保者。2000 年 7 月，企业职工医疗保险协会也被合并进来，韩国的医疗保险承保者实现了组织一元化。2003 年，原来各医疗保险协会的基金管理进行了统一合并[1]，自此，韩国的全民医疗保险实现了真正意义上的一元化。

医疗保险协会的合并实现了全国各地自雇者保险费率的统一标准，低收入群体或落后地区还享有一些特殊待遇。约 62% 的家庭现在的支付水平相对要少于合并之前，剩下的家庭则变得支付更多。同时，协会的合并还改善了企业职工之间的不公平现象。收入较高（1 540 000 韩元，约合当时的 1 300 美元）的职工需要比协会合并前支付更多的医疗保费，且收入越高，保费比率越高。而雇员人数较多的大型企业其保费相对于雇员较少的小型企业而言，也要支付相对较多的医疗保费。[2] 总体而言，韩国的医疗保险正在逐步向社会公平靠近[3]；尽管这场医保改革仅仅是改变了自雇者和职工之间的水平不公平[4]，对于实现整个人口的筹资公平而言，还需要其他配套措施来辅助完成。

此外，医疗保险协会的合并使整个国家的基金风险池受益，并实现了规模经济、降低了行政管理费用。1998 年，韩国有 227 个自雇者医疗保险协会和 19 个政府雇员和学校雇员医疗保险办公室。两者合并后，1 年间，162 个区域型办公室成立并取代了之前的机构，相关人员也从 10 849 人减少到 9 073

---

① 李莲花. 后发地区的医疗保障：韩国与台湾地区的全民医保经验［J］. 学习与实践，2008，(10)：144－151.

② Kwon, S., 2003. "Health care financing reform and the new single payer system in the Republic of Korea", International Social Security Review, 56 (01)：75－94.

③ 柏林森. 韩国的社会保障制度及启示［J］. 重庆工学院学报，2001，(03)：45－48.

④ Kwon, S., Reich, M. R., 2005. "The changing process and politics of health policy in Korea", Journal of Health Politics, Policy and Law, 30 (06)：1003－1025.

人。① 然而，医疗保险协会也有一个最优规模②，超过了这个规模，便会带来管理的低效率和其他社会问题，并且单一的医疗保险承保者体制，还会大大增加政府的财政负担③。

（二）统筹模式

在各医疗保险协会整合之前，韩国的国民医疗保险体系由非营利性的三大类保险协会组成，这些保险协会受到保健社会部（Ministry of Health and Welfare）的统一严格管制④（见图2—3—4）。每个协会都根据职域或者地域特征，有着明确的人群覆盖范围。除了在资金使用审查程序中，担当资金中介、管理向医疗服务提供者支付的基金外，医疗保险协会与医疗服务提供者之间并不进行直接的谈判活动，对他们也没有选择权。⑤

实现整合后，之前的职域和地域保险协会由地域型的医疗保险办公室所替代，国民不论职业，均由当地的医疗保险办公室进行相应的管理。政府对低收入者和其他困难群体仍然给予一定的救助。

一直以来，韩国的医疗保险都具有低筹资水平和高自付比例等特点。⑥ 尽管政府的投入力度在不断加大，但始终赶不上国民对医疗服务的需求和医疗服务价格本身的增长速度。⑦ 1980年至1986年，企业雇员的人均健康支出年

---

① NHIC, 2000. "Internal reports (in Korean)". Seoul, National Health Insurance Corporation.

②⑤ Kwon, S., 2003. "Health care financing reform and the new single payer system in the Republic of Korea", International Social Security Review, 56 (01): 75—94.

③ Kwon, S., Reich, M. R., 2005. "The changing process and politics of health policy in Korea", Journal of Health Politics, Policy and Law, 30 (06): 1003—1025.

④⑥ Lee, J. —C., 2003. "Health care reform in South Korea: success or failure?", American Journal of Public Health, 93 (01): 48—51.

⑦ Kwon, S., 2003. "Payment system reform for health care providers in Korea", Health Policy and Planning, 18 (01): 84—92.

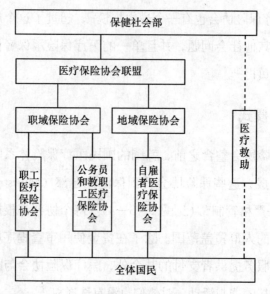

图 2—3—4 韩国的医疗保险管理结构图（合并前）

均增长率为 14.4%，公务员、教职工和领养老金者的为 19.9%。[1] 而截至
1998 年，48%的医疗支出仍然由个人和家庭以自付的形式承担。[2] 人口老龄
化、医疗资源使用的低效率、快速增长的药物价格和高昂的医疗服务费用等，
都成为其中的重要因素。在一个相当长的时间里，韩国的医疗保险政策主要
依靠消费者的自付行为控制医疗服务费用。政府通常对医疗费用增长的第一
反应就是增加患者的自付额度[3]，而不是改变医疗服务提供者的经济动机。结
果便是，几乎超过一半的医疗服务总支出都由参保者以自付的形式承担了下
来。

可以说，韩国的国民医疗保险整合改革成功地帮助韩国实现了全民覆盖，
提供了相对全面医疗服务，并消除了逆向选择现象。但是在医疗保险风险调

---

① Anderson，G. F.，1989. "Universal health care coverage in Korea"，Health Affairs，8
(02)：24—34.

②③ Kwon，S.，2003. "Payment system reform for health care providers in Korea"，Health Pol-
icy and Planning，18 (01)：84—92.

控和成本控制方面的改革是相对不成功的。[①] 同时，在与医疗服务提供者进行谈判以从供方角度控制费用的过程中，整合后的医疗保险机构尚未显现出应有的市场垄断力量[②]，其能力和意愿还尚待考验。如何重新制定医保政策重点，使关注点从需求方的成本分担转换到针对医疗服务提供者的支付系统改革，以及平衡各利益群体等，将关系到韩国国民医疗保险的未来。

四、国外统筹模式的启示

通过对以上国家的考察，我们发现，在进行医疗保险制度全覆盖和之后的管理模式调整的过程中，有一些相通之处。

（一）立法先行

不论是医疗保险的全统筹还是多元统筹，上述各国对于相关法律制度的安排总是先行于、至少同步于政策的制定与实施的，这就在相当程度上保证了医疗保险制度建立的法律地位，为其体系的实际构建发挥了推动和保障作用。在以上三个国家中，几乎每一步的医疗保险体系调整都伴随有相关法律制度的出台，对其予以支持。同时，相关立法还为医疗保险组织管理等部门的设置、安排和调整等提供了依据，明确了其权利和义务，明晰了参保者、承保者和医疗服务机构之间的关系等，进而为医疗保险统筹体系的顺利运行和管理等，提供了强有力的支持。可见，健全的医疗保险法律体系，从立法的层面能够为医疗保险统筹的实施提供配套的制度基础和政策安排，对于现代化的法治国家而言，是完善医疗保险体系必不可少的前提条件。

---

① Peabody, J. W., Lee, S. —W., Bickel, S. R., 1995. "Health for all in the Republic of Korea: one country's experience with implementing universal health care", Health Policy, 31 (01), 29—42.

② Kwon, S., 2003. "Health care financing reform and the new single payer system in the Republic of Korea", International Social Security Review, 56 (01): 75—94.

（二）政府主导

尽管非营利性社会组织的参与范围广泛，政府依然在医疗保险的资金投资与机构运行中发挥着中心主导作用。尤其是在基金筹措与使用的监管方面，始终是由政府承担相应的责任。如德国政府对医疗服务运营机构的监督、日本的基金审查制度和韩国自上而下的医保管理等，在约束医疗费用总水平的同时，都体现着政府对医疗保险这一准公共物品的提供、干预与保障职能。同时，基本医疗卫生服务作为一个国家卫生保健体系的基础，得到了政府财政的高度重视。国民医疗保险无不不分地域、不分职域地全面覆盖这些医疗保险项目，一方面，政府通过一定的财政补贴满足了国民的基本需求；另一方面，大大激励了国民早预防、早治疗，从而降低了后期医疗开支，减轻了国民和国家财政的负担。因此，医疗保障系统的构建离不开政府在其中的关键作用。随着公共事务向非政府组织的开放，政府仍然需要掌握其中的关键环节，以保障人们的利益。

（三）非政府组织参与

德国的《医疗服务结构改革法》，就提出了通过非政府组织来实现医疗保险政策的制定和监管的目标，在此背景下成立的、负责德国整个法定医疗保险体系内部运行的联邦联合委员会也属于非政府组织。在日本和韩国推广全民医疗保险的早期，非政府组织更是发挥了不可估量的作用。政府的大包大揽已经难以支持日益增长的医疗费用开支，在诱导医疗服务的需方和供方方面，也表现出一定的滞后性和单一性，难以满足患者多层次的服务需求和医疗服务机构多样化的服务供给。尽管在实现全民医保后，日本采取了政府包揽的形式，但最终不得不又重新启用非政府组织予以管理上的配合，来维持医疗保障系统的高效运转。可见，非政府组织正在发挥着越来越多的功能，也成为医疗保险制度中越来越不可或缺的组成部分。它们的加入，能够弥补政府在多样性和灵活性方面的缺失，也能够帮助政府降低管理成本、提高服务效率和质量。

（四）管理统一

在医疗保险统筹的过程中，管理统一是制度得以顺利运行的保证。以韩国为例，在实现全民医保之后，韩国仍然存在 300 多个相互独立的医疗保险协会，平均覆盖的人口较少，资金风险的分散功能较弱，且管理上缺乏规模效益，增加了经营成本。而统一管理后，在人员精减和成本节约等方面，都取得了较好的效果。这说明，管理上的统一更加有利于整个医疗保险制度的发展及其效果的发挥。同时，建立统一标准的管理和运行体系，也是保障公民平等的就医权利的基本前提。对于就业情况复杂或人口流动性较大的地区来说，管理的统一不仅意味着行政成本的大大降低，更意味着不同群体间就医的服务待遇平等和报销待遇平等，这对减少医保纠纷、维护社会稳定都起着十分重要的作用。因此，如何实现医疗保险在组织运营管理方面的整合和统一，是统筹国民医疗保险的过程中需要关注的内容。

（五）注重公平

国民医疗保险的统筹，并不一定意味着每个公民必须缴纳相同标准的保费、享受相同标准的医保报销待遇。如对正规企业职工和自雇者的缴费标准、对在职人员和退休人员的缴费标准和医保待遇等，可以给予适当的差异，以保证缴费的公平性和医疗服务的公平性，并体现不同年龄群体在缴费能力和医疗服务需求等方面的差异。国际上，包括上述国家在内的大部分国家都构建了多层次的医疗保险体系，以根据人们不同的经济水平和不同的医疗需求，制定不同的政策、区别对待。政府对低收入群体和贫困地区给予较多的财政支持，对最基本的医疗服务给予较高的报销水平，对丁不同群体给予多样的医疗保险服务包等，在保障社会弱势群体的基本医疗服务需求的同时，体现了公平和效率并重，维护了社会和谐稳定及整个医疗保险系统的协调运行。

（六）适应国情

再好的政策也不能凭空强加于社会现实之上。综观上述国家医疗保险的发展历史，可以发现，每一次政策决策，都是政府当局面对当时的经济社会发展机遇期的理性选择。如韩国和日本在战后，凭借快速发展和积累的经济实力，在较短的时间内启动、推动和实现了国民医疗保险全覆盖。而自实现医疗保险全覆盖的那一刻起，上述各国的医疗保险制度都以国民的不断增加和变化的医疗保险服务需求为依据，审时度势地不断进行着调整和改革，以完善医疗保险制度的建设，使其符合当时的国民经济社会发展的需要。如日本的老年人医疗保险制度，从免费医疗制度的实施、废止，到护理制度的创立，再到高龄老年人医疗制度的实施等，无不体现着日本政府为使医疗保险制度更加适应经济社会的新发展形势而作出的努力。

然而，这些不同国家的医疗保险统筹模式并不是完美的，它们仍然在不断调整的过程之中，并且不断地与本国的社会经济发展国情进行着磨合。面对国外已有的统筹模式和当前医疗保险制度的发展趋势，我国也只有首先立足于本国国情，适应本国社会经济发展水平和国民需求，才能制定出兼顾效率与公平的医疗保险统筹措施，保障弱势群体的利益，并保证该制度的平稳过渡与可持续发展。

第三部分

我国统筹城乡医疗保障制度的发展
现状及政策效应分析

第一章　我国统筹城乡医疗保障制度的现状分析

一、统筹城乡医疗保障制度的提出

"统筹城乡医疗保障制度"这个概念，与统筹城乡发展是一脉相承的，弄清了什么是"统筹城乡发展"，也就不难理解什么是"统筹城乡医疗保障制度"。2003 年 10 月 14 日，在党的十六届三中全会通过的《中共中央关于完善社会主义市场经济体制若干问题的决定》中，胡锦涛首次提出"五个统筹"——"统筹城乡发展、统筹区域发展、统筹经济社会发展、统筹人与自然和谐发展、统筹国内发展和对外开放"，其中"统筹城乡发展"处于"五个统筹"的首要位置。[①] 所谓"统筹"，是指对经济社会发展的方方面面进行统一筹划与通盘考虑，而这也正是深入贯彻和落实科学发展观必须坚持运用的基本方法。

统筹城乡发展的重要思想不断丰富，并逐渐扩展至城乡经济社会发展的方方面面，其中基本医疗保障体系正是统筹城乡发展的重要内容之一。一般认为，统筹城乡基本医疗保障制度的概念有广义和狭义之分。从狭义上来讲，统筹城乡医疗保障制度是指对社会基本医疗保险的传统管理体制进行变革，合并人力资源与社会保障局和卫生局的管理职能，这实际上也是统筹城乡医保的第一步。[②] 从广义上来说，统筹城乡医疗保障制度不仅仅是实现城镇职工

---

① 陈榕青. 胡锦涛的统筹城乡发展思想研究 [D]. 太原：太原科技大学，2010：19-24.
② 顾海，李佳佳. 城乡医疗保障制度的统筹模式分析——基于福利效应视角 [J]. 南京农业大学学报（社会科学版），2012，12（1）：112-117.

医保、城镇居民医保、新农合三种医疗保险在管理上的并轨，还是包含覆盖人群、管理机构、经办服务、制度架构这四个方面在内的系统性整合与统一。① 本书认为，"统筹城乡医疗保障制度"应是站在国民经济和社会发展全局的高度，把职工医保、居民医保和新农合作为一个社会医疗保障体系，从整体上进行统一筹划和制度安排，消除户籍界限、身份界限和职业界限，保障每一个公民都能平等、自由地享有基本医疗保障权利。②

二、统筹城乡医疗保障制度的实践探索

统筹城乡医疗保障是基本实现医疗保障制度覆盖城乡全体居民、保障全体社会成员的基本医疗保障权利的重要举措，不少地方政府本着"高度重视、统筹规划、规范引导、稳步推进"的试点原则③，已经对这一领域进行了富有启示性与代表性的实践探索。本部分将以东莞、太仓、兴化、嘉兴为例，对各地统筹城乡基本医疗保障制度的历程与主要做法进行全面的介绍。

（一）东莞

东莞市是位于珠三角地区的一个经济发展水平很高的地级市，在经济结构上基本上属于对外依存度很高的外向型经济模式。2010 年该市生产总值为 4 246.45 亿元，人均生产总值 52 798 元，地区财政总收入为 673.16 亿元，人均地方财政收入 3 455 元，城市居民年人均收入水平为 35 690 元，农村居民年人均收入水平为 20 486 元。在人口结构上，整个东莞市常住人口为 822.48 万人，其中本地户籍人口 181.77 万人，新莞人 411.47 万人。

---

① 徐伟. 制度框架构建视角下的统筹城乡基本医疗保障制度研究 [D]. 南京：南京农业大学，2011：19-20.

② 顾海，李佳佳. 城乡医疗保障制度的统筹模式分析——基于福利效应视角 [J]. 南京农业大学学报（社会科学版），2012，12（1）：112-117.

③ 中华人民共和国中央人民政府门户网站. 国务院关于开展城镇居民基本医疗保险试点的指导意见 [EB/OL]. http://www.gov.cn/zwgk/2007-07-24/content_695118.htm，2007-07-24.

1. 改革历程

东莞市在医疗保障制度的建设与改革方面有着较为丰富的历史与实践经验。早在 1992 年，东莞市就曾主动实施医疗保障改革，在全市推广社会统筹模式的职工医疗保险。至今，东莞市经历了数次医疗保障制度改革，并最终突破城乡壁垒，建立起了覆盖全民的、全市统一的基本医疗保障制度，其改革与发展的历程可以归纳总结为三个阶段[①]：

（1）打破城镇职工户籍界限阶段

1999 年，东莞市成立"城镇职工基本医疗保险制度改革领导小组"，并于 2000 年颁布《东莞市城镇职工基本医疗保险制度暂行规定》，明确规定凡在市属单位就业的职工，不论户籍，必须参加职工医保及补充医疗保险，从而将非本市户籍职工首次纳入到医保体系中来。

（2）打破城乡居民户籍界限阶段

2004 年，东莞市将农村合作医疗制度重建转换为农（居）民医疗保险制度，并以 A、B 两档缴费标准推向全体农（居）民，从而彻底打破了城乡居民之间的户籍限制，大大缩小了城乡居民医疗保障待遇上的差距。

（3）基本医疗保险制度统一化阶段

在前两阶段改革成果基础上，东莞市于 2008 年推行新的医疗保险政策，将职工与城乡居民全部纳入新的医疗保险制度中来，并适用统一的缴费标准和待遇水平。至此，东莞市全市统一的基本医疗保障制度最终形成。

2. 基本的做法与经验

（1）统一行政管理部门

社会保障部门与卫生部门的多头管理，使得不同的社会医疗保障制度在指导思想、筹资机制、待遇标准乃至经办监管等各方面，都表现出明显的制

---

① 张亚林，叶春玲，郝佳. 东莞市统筹城乡医疗保障制度的现状与启示［J］. 中国卫生政策研究，2009，2（12）：3—6.

度差异性，政出多元从源头上为统筹城乡医疗保障体制带来了诸多障碍。因此，统一行政管理部门通常是统筹城乡医疗保障制度中的优先举措，行政管理部门的统一能够从本源上厘清社会医疗保障体系的主管部门，政令统一、上行下效，在节约统筹城乡医疗保障制度成本的同时，还能显著增效。2003年，东莞将原农村合作医疗制度调整为"农（居）民基本医疗保险制度"，同时社会保障部门取代农业部门的行政管理位置。至此，东莞市社会医疗保险制度之间实现了行政管理部门的统筹[①]，为今后推行"社会基本医疗保险制度"，实现"全统一"提供了行政管理上的巨大便利。

(2) 统一原有医保制度

东莞市原有的多项社会医疗保障制度被统筹整合，最终归并为一项社会医疗保险制度。东莞市自2008年7月1日起，按照统一制度、统一标准、统一基金调剂使用的原则，将原有的企业职工医保与居民医保合并为社会基本医疗保险，全市职工、按月领取养老金或失业金人员、灵活就业人员、城乡居民及大中专院校在校学生，均被纳入其中。在归并后的社会医疗保险制度当中，通常实行"缴费比例统一、承担主体多元、基金统筹调剂、待遇标准相同"的参保政策。"缴费比例统一"是指，参保人员不分城镇、不论职业，均适用于统一的缴费比例，如东莞市规定所有参保人员均按照上年度全市职工月平均工资的3%进行缴费。"承担主体多元"是指，不同类型的参保人群之间"统一的缴费比例"由不同的承担主体分担，如东莞市规定的3%缴费比例中，职工由单位、个人、财政三方各缴纳2.3%、0.5%、0.2%；灵活就业人员由个人、财政各缴纳2.8%、0.2%；城乡居民和大中专学生由个人、财政各缴纳1.5%。"待遇标准相同"是指，参保人员不论属于哪类群体，全部享受相同的医保待遇标准，在保障项目于保障水平上完全一致，如东莞市各类参保群体所能适用的报销范围与报销水平完全相同。

---

① 在此之前，东莞市职工医保由社会保障部门主管，农村合作医疗制度由农业部门主管。

（3）统一经办管理机构

经办管理是医疗保障制度作为一项公共政策能够顺利、成功施行的关键，在整个社会医疗保障运作体系中，参保人员最先接触、也是最常接触的正是经办管理机构。经办管理机构的统一，能够使人力、物力、财力在整个经办管理体系中重新得到优化配置，人员互通、政策互通、信息互通的经办管理平台是统筹城乡医疗保障制度的现实要求与坚实保障。2003 年，东莞市将社会保障局确定为农（居）民基本医疗保险制度行政管理部门之后，进一步明确了社会保险基金管理中心对农（居）民基本医疗保险制度的经办职责，职工医疗保险制度与农（居）民基本医疗保险制度实现了经办管理机构的统一，这不仅为城乡居民从参保、缴费到待遇享受提供了便利，节省了机构设置和人员配备的行政成本，更大大削减了在实现"全统一"过程中遇到的阻力。

（二）太仓

江苏省太仓市属于苏州市下辖的一个县级市，近年来该市经济发展较快，位于全国县级基本竞争力排名第四名。2010 年全市的国民生产总值为 730. 32 亿元，人均国民生产总值为 104 413 元，城镇居民人均可支配收入为 30 629 元/年，农村居民人均纯收入为 14 662 元/年。在人口结构方面，该市共有户籍人口 47. 04 万人，其中农业人口为 26. 91 万人，城市人口 20. 13 万人。

1. 统筹历程

太仓市传统的医疗保险体系由（城镇职工）基本医疗保险、住院医疗保险与农村合作医疗保险三大制度构成。2008 年，太仓市开始推行居民医疗保险，并以此为契机对原有的农村合作医疗保险进行了整合，新推行的居民医疗保险覆盖了除（城镇职工）基本医疗保险和住院医疗保险参保对象之外的所有人员，从而实现了医疗保障制度的全覆盖。从目前太仓市推行的医保政策来看，基本医疗保险的参保对象主要为机关、企事业单位职工以及个体工商户和灵活就业人员；住院医疗保险的参保对象主要为被征地农民；居民医疗保险参保对象前文已述,主要为未被纳入基本医疗保险和住院医疗保险的所有城乡居民。同时,三大医保制度之间还建立了一定的转移接续通道,从而推动城乡医疗保障制度之间的协调有序发展。

2. 基本的做法与经验

(1) 推行多行政部门统筹协作

太仓市城乡医疗保障制度的统筹,虽然不涉及各项医疗保障制度之间的统筹合并,但各项制度之间转移接续通道的打通仍然需要多行政部门之间的协调合作。主管职工医保、居民医保的社会保障部门和主管新农合的卫生部门之间,需要在接续办法、参保缴费、就医结算,甚至经办管理等方方面面进行反复磋商。相对于原本城乡完全独立的二元医疗保障体系而言,这种跨部门的统筹协作仍然显得难能可贵。太仓市跨行政部门的协调合作,甚至可以追溯至新农合试点之初,当时卫生部门就新农合经办管理问题与社会保障部门进行协作,取得了不错的效果。

(2) 建立医保关系转续通道

太仓市受制于历史遗留、财政资金、部门利益等方方面面的原因,未能实现社会医疗保障制度之间的整合,仍然保留有基本医保、住院医保和居民医保三项制度。但城镇化与统筹城乡发展的持续深入、大规模人员频繁流动的经济社会现实,以及来自中央政府的迫切要求,使得太仓市不得不尝试突破阻碍,思索建立社会医疗保障制度转移接续通道的问题。太仓市规定,劳动年龄段人员可以根据自己的经济能力,自由选择参加不同的社会医疗保险,并可在不同险种间动态转换;达到退休年龄之后,参保人员可以选择一个险种办理退休手续,经办管理部门将按照一定比例对其参加的各类社会医疗保险的缴费年限进行折算[①],不足最低缴费年限的可以一次性补缴。

(3) 尝试整合经办管理队伍

---

① 缴费年限的折算比例为基本医保:住院医保:居民医保=1:2:4。

仍然分立的各项社会医疗保障制度，往往使得经办管理队伍的整合缺乏动力，这些地区往往仍然保留各项制度自己的经办管理机构。但是，太仓市着眼于降低行政管理支出、提高经办管理效率，在经办管理方面同样进行了卓有成效的协作甚至是整合。太仓市经办管理机构的协调整合早在新农合试点之初就出现过，当时由于没有建立新农合自己的信息管理系统，卫生部门在新农合的管理工作中出现了人员不足、信息不准、结算延时等一系列问题。相比之下，社会保障部门经过多年积累，已经建立了相对完善的职工医保信息管理系统及经办管理队伍。当地政府着眼于此，将新农合的经办管理工作转移给了社会保障部门，不仅大大节约了行政开支，新农合的经办效率也得到了显著提高。[①] 2007 年，太仓市将新农合与（城镇）居民医保合并为居民医疗保险，卫生部门就此彻底退出经办管理领域，所有社会医疗保险项目都交由社会保障相关部门统一经办。

（三）兴化

兴化市位于江苏省中部、长江三角洲北翼，是泰州市下辖的一个县级市，下设 28 镇、6 乡以及 1 个省级开发区。2011 年，兴化市全市实现国内生产总值 459.46 亿元，按常住人口计算，全市人均国内生产总值为 36 638 元。2011年，兴化市实现财政收入 66.56 亿元，其中地方一般预算收入为 25.56 亿元。2011 年，兴化市全市城镇居民人均可支配收入为 21 480 元，较上年增长16.7%；农村居民人均纯收入为 10 439 元，较上年增长 18.4%。截至 2011年年底，兴化市全市已有 16.6 万人参加城镇医疗保险，而新农合已经实现100%参保。[②]

---

① 仇雨临，郝佳，龚文君. 统筹城乡医疗保障制度的模式与思考——以太仓、成都为例 [J].湖北大学学报（哲学社会科学版），2010, 37 (2)：104−109.

② 兴化统计信息网. 兴化市 2011 年国民经济和社会发展统计公报 [EB/OL]. http://www.xhtjj. gov. cn/onews. asp? id＝263，2012-05-12.

1. 统筹历程

早在 2006 年，兴化市政府就着眼"管、办分离，医、保制衡"的发展思路，将新农合经办职能由卫生部门划归劳动于社会保障部门。但在实际运行中，经办职能的划转并没有取得理想效果，仍然遇到了一些难以解决的问题。例如，人员身份成为了参保门槛，这在一定程度上挫伤了城乡居民参保积极性，不利于医保制度的扩面和巩固。而且，职工医保、居民医保、新农合三大险种之间条块分割，无法实现转移衔接，这与统筹城乡发展的总体战略要求不符，极大地制约了城乡医疗保障事业的发展。鉴于以上问题，兴化市政府于 2008 年研究出台了《兴化市城乡居民基本医疗保障实施办法》和《兴化市城乡居民基本医疗保险基金使用监督办法》，开始着手统筹城乡医疗保障制度。

2. 基本的做法与经验

（1）调整行政管理机构

兴化市在统筹城乡医疗保险管理体制之后，将原来卫生部门承担的新农合管理职能划归劳动保障部门，统一由兴化市城镇职工医疗保险管理处负责。兴化市城镇职工医疗保险管理处统筹管理包括职工医保、居民医保以及新农合在内的各项医保制度。统筹城乡医疗保险管理体制之后，有 8 人从原来的卫生部门划入兴化市城镇职工医疗保险管理处人员编制。至 2009 年 1 月 1 日，兴化市已经完成行政管理机构及其职能的合并。目前，兴化市医疗保险"药品、诊疗项目、医疗服务设施标准"三个目录，"定点医疗机构、定点零售药店"的管理办法，及"医疗费用结算办法"均实现了统一。

（2）整合经办管理机构

兴化市在统筹城乡医疗保险管理体制过程中，将经办科室重新进行了整合设置。将原有的职工医保、居民医保和新农合的经办职能进行合理整合，统一交由兴化市城镇职工医疗保险处下设的基金管理中心。日常事务交由综合股室负责。同时，为了在统筹城乡医疗保险管理制度之后，更好地监督和规范基金的使用情况，兴化市还专门设置了稽核股室。此外，乡镇劳动保障服务所的人员，也全面参与到了医保管理工作中来，由他们具体负责各乡镇定点医疗机构的巡查、核查工作，规范医疗机构医疗行为，从而初步实现了管办分离。至 2009 年 1 月 1 日，兴化市已经完成了城乡医保信息系统的合并以及缴费、报销方式的统一，但城乡居民医保基金账户尚未合并，基金之间也不能统一调剂使用。

(3) 调整原有制度框架

兴化市为了统筹城乡医疗保险管理制度，将原有的医保政策进行整合、并轨，通过放宽原有医保制度参保条件的方式，消除各项医保制度之间原有的障碍。最终将原先城镇职工医保、居民医保和新农合三项制度，转变为一种制度内的三个保障档次，城乡居民可以根据自身情况，按照相关要求自主参保，形成了更加合理的城乡医疗保障体系。

(四) 嘉兴

嘉兴市地处浙江省东北部杭嘉湖平原腹地，地理位置优越，交通便利。2011 年全市户籍人口 343.05 万人，其中非农就业人口占全部人口的 88.2%。2011 年，嘉兴市全市实现国内生产总值达 2 668.06 亿元，人均国内生产总值突破 9 000 美元，全市实现财政收入 416 亿元。2011 年，全市城镇居民人均可支配收入 31 520 元，农村居民人均纯收入 16 707 元，城乡居民人均收入比已经由 2006 年的 1.99∶1，下降到 2011 年的 1.89∶1，城乡收入差距不断缩小。①

1. 统筹历程

与国内绝大多数地区不同，嘉兴市采取职工基本医疗保险和城乡居民合作医疗保险"两大制度并行"的医疗保险体系。其中职工基本医疗保险制度

---

① 嘉兴统计信息网. 嘉兴概况［EB/OL］. http://www.jxstats.gov.cn/web/Viewpage/XX.aspx？type=19&childtype=11&id=3333，2012-02-14.

建立并实施于 2001 年，目前分为"统账一""统账二"和"单建统筹"三种不同的保险形式。① 通过近年来对"两大制度"的不断补充和完善，嘉兴市基本形成了"权利义务相对应、保障对象全覆盖、统筹水平多层次"的基本医疗保险体系，地方特色明显。此外，市本级还对破产改制企业退休人员医疗保险以及历史遗留问题进行了妥善安排，切实做到各类人群医疗保障应保尽保。同时，嘉兴市还积极探索与上海、杭州等周边一线城市的异地就医结算办法，并于 2009 年正式启动市域医疗保险实时报"一卡通"工程，确定了异地就医的信息化平台建设方案。

2. 基本的做法与经验

（1）积极创新制度模式

与其他城市不同的是，嘉兴市早在 2003 年就推行户籍制度改革，率先取消了城乡居民农业户口和非农业户口的性质划分，至 2008 年，户籍改革已在嘉兴全市范围内完成。因而，在 2006 年，嘉兴市就着眼本市实情并进行长远规划，积极地将原来的城镇户口居民纳入到新农合制度中来，并进一步吸纳非正式就业群体加入，最终将原有的新农合制度整合为"城乡居民合作医疗保险制度"②，嘉兴市已经赶在 2007 年全国范围大力推行城镇居民基本医疗保险制度之前，率先实现了城乡居民统一参保。

（2）转变医保管办模式

嘉兴市在城乡医疗保障制度的管理体制上，同样充满了鲜明特色。嘉兴市着眼于卫生部门对医疗服务行业深入的了解，同时考虑到节约行政管理成本、提升行政管理效率，在全市范围内推行卫生部门既管理基本医疗保险制度又管理医疗卫生服务行业的"一手托两家"模式，并取得不俗成效。由于

---

① 于霞芬. 嘉兴市建设统筹城乡社会保障体系的探索 [J]. 嘉兴学院学报，2010，22（4）：43—46.

② 苗艳青，王禄生. 城乡居民基本医疗保障制度案例研究：试点实践和主要发现 [J]. 中国卫生政策研究，2010，3（4）：9—16.

卫生部门熟谙当地居民健康状况及健康需求，同时又具备专业医疗服务相关知识，对医疗服务行业较为熟悉，因此，卫生部门"一手托两家"便能够有效地将当地居民的医疗服务需求与医疗卫生机构的服务供给相结合，并促进两者之间协调发展。自"一手托两家"模式实施以来，嘉兴市已经连续多年实现"参保人员的次均住院费用全省次低，住院补偿率全省最高，资金结余基本控制在 10% 以下，实现收支基本平衡"①的目标。

（3）统一医保政策措施

嘉兴市立足于全市范围，将医保政策进行全方位地统一筹划。在 2009 年全市七个县（市、区）"统一筹资机制、统一筹资标准、统一参保对象、统一起付线、统一封顶线、统一补偿水平、统一结报方式、统一特殊门诊病种范围"八个"统一"的基础上，2010 年又增加了"两个统一"，即统一互认市域内同级定点医疗机构、统一将国家基本药物目录纳入合作医疗用药目录。②"十统一"在全市范围内持续不断地推行，为嘉兴市城乡医疗保障制度的统筹发展建立起了坚实的制度保障。

（五）来自不同地区的经验与启示

受当地经济发展水平、财政实力、机构设置以及历史遗留问题等多因素的影响，不同地区对城乡居民医保制度整合的具体路径有所不同。几个积极进行城乡医疗保障制度统筹的典型地区都根据自身的实际情况进行了大胆的尝试，并取得了一些富有成效的经验与成果。从中不难发现，各地的办法尽管各不相同，但也可以总结出他们具有规律性的共同结论③：

第一，统筹城乡医疗保障制度发展与当地的经济和社会发展相适应，特

---

①② 沈勤，俞忠伟，胡皓. 嘉兴市城乡统筹医疗保险体系的主要做法［J］. 中国卫生政策研究，2010，3（4）：32—36.

③ 仇雨临，翟绍果. 城乡医疗保障制度统筹发展研究［M］. 北京：中国经济出版社，2012：158—162.

别是与城市化进程密切相关。随着城市化进程的加速，农村土地被大量征用，农民失去土地变成了城镇居民。在事实上农村人口已经占很小比例的情况下，再人为区分城镇居民和农村居民，并将他们分割在两个制度中，已经没有实际意义，且只会带来制度不公平、管理资源浪费、管理效率低且成本高等负面效应。

第二，当地政府积极的理念创新与良好的财力水平也是制度发展的重要动力与保障。经济基础是必要条件，但不是唯一的决定条件。目前已经实现城乡医保统筹的地区，几乎都是政府高度重视、并将财政资金投入到这一民生建设工程的结果。论经济水平，陕西神木并不是全国最富的县，但它开创了中国县级地区的第一个"全面免费医疗"制度。这主要源自于地方领导愿意将财政收入的一部分拿出来用于老百姓的健康保障事业，于是就出现了参保百姓医疗费用显著降低，看病得到实惠的局面。

第三，医疗保障经办管理的统一化和行政管理体制的统一化，确保了制度的有效运行。太仓、东莞和成都在城乡医保制度的建设中，都将居民医保与新农合经办管理资源进行整合，由一个信息系统统一管理；同时理顺行政管理体制，即将新农合并入劳动保障部门与库民医保和职工医保统一管理。政策是靠管理来落实的，因此，只有实现管理体制和机制的创新与完善，才能为制度的有效运行创造条件。

三、统筹城乡医疗保障制度取得的显著成效

（一）医保制度公平性显著提高

统筹城乡医疗保障制度，逐步消除了存在于城乡居民之间的医保差异，极大地提升了城乡居民医疗保障的公平性。城乡医疗保障制度实现基本统筹之后，城镇居民和农村居民开始享受大致相同的医保政策，两者在获得的政府补贴、缴费标准、待遇享受等各方面逐渐趋向一致，城乡居民开始享受公

平、平等的医疗保障权益。

（二）管理体制更加规范合理

城乡医疗保障制度的统筹，使得原先分散的医保经办资源得到了有效的整合，管理办法由各不相同逐步走向了协调统一，经办流程由五花八门逐步走向了规范一致，信息系统由互不相容逐步走向了兼容并轨。管理体制上的这些显著变化，有效地解决了过去医保制度政出多门、多头管理、混乱低效等诸多难题，为城乡医保制度今后的协调发展奠定了坚实的制度基础。

（三）劳动力流动更为顺畅合理

在城市化进程不断加速的地区，越来越多的农村剩余劳动力流向城市。原有的城乡分割的医疗保障制度，给部分处于不断流动中的农村剩余劳动力的看病就医，带来了诸多不便。城乡医疗保障制度统筹之后，无论他们是在城市务工，还是返回农村务农，均能享受到同样的医疗保障政策。缴费标准、待遇享受上的一致，彻底解决了他们自由流动的医疗之忧，为促进劳动力更加合理、流畅的流动，发挥了重大作用。

四、统筹城乡医疗保障制度仍然面临的主要困难

（一）如何保障基金安全平稳运行成为当前最大挑战

实施统筹城乡医疗保障制度之后，道德风险与福利移民的出现使基金安全面临着严峻考验。城乡医疗保障制度的统筹，实际上打破了原有的福利分层，制度的统一或制度间衔接通道的建立，使得原本处于低福利层次的人员（如新农合参保人员），能够有机会向高福利层次（如职工医保或统筹后的基本医疗保险制度）流动，这原本即是统筹城乡医疗保障制度所期冀达到的目标、应当实现的成果。但是，部分罹患重病的参保人员出于自身效用最大化

考虑，趋利性地选择转移到高福利层次中去，试图获取甚至骗取更多的基金偿付，这为基金的平稳运行带来了重大挑战。统筹调剂各项基金、加强基金监督管理、细化转移接续标准、严格转移接续审批等，是应对这一挑战的可为之策，但从长远来看，通过统筹城乡发展与平衡医疗福利供给，淡化甚至破除福利分层才是解决问题的根本之道。

（二）如何进一步提高统筹层次成为当前面临的最大难题

经济社会发展的迅速变迁、原有医保体系的制度缺陷以及参保群众的利益诉求，促使一些地方政府积极尝试医疗保障制度上的变革与创新，市场动力、政府动力和公民社会动力，交互形成了地方政府推行统筹城乡医疗保障制度的主要动力。逐本溯源，市场动力是这场变革与创新的根本动力，但时至今日，毫无疑问政府动力已经成为了实质上的主导动力。中央与省级政府在时机选取、进程安排、制度规划、财政补贴、管理监督等事务上，拥有直接的决定权利，这是我国目前统筹城乡医疗保障制度在动力机制上的突出特征。这一动力机制对从中央到地方的行政管理机构设置有着特定的诉求——自上而下、绝对一致的行政管理机构设置能够最大限度地发挥这一动力机制的功效。但现在恰恰是在省级行政管理迟迟没有理顺，社会保障部门与卫生部门政令不一、管理有别，为部分地区顺利开展统筹造成了一定障碍，如太仓、兴化就掣肘于此，令这一机制的运行并不顺畅。碎片化的改善，呼吁多行政部门的协同治理与跨界合作，但更需要厘清协同合作中的主导者，社会保障部门与卫生部门孰进孰退，是统筹城乡医疗保障管理体制即将面临的现实问题。

（三）如何完善配套机制存在的漏洞是当前应优先完成的任务

从各地实践的成效来看，统筹城乡医疗保障制度的推进还不能操之过急，坚持循序渐进，注重可持续发展，才能真正巩固已得成果并不断取得新的突破，这也正是前文所述政府动力主导机制下所应特别注意的问题。在政府动力主导机制下，往往中央政府制定政策推动的时间表，地方政府往往没有准备充分就盲目跟进。在统筹城乡医疗保障制度的过程中，制度间的统筹合并或转移接续已经完成之后，一些地区才发现仍然没有补齐的短板——道德风险的预测与防御、医保基金支付方式的改革并没有跟上，为基金平稳运行造成了不小风险；信息管理系统还不能无缝对接，为医保关系转续与医保信息管理增加了很大障碍；上级行政管理部门仍然分立，跨部门管理困难、信息传递失灵等。无论是中央政府还是地方政府，都应当具备"善治"理念，通盘考虑，在统筹城乡医疗保障制度决策与执行的过程中，做好充分的预期与准备，逐步建立起相应的配套机制与响应体系，这样，整个城乡医疗保障制度的统筹才能水到渠成。

第二章 我国城乡医疗保障制度的统筹模式分析

一、统筹城乡医疗保障制度的概念界定

"统筹"包含"通盘筹划、统一筹划、统筹协调、统筹兼顾"的含义（王东进，2009）。"统筹城乡"概念源自于党的十六届三中全会"五个统筹"的科学发展观："统筹城乡发展"。[①] 所谓城乡统筹，就我国而言，是指逐渐消除长期以来的城乡二元结构，缩小城乡各方面的差距，提高农业生产效益，增加农民收入，建立城乡平等和谐、协同发展和共同繁荣的新型城乡关系，并最终实现城乡无差别的发展。这其中作为保障居民基本医疗卫生需求的制度——医疗保障也应是"统筹城乡发展"题中的应有之意。党的十六届六中全会又提出了"建立覆盖城乡居民的社会保障体系"的任务，标志着我国的社会保障制度建设开始了由以城镇为主向城乡统筹扩展、由职工向城乡居民扩展的转变。

统筹城乡基本医疗保障制度的概念有广义和狭义之分。从狭义上来讲，统筹城乡医疗保障制度是指，对社会基本医疗保险的传统管理体制进行变革，合并相关部门的管理职能，这实际上也是统筹城乡医保的第一步。从广义上来说，统筹城乡医疗保障制度不仅仅是实现城镇职工医保、城镇居民医保、新农合三种医疗保险在管理上的并轨，还是包含覆盖人群、管理机构、经办服务、制度架构这四个方面在内的系统性整合与统一。在文献和政府的提法

[①] 中国共产党十六届三中全会提出，要统筹城乡发展、统筹区域发展、统筹经济社会发展、统筹人与自然和谐发展、统筹国内发展和对外开放，简称"五个统筹"。

中，统筹城乡医疗保障制度也被称为"统一城乡医疗保障"；"整合城乡医疗保障"；"城乡衔接的医疗保障体系"；"医疗保障城乡一体化"等。"统一"是我国医疗保障制度完善的目标，而"统筹"是实现目标的策略和手段。在现阶段，我国大部分地区都不可能建立起城乡统一的医疗保障制度，而应在全面覆盖和平等享有的基础上，通过体制改革和政策调整，改变长期以来的城乡二元结构，逐步缩小城乡医疗保障差距，实现城乡"政策上平等、体系上互补、待遇上一致"的保障制度（汤晓茹，2008）。卫生部"新型农村合作医疗保障制度与城镇居民基本医疗保险制度衔接研究"课题组，认为统筹城乡医保制度的主要任务是衔接新农合和居民医保两种制度，并将"两制"衔接的内涵界定如下：（1）城乡流动人口的医疗保障权利能够在新农合和城镇居民医保这两种制度间实现顺利转移和接续；（2）两种制度实现基金账户合并，实现筹资标准、补偿水平和医疗服务机构监管等方面的城乡统一；（3）两种制度在医疗保险管理资源层面实现整合（苗艳青，2010）。

尽管学界对于统筹城乡医疗保障的定义不尽一致，但各种提法在内涵与外延上有重叠与交叉。基于城乡二元医保制度中参保身份限制、公平性缺失等问题，本书认为，"统筹城乡医疗保障制度"应是站在国民经济和社会发展全局的高度和统筹城乡发展的大背景下，打破原有的城乡居民二元医保制度，突破社会身份限制，把职工医保、居民医保和新农合作为一个医疗保障体系，从整体上进行统一筹划和制度安排，消除户籍界限、身份界限和职业界限，通过设立统一的管理机构，统一财政补贴、转移支付等手段，提高农村地区医疗的公共融资水平，逐渐消除我国基本医疗保障领域的城乡差距，保障每一个公民都能平等、自由的享有基本医疗保障权利。需要注意的是，这里的"统筹"并不等于"消除差别，完全统一"，而是强调享有医疗保障的机会均等和自由选择，主要目的在于消除歧视、缩小差距。

二、统筹城乡医疗保障制度的模式归纳与分类

基于城乡二元医保制度中参保身份限制、公平性缺失等问题，我们认为"统筹城乡医疗保障制度"，应是站在国民经济和社会发展全局的高度，把职工医保、居民医保和新农合作为一个医疗保障体系，从整体上进行统一筹划和制度安排，消除户籍界限、身份界限和职业界限，保障每一个公民都能平等、自由的享有基本医疗保障权利。需要注意的是，这里的"统筹"并不等于"消除差别、完全统一"，而是强调享有医疗保障的机会均等和自由选择。统筹城乡的主要目的，在于消除歧视、缩小差距，具体地说，应满足以下三个条件：第一，不再以户籍、职业作为参保条件，每位参保者可根据自身医疗保险需求和偏好自由选择参保的类型，在医疗费用的补偿待遇上只有参保类型的差异，没有身份的差异，保障城乡居民在参保自由和待遇享受上的机会平等；第二，建立了各项险种之间的动态转换和衔接配套机制，保障全民参加医疗保险后不断保、能续保；第三，统一城乡居民的保障项目和目录（可报销药品、诊疗项目、医疗服务设施）范围，建立起城乡一致的"门诊＋住院＋大病补充"的补偿结构。

医疗保障是通过资金的筹集和再分配来实现参保群体的风险共担、互助共济的，以往国内研究多以基金融合作为划分标准。本书认为，统筹城乡医保制度是将医保制度作为一个公共政策或准公共品提供给欲参保的社会成员，其主要目的在于缩小城乡居民福利水平和保障医疗消费的机会均等。在总结各统筹地区基金的作用对象、基金的筹资、补偿标准以及基金整合情况的基础上，我们将城乡医保的统筹模式分为以下三种。

（一）"全统一"模式

将职工医保、新农合、居民医保合并为一个制度，三项基金并网管理、统筹调剂，制度内部只设一个基金。筹资上，针对不同人群的支付能力采取

"费率相同，基数不同"的筹资机制；待遇享受上，所有参保人都采用完全一致的保障项目和补偿标准。这种模式虽然无法克服城乡二元社会结构所形成户籍身份的区别，但在享受基本医疗保障效益方面却是一致的，其代表地区是广东东莞。

（二）"二元分层基金分统"模式

这种模式将新型农村合作医疗和居民医疗保险合并为统一的城乡居民医疗保险制度，两项基金并网结算、合并管理。这样，整个制度框架中包含职工和城乡居民两个险种，参保者可在两个险种间自由选择。筹资上，两个险种采取不同的筹资机制，职工医保由单位和个人共同筹资，城乡居民的保费由个人和财政补贴共同承担。待遇享受上，两个险种采取城乡一致的保障项目，但险种间的补偿标准有所差别。江苏武进、金坛、无锡，天津，四川成都，安徽马鞍山等地都采用这一模式。较为特别的，天津、成都等地在制度内部，分设多个缴费标准和待遇层次供参保者自由选择，不同层次基金合并运行、统一调剂。这种模式本质上承认户籍身份、就业与非就业对社会成员在享受医保制度的社会效益方面的差别，是一种相对公平的医保统筹制度，我国将在很长时间里以这种医保统筹模式为主。

（三）"二元分层基金分立"模式

打通原先的城镇职工医保、城镇居民医保和新农合三项制度的参保渠道，允许城乡居民自主选择参保，仍保留不同的筹资标准和补偿标准，三个基金独立运行。江苏太仓、兴化等地都属于这一统筹模式。

此外，还有很多地区将原本归卫生部门管理的新农合分离出来，划归人社部门管理，实现了管理资源层面的整合，但仍然保留城镇职工医疗保险、城镇居民医疗保险和新农合三项制度，并未实现制度层面的统筹，江苏仪征、靖江、海安等地都属于这种情况。这种"管理统一、制度分设"的模式并不属于本书中所定义的"统筹城乡医疗保障制度"的概念范畴，只能算是一种半统筹模式，还需进一步整合。

表 3—2—1　　　　　　　　城乡医保统筹模式比较

模式	筹资标准	补偿标准	基金分类数	制度形式	代表地区
"全统一"模式	费率相同，基数不同	统一保障项目及补偿标准	一个	基本医疗保险	广东东莞
"二元分层基金分统"模式	职工：单位＋个人 居民：个人＋财补 职工与居民标准不同	保障项目相同，补偿标准有别	两个	职工医疗保险＋城乡居民医疗保险	江苏武进、金坛、无锡，天津，四川成都，安徽马鞍山
"二元分层基金分立"模式	职工：单位＋个人 居民：个人＋财补 职工与居民标准不同，居民分多个筹资标准	保障项目相同，职工与居民补偿标准有别，居民的不同层次补偿标准有别	大于两个	职工医疗保险＋城乡居民医疗保险，城乡居民医疗保险内部分若干层次	江苏太仓、兴化

三、不同地区适宜模式的理论分析

通常对医疗保障制度福利效果的研究，多关注于对参保者提升医疗服务利用、减轻医疗负担方面的效果。经济学中，收入或财富的边际效用递减是消费者购买医疗保险的理由。参保者在参加医疗保障制度时付出了成本，但只有在受到疾病风险冲击时才能获得补偿，所以对单个个体来说，参保未必能获得正向的福利效果，仅考虑医疗保障制度对患病者的效用，可能不够准确。本书认为，医疗保障制度的实质，是通过基金的筹集和支付所实现风险和财富负担分配的过程，因而从分配的视角研究其福利效果更为贴切。

在我国，医疗保障的分配功能始于筹资阶段。医疗保障制度对不同人群实行不同的筹资标准：职工医保由企业和个人共同筹资，城镇居民医保采取"个人（家庭）缴费为主、政府适当补助"的筹资原则，新型农村合作医疗则是以"个人缴费、集体扶持和政府资助"的方式筹集资金。在整个医疗保障系统中，城镇居民、新农合的医疗保障费用主要由财政补贴和个人缴费组成，国家对不同收入阶层征收累进所得税，形成公共财政的一部分，以医保费补贴的形式，与参保人缴纳的医疗保险费共同形成医疗保险基金。

补偿阶段，利用基金补偿小部分人因疾病风险带来的经济损失，实现健康人群向患病人群的收入转移和互助共济，并通过平等的或偏向于穷人的医疗保障补偿政策对患病人群进行收入补贴，实现高收入者向低收入者的收入转移，以此来调节不同人群之间的收入分配和风险分担（见图3—2—1）。

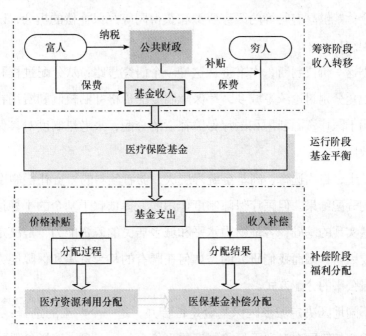

图3—2—1　医疗保障制度的福利分配效应

上述分析是从医保基金补偿的角度来考量医疗保障制度的分配效应。当我们把健康作为一种人力资本来看待时，医疗保障作为医疗消费的价格补贴机制，其分配效应还不仅如此。现实生活中，同等健康需要的人受到收入约束的限制，所实际发生的医疗资源利用往往存在差异，表现为低收入阶层在购买医疗服务数量、质量上都低于高收入阶层，医疗保障的消费补贴机制可以使那些本来没有能力就医的人能够得到及时的医疗服务（Arrow，1963），平滑由收入等机会不平等因素带来的医疗资源利用差距，实现高收入阶层和低收入阶层在医疗资源利用上的再分配。

综合以上两点，医疗保障制度通过补偿阶段的价格补贴机制干预健康消费，平衡不同人群在医疗资源利用上的差距，这是福利分配的过程；通过筹资阶段的转移支付和补偿阶段的医疗费用补偿，共同实现医保基金在不同人群间的分配，这是福利分配的结果。福利分配的目的，在于保证有相同医疗需要的个体能够享有同等的医疗资源和获得同等医保补偿的机会，以追求公平的分配结果。

根据这一价值判断，本书遵从这样一个研究思路：从分配过程和分配结果两个视角分别讨论统筹城乡医疗保障制度的价格补贴机制和费用补偿机制如何作用于医疗资源利用和医疗保障补偿的分配，来考量制度对参保者的福利分配效应。

理论上，自由选择、高基金统筹层次、弱者倾斜的筹资补偿制度更有利于公平的分配结果。但医疗保障制度作用的发挥依赖于基金的平稳运行，筹资是待遇实现的基础，各地财力水平和城乡居民的筹资能力，是决定统筹模式的主要因素。因而我们研究的是如何在既有的基金资源和保障能力下，选择一种最公平的分配方式。

在不同地区决定城乡医保基金是否合并，是一个两难的选择：一方面，较高的基金统筹层次有利于保障制度的平稳运行，而自由选择参保的模式需要与提高基金统筹层次相结合，才不至于因逆向选择带来制度风险；另一方面，由于城乡居民之间存在收入水平、就医成本的差距，基金合并后会不会存在城镇居民更多的享用医保补偿的"逆向补贴"，而违背统筹制度缩小城乡差距的初衷？不同地区的保障水平、城乡收入差距、医疗资源丰缺程度，是是否存在逆向补贴的关键。

在保障水平（报销比例）较高且医疗资源较为丰富的地区，医疗消费较少的依赖于个人收入，因而城乡居民医疗需求的价格弹性相差不大，就医成本差距也较小。在遭受同样疾病风险冲击时，城乡居民对医疗资源利用基本相同，因而合并基金不会出现城镇居民多享用医保补偿的"逆向补贴"现象。

但在保障水平（报销比例）较低的地区，医疗消费仍有很大一部分依赖于个人收入。这时则存在两种可能：一种可能，受预算约束和医疗可及性的影响，在罹患疾病时，收入较低的农村居民可能会选择放弃治疗或治疗不彻底，医疗资源利用率低于城镇居民，这种情况下合并基金就会存在城镇居民多享用医保补偿的"逆向补贴"现象；另一种可能是，健康与收入之间往往存在高度的正相关关系，收入较低的农村居民的健康折旧率高于城镇居民，医疗需求也高于城镇居民，这种情况下合并基金则不会带来"逆向补贴"。现实中，保障水平较低的地区，城乡居民在医疗资源利用上的差异取决于以上两方面作用的共同结果。在同一个统筹基金内设立多种缴费补偿方案供参保人自选，可能会促进上述的后一种作用，带来较为公平的福利分配结果。

筹资是待遇实现的基础，在平衡城乡居民待遇时，医疗需求释放后的资金缺口，即筹资的增长幅度应在地方财力和参保人经济承受能力的范围之内。"全统一模式"对所有参保居民采取统一的补偿水平，并将所有参保人群都纳入同一个基金，最大程度上发挥大数法则作用，实现城乡间的互助共济和收入再分配。理论上，这种模式在促进农村居民的健康消费、减轻财务负担、实现城乡健康公平上是最为有效的。然而，这一模式是以强大的财力水平和较小的城乡差距为基础的，并不适合所有地区。对于城市化水平高、地方财力水平较高的地区，从事农业生产的人口比例较少，城乡差距较小，筹资仅需做小范围调整就能满足统一城乡待遇标准的需求，则可以实行"全统一"的统筹模式，例如广东东莞。另一种情况是，虽然在城乡存在一定差距，但地方财力水平足以满足统筹所需资金，例如陕西神木。

在江苏昆山、无锡等实行"二元分层基金分统"模式的地区，由于就业人群和非就业人群之间的筹资标准差距较大，但居民医保与新农合的筹资标准则差距较小（见表3—2—2），通过个人、财政、村集体三方筹资分担增加的筹资部分，仅是整合了城乡居民的制度标准和基金。较为特殊的是，昆山约90%的农村人口都从事非农就业并参加职工医保，在昆山100万的参保人口中，居民医保的参保人数仅有22.87万人。为了实现与职工之间的互济，昆山市合并了职工医保和居民医保的大病补充医疗保险基金，所有参保者5万元医疗费用采取统一的报销标准，在大额医疗负担上实现了所有参保者的互助共济。但这种特殊的"二元分层基金分统"模式仅适用于非就业人群比例较小的地区。在非就业人群较多的地区，合并大病补助基金后需求释放总量较大，容易给基金运行带来风险。例如江苏的无锡市区有91.6万人的非就业人群，则没有实现与职工医保的基金调剂，仅是对城乡居民实行统一的筹资、财政补贴标准和报销待遇，属于典型的"二元分层基金分统"模式。

表3—2—2　　　　　部分地区城乡医保统筹前后的筹资标准　　　　　　　元

模式/地区分布		统筹前			统筹后		
		个人	财补	总额	个人	财补	总额
二元分层基金分统	昆山（2007）	50	150	200	60	200	260
	无锡（2011） 居民	150	250	400	150	270	420
	无锡（2011） 新农合	120～150	240～270	360～420			
	太仓（2008） 城乡居民	60	140	200	80	140	220
	太仓（2008） 住院	60	140	200	135	540	675
二元分层基金分设	兴化（2009） 居民类	100	80	180	100	80	180
	兴化（2009） 新农合类	20	80	100	20	80	100
	靖江（2009） 居民类	200	80	280	200	80	280
	靖江（2009） 新农合类	30	70	100	30	90	120

注：表中年份指各地城乡医保正式统筹的年份。

实行"二元分层基金分设"的江苏兴化和靖江，在资源禀赋和制度基础与昆山和无锡有较大差距。首先，在城市化水平上，2009年兴化市农业人口的比重为 39.12%，在农村仍有 36.6% 的人从事纯农业劳动，农村居民的收入水平较低。统筹之前，居民医保的筹资为 180 元，其中个人负担 55%；而农村居民每年的筹资额为 100 元，个人仅负担 20%，筹资大部分由省、市两级财政负担。由于新农合参保人数众多，占到总参保人口的 85%，如果将城乡医保的待遇提高到同一水平，需要对农村居民的医保筹资作较大的提升方能实现。受地方财力水平的限制，这部分筹资压力可能大部分转嫁给农村参保居民，影响低收入人群享受医保补偿时的支付能力，由于贫困地区的医疗消费更多地依赖于自身收入水平，这些释放的医疗需求未必能得到有效满足，在统筹城乡的医保基金后，较为富裕的城市居民将更多的占有医疗资源，造成"农帮城"的逆向转移。戈德曼等对加利福尼亚社会统一费率后的再分配后果预测同样证明了这一点，因为在富裕的城市地区卫生保健支出相对高，统一费率将出现从贫困农村地区向上述地区的大规模收入转移。因此，在经济不发达、城市化水平较低的地区，统筹城乡居民的医保基金可能会使农村居民的福利受损，宜采取"二元分层基金分立"的模式，并适当向农村居民倾斜，逐步提升农民福利水平、缩小城乡差距。较为特别的，太仓市对城乡居民采取了一致的筹资、补偿待遇，两项基金合并运行，但是住院保险基金是独立出来，所以属于基金分立模式。除此之外，太仓为失地农民和有特殊贡献的社会群体设立了"住院医疗保险"层次，实行与职工医保同样的住院补偿待遇，缴费仅为职工医保的一半，体现了向弱势群体倾斜的政策导向。

但在实践中，"二元分层基金分立"模式在基金调剂方面能力有限，容易造成参保人逆向选择所带来的制度风险问题。兴化市实行险种自由转换机制后，就初步暴露了这样的问题：老、弱、病、残等高风险人群都倾向于选择参加补偿较高的居民医保或职工医保，重病的人流向高险种、健康人群流向低险种的逆向选择问题较为突出，使得居民医保的参保结构呈愈来愈老龄化的偏态分布，赤字严重。因此，采用"二元分层基金分立"模式的地区应在保证参保人自由选择权的基础上，科学合理地设定各险种的衔接转换机制、一次性补缴政策的缴费基数，以保证医保制度运行的稳定性和可持续性。同时，应在逐步缩小制度差距的基础上，逐步向"二元分层基金分统"模式过渡，以促进保险内部参保人群年龄结构的优化，提高基金的共济能力，逐步缩小不同人群在医疗需求水平上的差距。

四、小结

由于城乡二元医保差异所带来的医疗服务利用不平等，从平衡城乡福利水平的视角，统筹城乡医疗保障制度是缩小城乡待遇差距，减轻农村居民医疗消费的收入约束的重要措施。我国目前正在试点的统筹城乡医疗保障的模式可以分为"全统一"模式、"二元分层基金分统"模式、"二元分层基金分立"模式三种。理论上，"全统一"模式在促进农村居民的健康消费，减轻财务负担，实现城乡健康公平上较其他两种模式更为有效，但并不适用于所有地区。在经济较不发达、城乡差距较大的地区，若强行为之可能会损害参保人的利益，违背城乡统筹的初衷。实践中，受地区经济发展水平、城市化水平和制度基础的影响，不同地区的城乡医保统筹制度有着不同的演化路径。经济较为发达的昆山，其城市化、工业化水平高，城乡流动人员多，城乡地域界限不明显。城乡医疗保障需求的趋同催生了医保制度的整合，城乡医保关系频繁转换的需求促进了经办管理的统一，为了满足一体化制度对于一体化管理的需求，这些地区逐步实现了整个管理体制和体系的整合，是一种诱导性制度变迁。而在城乡户籍分界明显的兴化、靖江等地，农村人口众多，新农合也实施得比较早，与城镇居民医保的筹资水平有着较大的差距。这些地区则先着手于管理体制的整合与归并，打破城乡参保界限，以管理的统一推动制度变迁。

"善战者因其势而利导之"，善治者也应如此。各地在探索适合本地实际的城乡医保统筹制度时，应充分考虑到地方财力水平和参保人的缴费能力，因地制宜地选择城乡医保统筹模式。经济较不发达、城市化水平较低的地区可以先采用"二元分层"的统筹模式，首先保证城乡居民平等享有医疗保障，再考虑不同群体的多元化需求、收入水平差异及基金支付能力等方面因素，制定适合不同缴费层次，既有区别又不失公平地对待不同情况的城乡居民，既照顾到贫困的农村居民，又与城镇职工医保做好衔接，以梯次化的层次设计建立渐进式的保障架构，逐步缩小城乡之间医疗保障的差异，向"全统一"的模式过渡，推进城乡医保统筹。

第三章 统筹城乡医保制度对医疗资源利用的分配效应评估

一、理论分析

"资源"是指一国或一定地区内拥有的物力、财力、人力等各种物质要素的总称。从供给的角度,"医疗资源"包含医疗机构、医疗设备、医疗人员、医疗经费四类,政府进行医疗资源配置的目的,在于通过这些医疗资源为有需要的患者提供必要的医疗产品和医疗服务。在同一个地区内,政府配给的医疗资源是一定的,由于医疗资源具有混合公共品的性质,政府无法在分配中起到完全的决定作用,对已有医疗资源的利用很大一部分取决于个体的决策:当人们因病产生医疗需要并且具有购买能力时,才有机会享用政府配给的医疗资源。因而,医疗资源的分配是以消费者的购买和使用为基础的,而非源自于政府的强制性配给,单纯的政府配给未必能够将医疗资源分配给真正有需要的人。

在我国,就存在有医疗资源需要但消费不起已有医疗资源供给的现象(WGB, 2005)。[①] 我们来看一组数字:卫生部公布第四次国家卫生服务调查结果显示,2008 年城市居民的两周未就诊率为 37.3%,农村居民的两周未就诊率为 37.8%[②],这其中因经济困难或认为就诊太贵而未就诊的比率占 14.9%。经医生诊断需住院而未住院的比例为 21%,这部分人群中有 70.3% 的人是因"经济困难"。而在已经住院的病人之中,36.8% 的受访者没有遵医

---

① 世界银行. 审视中国农村卫生工作面临的挑战. 中国农村卫生简报,2005.
② 数据来源于《2010 中国卫生统计年鉴》。

嘱继续住院治疗而自己要求出院，这其中 54.5% 的受访者主动要求出院的原因是经济困难或花费太多。可见，政府所提供的医疗资源并没有得到合理的分配。那么，如何将医疗资源有效分配给真正需要的人群，实现"病有所医"？这是政府亟待解决的首要问题。[①]

医疗保障制度作为一种医疗消费的价格补贴机制，是从需方消费干预角度实现医疗资源合理分配的重要途径。医疗保障制度是通过以下作用机制对医疗资源利用进行分配的（见图 3—3—1）：当人们受到疾病风险冲击时，健康资本会受到折损（Loss）而贬值，就产生了对医疗服务的需要以弥补或修复健康资本。现实中存在两类人：一类是收入较高，具有良好就医习惯的人，这类人群在医疗消费时受到的预算约束较小，医疗需求的价格不敏感，得知患病时会马上就诊，其就诊与否的决策与医疗保险关系不大；另一类是收入较低，受预算约束和预期健康投资受益的影响，往往在生病后不进行及时诊治，即没有将医疗需要转化为有效的医疗需求，因而影响健康资本的修复过程（Grossman，1972）。这种情况下，受损的健康资本有可能在患者自我治疗下修复，也可能因"小病拖、大病扛"带来更大的健康损失。在遭受风险期间，因健康能力不足或丧失收入获取能力而带来的间接经济损失会造成负向的福利后果，甚至有可能是长久、持续的收入能力丧失。医疗保障制度的作用，正在于通过其对医疗消费的价格补贴机制，干预图 3—3—1 中第二类人群（主要是低收入群体或农村居民）的医疗消费决策，降低实际支付价格，促使消费者转而消费或消费更多的医疗服务，改善其有病不医的状况，来实现城乡居民在医疗资源利用上的福利分配。

统筹城乡医保制度对城乡居民实行统一的报销比例，无疑是更有利于医疗资源公平分配的。医疗保障制度的上述价格干预作用与保障水平（即报销比例）有关，报销比例越高，对价格弹性较高的农村居民的干预作用越明显。

---

① 中国卫生部. 中国发展高层论坛报告. 新华网，2006-03-18.

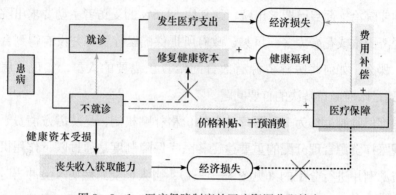

图 3—3—1　医疗保障制度的医疗资源分配效应

保障水平（报销比例）一方面依赖于筹资水平，另一方面则依赖于统筹层次，即同一个统筹基金内的参保人数。统筹层次越高，同一个基金内部的参保人数越多，基金的余缺调剂、转移支付空间越大，对于缓解城乡、险种、个体之间的负担不均的作用越好，更利于合理的福利分配。

　　另外，各地的统筹城乡医疗保障制度设定中，还存在一个较大的差异：是否允许参保人在不同险种间自由选择。由于就业人群与非就业人群的筹资水平差距较大，各统筹地区的制度体系仍包含职工医保和居民医保两类，并分别设立不同的筹资补偿标准。如太仓和兴化允许参保人在不同的制度间自由选择，而宜兴则仍以是否就业限定参保类型。大量文献证明（洪秋妹，2009；解垩，2009 等）：收入与健康之间存在正相关关系，收入越低的群体健康状况也越差，尤其是在中国农村，繁重的农业劳动和较差的营养卫生条件，使得农村居民的健康折旧率更高，因而对于医疗资源的需求也更高。根据医疗保险的需求理论，患病概率高、预期疾病损失较大的农村居民，在其经济承受能力内，会更倾向于购买医疗保险或购买更多的医疗保险。因而，允许自由选择的模式可能更利于医疗资源利用的分配。

二、数据来源

（一）调查方法与地点选择

依据本研究的分析框架和研究目标，调研主要分两个阶段进行。

第一阶段，对统筹城乡医疗保障制度的面上调研。笔者跟随国家自然科学基金项目《城市化进程中城乡医疗保障的统筹模式研究》的课题组，于2011年5月—2011年8月走访了浙江省杭州市、嘉兴市，四川省重庆市，安徽省马鞍山市，江苏省泰州市、苏州市、无锡市的社会医疗保险管理部门，对各地城乡统筹医疗保障制度的运行现状、管理体制等做了面上调研。同时，利用2011年6月参加"第五届中国医保研究会年会暨和谐社会与医疗保险论坛（岳阳）"以及"2011年南京大学统筹城乡医疗保险制度研讨会"的机会，与广东省、陕西省、天津市的人力资源和社会保障厅（局）医保处的工作人员就城乡医疗保障统筹情况进行了访谈和交流。由于统筹城乡医保制度试点较晚，试点地区较少，且统筹模式各有差异，无法利用已有的权威数据库（如CHNS等）进行研究，因而本书选择实地调研的论证方法，为进一步的研究提供数据支撑。

第二阶段，选取江苏省进行微观问卷调研。之所以选择江苏省的统筹城乡医疗保障制度为研究对象，主要出于两方面原因：第一，江苏省是我国统筹城乡发展的先行地区，也是开展城乡医保统筹试点的先行地区，早在2004年初江苏省昆山市就开始了城乡医保统筹的试点，目前已有32个县（区）对城乡医疗保障制度进行了不同程度的统筹试点，模式不同、效果各异，为我们提供了较为丰富的研究资料；第二，江苏省的统筹地区遍布苏南，并逐步向苏中、苏北地区扩展①，江苏省的苏北、苏中、苏南地区，在经济发展和城市化水平上有着较大差异，与我国东、中、西部的差异有相似之处，以江苏省为研究对象具有较强的代表性，由此得出的结论具有一定的普遍意义。

第二阶段的微观问卷调研采取多阶段随机整群抽样方法进行抽样，将所有统筹地区的城乡居民作为总体。由于统筹时间不一、模式各异，我们第一阶段先根据经济发展水平、城市化水平、统筹模式及时间，对各个地区进行初级分类，并从中随机选取三个同时于 2008 年实施统筹的异质性地区作为二级单元，分别是太仓、宜兴、兴化。然后，根据等距离抽样原则，再在每个二级单元中分别抽取 2 个社区及 2 个乡镇作为三级抽样单元，根据研究需要在每个乡镇随机抽取 50 户左右农户进行调查，每个社区随机抽取 50 户左右城镇家庭进行调查。

调查之前，课题组对调查问卷进行了多次讨论和修改，并将每个地区的第一天作为预调查，熟悉问卷、发现问题、及时改正。调查小组分为农户组和城镇组，由社会保障、农业经济、计量经济专业的学生组成。调查员经过严格的问卷培训和讨论，并每天进行问卷的讨论和检查，以便及时纠正问题。

（二）调查设计

本书数据源自于自然科学基金《城市化进程中城乡医疗保障的统筹模式研究》课题的调研数据。问卷调查从 2011 年 12 月 5 日起到 2012 年 1 月 9 日，历时 1 个月的时间，共调研 700 份，剔除遗漏和缺失的问卷，得到有效问卷 692 份，包含 1 079 个农民和 994 个城镇居民共 2 073 个个体信息。考虑到城镇职工在工作日家中无人，为了防止被选择调查对象的空户问题，影响抽样

---

① 截至 2011 年调研之时，江苏省开展城乡医疗保障统筹的地区有：南京高淳县，镇江市区、丹徒区、句容市、扬中市，常州武进区、金坛市、溧阳市，无锡市区、江阴市、宜兴市，苏州昆山市、太仓市、张家港市、常熟市、市辖区，南通市区、海安县，泰州市区、海陵区、高港区、兴化市、靖江市，扬州仪征市，淮安清河区、楚州区。

结果，城镇问卷基本上都选在周末或法定节假日进行。

本调查涉及居民和医疗保险机构两个层面。医疗保险机构问卷包括统筹城乡医疗保险制度的统筹时间与背景、统筹模式、保险政策、统筹前后的制度运行状况。其中，统筹模式又包含筹资模式、补偿模式和衔接管理模式，制度运行状况包括基金运行情况、保险覆盖情况、城乡参保比例等内容。医疗保险机构调查问卷由课题组对医疗保险管理及经办机构工作人员访谈的形式得来。调研机构包括宜兴市城乡居民医疗保险业务管理中心、宜兴市人力资源和社会保障局社会保险科、太仓市人力资源和社会保障局、太仓市医疗保险基金结算中心、兴化市人力资源和社会保障局。调查内容及数据涉及2008年至2011年4年的情况。

居民问卷包括城镇居民和农村居民两个部分。问卷内容主要是访谈者2011年全年的医疗保险购买行为、就医行为、医疗费用支出、医保补偿水平等。同时还包括2011年度调查之时，被调查者的家庭及个人社会经济特征、收入来源及收入结构、健康及疾病史、对医疗保险的认知度与满意度、医疗保险筹资意愿等内容。数据详细记录了城乡住户每一个个体在过去的四周及2011年的生病、就诊、住院的情况，以上数据都来自于入户调查。

（三）调查数据——样本地区统筹城乡医疗保障制度的基本情况

1. 总体样本描述

本次问卷调查共调研700份，剔除遗漏和缺失的问卷，得到有效问卷692份，包含1 079个农民和994个城镇居民的信息。

调查样本的个体特征见表3—3—1。各个地区调查样本的平均年龄都在45岁左右。调查样本的男性约占51%，女性约占49%，有75%的样本是已婚者。在受教育程度上，宜兴和太仓的平均受教育年龄皆高于兴化。在收入水平上，由高到低依次是太仓、宜兴、兴化，这与各市的整体收入水平分布是一致的。非农户口的观测样本占48%左右。

表 3—3—1　　　　　　　　　　　　调查样本的个体特征描述

	全部样本	宜兴	太仓	兴化
年龄（岁）	45.459 2	45.401 4	45.765 2	45.481 7
	(19.859 7)	(18.641 3)	(20.123 1)	(20.495 5)
性别（男＝0，女＝1）	0.490 0	0.484 0	0.492 6	0.490 0
	(0.502 6)	(0.499 0)	(0.500 4)	(0.510 2)
婚姻①（未婚＝0，已婚＝1）	0.750 6	0.737 8	0.791 5	0.727 6
	(0.432 8)	(0.440 1)	(0.406 6)	(0.445 6)
教育（年）	7.667 9	8.232 6	7.682 4	7.249 2
	(4.473 3)	(4.198 6)	(4.601 1)	(4.639 9)
收入②	16 595.240 0	16 748.870 0	17 610.740 0	13 075.510 0
	(9 434.829 0)	(9 356.307 0)	(8 317.595 0)	(9 156.148 0)
户籍（农业＝0，非农＝1）	0.479 5	0.489 3	0.489 3	0.470 1
	(0.499 7)	(0.500 3)	(0.500 3)	(0.499 5)
观测值	2 073	862	609	602

注：本表中报告的是各变量均值，括号内是标准差。①此处的未婚包含未婚、离异、丧偶三种情况在内。②此处的收入是年家庭人均收入，因而在同一个家庭中的不同成员取值相同。

资料来源：笔者根据调研数据计算得来。

调查样本的健康状况见表 3—3—2。三地的自评健康状况都为一般偏上，患有慢性病的概率兴化最高，约30%的样本患有慢性病。由患者自我感知的疾病严重程度中，兴化的疾病严重程度高于其他两地，三地总体的疾病严重程度为一般偏严重。

表 3—3—3 描述了样本的医疗保障和医疗消费情况。治疗方式的选择上，兴化更倾向于住院治疗，宜兴的自我治疗样本则比例较大。从医疗支出上来看，太仓地区最高，其次是兴化和宜兴，与之相对应的，医保补偿额度由高到低分别为太仓、兴化、宜兴。补偿水平和医疗消费水平的地区差异一方面与各地的医疗价格水平有关，另一方面也与共付率表征的医保水平有关。

2. 太仓统筹城乡医疗保障制度介绍

太仓市位居全国十强县前十位，是全国第二批城镇职工基本医疗保险试

表 3—3—2　　　　　　　　　样本的健康状况及医疗需求情况

	全部样本	宜兴	太仓	兴化
自评健康（1~5由差到好）	3.393 3	3.339 7	3.332 8	3.347 2
	(1.210 4)	(1.203 2)	(1.187 5)	(1.203 5)
慢性病（无＝0，有＝1）	0.261 5	0.225 1	0.266 0	0.309 0
	(0.441 7)	(0.417 9)	(0.445 9)	(0.466 0)
疾病严重程度（1＝不严重，2＝一般，3＝非常重）	1.774 0	1.773 7	1.738 6	1.794 0
	(0.729 7)	(0.743 9)	(0.703 6)	(0.727 8)
观测值	2 073	862	609	602

资料来源：笔者根据调研数据计算得来。

表 3—3—3　　　　　　　　　样本的医疗支出及医疗保障情况

	全部样本	宜兴	太仓	兴化
医疗支出	2 530.900 0	2 478.558 0	2 601.562 0	2 503.633 0
	(7 768.551 0)	(6 505.790 0)	(8 357.274 0)	(8 732.854 0)
治疗方式（0＝自我治疗，1＝门诊，2＝住院）	0.673 4	0.572 9	0.690 9	0.747 4
	(0.684 5)	(0.509 4)	(0.697 2)	(0.780 3)
医保补偿	1 085.722 0	752.242 5	1 416.649 0	1 228.453 0
	(4 647.750 0)	(3 790.569 0)	(5 372.541 0)	(4 939.403 0)
共付率（自付比率）	0.522 0	0.555 0	0.495 0	0.502 1
	(0.376 2)	(0.429 6)	(0.388 9)	(0.260 5)
价格（一次普通感冒花费）	23.828 5	27.458 4	28.482 3	15.084 5
	(10.153 7)	(7.862 5)	(7.282 3)	(9.303 6)
医保类型①（0＝居民，1＝职工）	0.563 9	0.493 0	0.479 5	0.750 8
	(0.628 2)	(0.500 0)	(0.500 0)	(0.836 6)
观测值	2 073	862	609	602

注：本表中报告的是各变量均值，括号内是标准差。①兴化的医保类型有三种：0＝新农合，1＝居民医保，2＝职工医保。

资料来源：笔者根据调研数据计算得来。

点城市。白 2008 年正式实施城乡居民社会医疗保险一体化以来，在扩人覆盖面、提高保障层次、解决困难群众"因病致贫、因病返贫"问题上，取得了显著成效。

太仓的整个医疗保障体系设两个统筹基金，分别为职工医保基金和城乡居民医保基金。在职工医保基金的内部设立两个缴费补偿层次：

职工医保层次一：筹资标准为职工工资总额的10%，其中用人单位和个人负担的比例为8∶2。对于参加这一方案的灵活就业人员、被征地农民，缴费基数为职工最低工资基数的10%，其中个人负担8%，市财政补贴1%，镇财政补贴1%。补偿模式采用"门诊个人账户＋门诊统筹＋住院统筹"结合的方式。门诊统筹起付线为600元，封顶线为2 500元，报销比例为65%～75%。住院统筹起付线在一、二、三级医院分别为300元、600元、800元，不设封顶线，报销比例为91%。

职工医保层次二：筹资标准为职工最低工资基数的5%，2011年是860元左右。对于不同参保人群给予不同的补贴标准：（1）外来务工的职工：单位4%，个人1%；（2）16周岁以上参加养老保险的被征地农民个人2.5%，市镇财政2.5%。一次性缴费的被征地农民在女60男65的年龄段共6 000元/人，个人3 000元，财政3 000元；70以上年龄段个人一次性交2 000元/人，财政补贴4 000元/人；（3）本市户籍的20世纪五六十年代精减退职人员以及城镇重症残疾人员：个人0，财政全额补贴5%；（4）1992年12月31日之前为城镇户籍，参保时达到法定退休年龄的居民：个人2%，财政补贴3%。补偿模式采用"门诊统筹＋住院统筹"的方式，门诊统筹不设起付线，封顶线为500元，报销比例为40%～60%。住院统筹的报销方案与方案一完全相同。

城乡居民医保：筹资总额为500元，其中财政补助350元，个人缴纳150元。补偿模式采用"门诊统筹＋住院统筹"的方式，门诊统筹与职工医保层次二相同。住院统筹的起付线为一级医院100元、二级医院400元、三级医院800元，不设封顶线，报销比例为70%。

综合我们调研的情况，太仓市的统筹城乡医疗保障制度有以下几个特点：

（1）多层次、互通自选的医疗保障体系

通过梳理历史政策与现行政策的矛盾关系，统一政策口径，太仓市形成了一套针对不同群体、不同参保方式、享受不同医保待遇的政策体系。统筹之后，提高了农村居民的补偿待遇：2007 年全市 20.6 万农村居民"新农合"的结报率仅为 29.3%，在 2008 年参加居民医疗保险，结报率提高到 47.4%，2010 年为结报率 62.1%，与城镇居民享受一致的报销待遇。

（2）医保三大险种之间的相互衔接配套的转换机制

在劳动年龄段人员可以根据自己的经济能力、人员性质等因素，选择参加不同种类的医疗保险，并可动态转换，在达到法定退休年龄时，可最后选定某个险种，办理退休手续，医保经办部门对其之前参加各类社会医疗保险的缴费年限，分别按基本医保、住院医保、居民医保以 1：2：4 的关系进行折算，对不足最低缴费年限的实行一次性补缴。三种医保制度协调并存，所有医保对象全部实行持卡就医、实时结算。

（3）向弱势群体、大病重病倾斜的报销机制

把以人为本的理念融入社会医疗保障制度，优先保障弱势群体的基本权益。针对弱势群体实施救助。建立了社会医疗救助和重点优抚对象医疗救助机制，2008—2010 年，太仓市医疗救助 27 162 人，支付医疗救助金额 2 661 万元。报销政策向大病重病倾斜，2007 年大病重病结报率 92%，2009 年将大病重病结报率提高为 100%，防止"因病致贫、因病返贫"问题。

3. 宜兴统筹城乡医疗保障制度介绍

为了完善医疗保障体系，缓解城乡居民"因病致贫、因病返贫"的问题，促进经济发展和社会稳定，宜兴市于 2008 年出台《宜兴市城乡居民医疗保险管理办法》，建立城乡居民医疗保险制度，并由宜兴市卫生局负责经办、管理。宜兴市的城乡居民医疗保险，是在政府组织、引导、支持下，实行个人、集体和政府多方筹资，城乡居民在就医时由医疗保险基金支付部分医疗费用的社会保障制度，实行"政府组织、统一筹资、征管分离、互助共济、专款专用、以收定支、收支平衡"的原则。保障对象为除按规定应参加城镇职工

基本医疗保险、企业职工医疗保险和中小学生医疗保险的对象外，户口在宜兴本市的所有城乡居民。

宜兴市的医疗保障体系共有两个缴费补偿方案，统筹基金也按缴费补偿方案划分为两个：

职工医保：筹资标准为职工工资总额的10%，其中用人单位和个人负担的比例为8∶2。对于参加这一方案的灵活就业人员，缴费基数为职工最低工资基数的10%，全部由个人负担。补偿模式采取"门诊个人账户＋住院统筹"的方式。住院统筹补偿的起付线为一级医院400元，二级医院800元，三级医院1 200元，封顶线为30万元，补偿比例为85%。

居民医保：筹资标准为总额400元，其中个人负担130元，财政补贴270元。补偿模式采取"门诊统筹＋住院统筹"的方式。门诊统筹不设起付线，封顶线为200元，报销比例为30%。住院统筹补偿的起付线为500元，封顶线为8万元，补偿比例为65%。

与太仓相比，宜兴市城乡居民医疗保险与城镇职工基本医疗保险，分属在卫生局、人力资源和社会保障局两个部门下管理，因此还未实现两种险种之间的自由转换，也没有两种制度间相应的衔接机制。

4. 兴化统筹城乡医疗保障制度介绍

兴化市是苏中地区最早开始城乡医保统筹改革的地区，2008年兴化市围绕"人人享有医疗保障"的目标，按照"管理并轨、政策接轨、服务同轨、监管合轨"的思路，结合经济发展水平，统筹考虑城乡居民多元化需求、收入水平差异以及基金支付能力等方面的因素，将城镇居民保险和新农合有效整合。

兴化的整个医疗保障体系设三个统筹基金，分别为职工医保基金、居民医保基金、新农合基金。在职工医保基金的内部又设立两个缴费补偿层次，总体上说共有四个缴费补偿层次：

职工医保层次一：筹资标准为用人单位全体职工工资总额的7%，职工为本人工资的 2%；以灵活就业人员性质参保的，个人缴纳全部 9%。补偿模式采取"门诊个人账户＋住院统筹"的方式。住院统筹补偿的起付线为 400 元，封顶线为 20 万元，补偿比例为 85%。

职工医保层次二：筹资标准为职工最低工资基数的 5%，全部由个人缴纳。补偿模式采取"门诊统筹＋住院统筹"的方式。门诊统筹补偿的起付线为 20 元，封顶线为 200 元，报销比例为 40%。住院统筹的补偿标准与层次一一致。

居民医保：筹资标准为总额 340 元，其中个人负担 140 元，财政补贴 200 元。补偿模式采取"门诊统筹＋住院统筹"的方式。门诊统筹补偿标准与职工医保层次二一致。住院统筹补偿的起付线为市内医院 400 元，市外医院 600 元，封顶线为 13 万元，补偿比例为 67%。

新农合：筹资标准为总额 250 元，其中个人负担 50 元，财政补贴 200 元。补偿模式采取"门诊统筹＋住院统筹"的方式。门诊统筹补偿标准与职工医保层次二一致。住院统筹补偿的起付线为市内医院 400 元，市外医院 600 元，封顶线为 9 万元，补偿比例为 62%。

综上，兴化市的统筹城乡医保制度有以下几个特点：

（1）放开参保条件

将原先城镇职工医保、城镇居民和新农合三项制度变为事实上的三个保障档次，并网结算，同步管理，允许城乡居民自主选择参保，医疗结算上分为城乡居民医保和职工医保两类，形成了更加合理的保障梯度。

（2）放低结报门槛

将职工医保初次参保过渡期由 3 年缩短为 1 年半，鼓励城乡居民参加高层次保障。政策实施以来参保率上升 2.09 个百分点，城乡居民选择性参保总数达 2 万人：一是原来因经济困难而缴不起职工医疗保险的 15 000 多名企业失业人员，现在选择参加费用较低的城镇居民类或新农合类医疗保险；二是原来一些富裕的农民由于身份所限，参加不了城镇职工医疗保险，现在有

4 600 多人选择参加城镇职工医疗保险；三是 300 多名患大病、重病的城乡居民选择参加报销比例高的城镇职工医保，以减轻他们的经济负担。

与太仓和宜兴不同的是，兴化市虽然放开了各个险种（保障档次）之间的参保限制，允许自由选择参保，但在筹资、补偿、和基金运行上仍然分为三个层次，并且没有建立起类似于太仓的中间衔接转换的机制，城乡居民在选择参加职工医疗保险时仍要付出较大的政策转换成本。

5. 三地城乡医疗保障的统筹模式比较

综合三个地区的制度介绍，可以发现在其缴费补偿层次、基金调剂范围、参保选择模式等方面均有所差异（见表 3—3—4）。

表 3—3—4　　　　　　　　　三地统筹模式比较

	太仓	宜兴	兴化
缴费补偿层次（个）	3	2	4
统筹基金个数（个）	2	2	3
允许自由选择参保	√	×	√
补贴倾向弱者	√	×	×

资料来源：笔者根据调研资料整理得来。

（1）筹资模式上，宜兴和太仓的筹资分为三个层次，兴化则分为四个筹资层次，太仓建立了三个层次间的筹资衔接机制，兴化的制度转换则要付出较大的制度转换成本，宜兴不允许制度间的选择与转换。在同一个层次内，宜兴不论户籍，均采取统一的筹资标准，即"人头费"的形式，并且不允许非就业人员参加职工医疗保险；太仓和兴化的职工医保允许农村居民和灵活就业人员参加，缴费为职工最低缴费基数的一半，只享受住院医疗保险待遇；太仓和兴化不同的是，太仓对于被征地农民、特殊城镇居民参加职工医保由政府补贴保费，兴化参加职工医保的农村居民和灵活就业人员保费则由个人全部承担。

（2）补偿模式上，宜兴和兴化都采取保费与待遇挂钩的形式，即高保费对应高待遇；太仓通过对被征地农民、灵活就业人员等弱势群体财政补贴，使有较高医疗保障需求的人群在个人缴费较低的情况下，也能享受与职工相同的住院报销待遇，在"权利与义务相对等"的情况下，向弱势群体倾斜。

（3）保障范围上，三地居民医保都采取"门诊统筹＋大病补偿"的保障方式，太仓的门诊统筹支付限额（封顶线）更高；职工医保兴化和宜兴采取"个人账户＋大病补偿"的保障方式，太仓在"个人账户＋大病补偿"的基础上，还以 2 000 元支付限额的门诊统筹为补充。总体上来说，太仓的医疗保障水平是三地最高的。

（4）基金调剂范围上，宜兴、太仓设两个统筹基金，兴化的三个缴费、待遇层次基金分立运行。有所不同的是，宜兴、兴化只将同等缴费、同等待遇的人群纳入到同一个基金中进行风险共济，太仓将缴费较少的特殊人群与职工医保纳入同一个统筹基金内互助共济。

（5）管理体制上，太仓和兴化统筹后的制度由同一个部门管理，宜兴则仍由人力资源和社会保障局、卫生局分开管理职工医保和居民医保。因此，宜兴不允许参保人在不同制度间自由选择，太仓和兴化则放开了职业界限，允许自由选择。

（四）其他数据来源

其他数据主要来源于统计年鉴、公开数据库等，包括以下几个方面：

第一，CHNS 数据库的 2009 调查数据：本部分第三章的实证数据来自于"中国健康和营养调查"（CHNS）数据库。CHNS 是由美国北卡罗纳州大学人口中心、中国疾病预防和控制中心、营养和食品安全研究所组织的一项长期的研究项目，涵盖了 9 个省（辽宁、黑龙江、山东、江苏、河南、湖北、湖南、广西、贵州）的城镇和农村，数据包括了被调查者的人口学特征、收入状况、医疗保险、医疗需求、健康状况等内容。由于城镇居民医疗保险从 2007 年才在全国正式试点，在 CHNS 的 8 次调查中，仅 2009 年的数据中包含三种基本医疗保险的参保情况。因此，本书选用2009年的截面数据进行分析。本书研究的是个体在生病状况下医疗资源利用的影响因素，所以研究对象仅限定于在调查中过去4周内患病人群并参加三类基本医疗保险的人，有效样本为1 664个。

第二，江苏统计年鉴（2011）、中国卫生统计年鉴（2010）、中国统计年鉴（2011）、中国人口与就业统计年鉴（2002—2011）、各年度人力资源和社会保障事业发展统计公报、卫生事业发展公报。主要用于调查选点和城乡医疗差距、收入差距等背景资料分析上。

三、实证分析

统筹城乡医保制度的价格干预机制是否实现了不同健康风险人群间、不同收入阶层间、城乡居民间在医疗资源利用上的合理分配？这是后文实证研究的主要问题。同时，统筹层次高的模式和参保自选的模式是否更有利于医疗资源利用的分配，也是我们所要研究和证实的。

（一）不同收入组的医疗资源利用分布

学者们对收入与医疗支出的关系有两种观点：一种认为受预算约束影响，富裕阶层更能够获得及时的医疗服务，因而家庭人均收入与医疗需求的正向相关性，马基宁（2000）和刘国恩等（2011）都证明了这种正向相关关系。另一种则认为收入对医疗需求是正负两方面效应的综合结果（叶春辉，2008）：正向效应又被称为财富效应，即收入越高的人，其医疗消费水平越高；负向效应又被称为健康资本使用折旧效应，即收入较低的人更倾向于依靠健康资本来获得收入，其健康资本的使用折旧率越高，其医疗需求就越大。那么，在本研究的调查样本中，收入与医疗资源利用的关系如何？制度如何作用于不同收入阶层的医疗资源利用？

为了回答上述问题，考量医疗保障制度对不同收入阶层使用医疗资源的影响，我们首先观察收入与医疗资源利用的概率和总量的关系。

　　按照收入五等分组后，收入与健康之间存在较为明显的正相关关系，即收入越低的人健康折旧越高，将面临的疾病发生概率也越高。从医疗资源利用的概率和总量来看，在就诊概率上最贫困组患病后的就诊概率最高，这与其健康状况较差有关，最贫困组的自评健康打分仅为 2.25。通常贫困人群在小病阶段不予治疗，往往到疾病较为严重时才选择诊治，表 3—3—5 不同收入组的疾病严重程度就说明了这一点，最贫困组的疾病严重程度最高，并因此造成较大的健康损失，平均医疗支出的数额仅次于最富裕组。在我们调研的地区，由于健康需求的缺乏弹性，除去最富裕组外，收入与医疗消费的负相关关系大于正相关关系。最贫困和最富裕组是医疗资源的主要受益群体。

表 3—3—5　　　　　　　　　　　收入与医疗资源利用的关系

	最贫困 20%	次贫困 20%	中间组 20%	次富裕 20%	最富裕 20%
自评健康状况	2.25	3.11	3.41	3.73	3.96
疾病严重程度	2.17	1.76	1.63	1.64	1.58
就诊概率	0.56	0.45	0.47	0.38	0.42
医疗支出	2 643.03	2 001.06	2 199.73	1 468.92	2 839.37

注：表中汇报的是各变量的均值。其中自评健康状况最好得 5 分，最差得 1 分。
资料来源：笔者根据调研数据整理所得。

　　从患病后的治疗决策来看，在选择如何治疗时，除了疾病程度外，收入亦是影响治疗决策的重要因素。在同等疾病严重程度下，选择治疗方式级别越高的组收入水平也越高；在选择住院治疗的样本中，有 69% 的是疾病非常严重的样本，在疾病非常严重的情况下仍选择自我治疗的样本多数是低收入群体：平均收入仅 8 414.7 元（见表 3—3—6），但这一比例很小，仅为2.3%。

表 3—3—6 治疗决策与收入

疾病严重程度	自我治疗		门诊治疗		住院治疗	
	概率（%）	收入（元）	概率（%）	收入（元）	概率（%）	收入（元）
不严重	0.679	17 947	0.268	20 678.67	0.009	15 000
一般	0.298	12 509	0.576	14 655.34	0.299	15 873.39
非常严重	0.023	8 414.7	0.156	11 194.61	0.692	15 203.91

注：表中的概率是由频数除以总数所得，收入则是两个交叉选项的样本收入均值。

资料来源：笔者根据调研数据计算得来。

（二）城乡间的医疗资源利用

由于城乡居民在就医习惯、医疗服务可及性及就医时间成本上的差别，医保制度在医疗资源利用的分配上可能更倾向于城镇居民，在同样的补贴比例内，城镇居民将更多的受益。受前文中所述收入与医疗资源利用负相关的影响，也可能是农村居民更多的受益。据此，我们通过 3—3—7 的数据描述来观察户籍与医疗资源利用的概率和总量的关系。

表 3—3—7 城乡户籍与医疗资源利用

	农村		城市	
	均值	标准差	均值	标准差
自评健康状况	3.22	1.22	3.37	1.19
就诊概率	0.61	0.49	0.59	0.49
医疗支出	2 065.70	7 345.39	2 410.23	8 203.20

资料来源：笔者根据调研数据整理得来。

由表 3—3—7 所示，农村居民的健康自评平均得分低于城镇居民，说明其健康状况较差，这与其较差的营养卫生条件和繁重的体力劳动有关，但这一差别不大。农村居民在患病后有更高的就诊概率，在享有医疗资源的概率上高于城镇居民。但在就诊的人群中，农村居民的医疗支出则显著低于城镇居民，这说明虽利用医疗资源的数量较高，但农村居民倾向于使用价格更低的医疗资源，高质量的医疗资源则较多的被城镇居民占有。

四、模型分析

（一）模型设定

通过以上分析，医疗资源利用的分配取决于不同人群两个阶段的决策行为，一是患病后是否治疗的决策，二是选择治疗后购买多少医疗产品或服务的决策。

医疗服务利用（医疗消费）中，往往存在自选择问题：个体在患病后通常有一个是否治疗的选择，是否治疗取决于预算约束、预期健康收益、风险态度等因素，因而存在患病后医疗总支出为 0 的情况。只有患病时选择治疗，医疗需要才能转化为有效的医疗资源利用，我们才能观察到其医疗支出。那种是否就诊的选择并非随机的，即存在样本选择问题。研究者主要采用 Treatment-effects（样本选择）模型来校正简单回归所产生样本选择偏差（sample selection bias）。并且样本选择模型不仅可以解决自选择偏差，而且包括选择方程、结果方程两个部分。我们可以通过选择方程考察不同人群在是否利用医疗资源上的决策行为，然后在剔除了自选择偏差的结果方程中，分析不同人群医疗资源利用的数量与程度。本部分主要利用样本选择模型进行实证研究。

样本选择模型的原理如下：被解释变量是否能被观测到取决于二值选择变量 Z_i，Z_i 是不可观测的潜变量，它能影响到被解释变量是否被观测到，却对观测到的解释变量没有影响：

$$Q_i = \begin{cases} \text{可观测，} & \text{若 } Z_i = 1 \\ \text{不可观测，} & \text{若 } Z_i = 0 \end{cases} \tag{3—3—1}$$

而决定二值变量（取值为 0 或 1）Z_i 的方程为：

$$Z_i = \begin{cases} 1, & \text{if } Z_i^* > 0 \\ 0, & \text{if } Z_i^* \leqslant 0 \end{cases} \quad\quad (3\text{—}3\text{—}2)$$

$$Z_i^* = w_i \gamma + \mu_i \quad\quad (3\text{—}3\text{—}3)$$

w_i 为患病后选择是否治疗的影响因素，在考虑了数据限制之后，选择了影响个体选择是否治疗的背景因素，包括疾病的严重程度、年龄、性别、医疗保险类型等。海克曼（1979）提出 Heckit 法，又称两阶段估计法（two-step estimation）。

第一阶段利用所有观测样本，对患病后是否选择治疗采用二值 Probit 模型进行估计：

$$Z_i^* = w_i \gamma + \alpha + \varepsilon_i \quad\quad (3\text{—}3\text{—}4)$$

在患病后选择治疗的概率是由可观测变量 w_i 和不可观测变量 α 共同决定的，γ 表示系数向量，ε_i 是误差项。根据 3—3—4 式的选择方程估计 $\hat{\gamma}$，然后对每个个体计算逆米尔斯比率：$\lambda_i = \dfrac{\phi(w_i\hat{\gamma})}{\varphi(w_i\hat{\gamma})}$。其中，$\phi(w_i\hat{\gamma})$ 和 $\varphi(w_i\hat{\gamma})$ 分别是以 $w_i\hat{\gamma}$ 为变量的标准正态分布的密度函数和累计概率密度函数。

第二阶段，对于选择样本，即 $Z_i^* = 1$ 的观测值，作如下回归：

$$Y_i = f_i(P_s, X_i, H_i, T_i, \hat{\lambda}_i) \quad\quad (3\text{—}3\text{—}5)$$

Y_i 是第二阶段的被解释变量，此处以年度医疗支出表征的医疗资源利用总量作为医疗资源利用的代理变量。此处 $\hat{\lambda}_i$ 是第一阶段求得的逆米尔斯比率，P_s 代表价格，X_i，H_i，T 则分别表示影响医疗资源利用的一系列个人特征、影响医疗需要的因素、政策因素等。

（二）变量选择与数据处理

本书的医疗资源利用指的是，参保者对已有医疗资源的使用及购买情况，此处的医疗资源指供患者购买用于恢复健康资本的医疗产品或服务，与传统意义上供方角度的"医疗资源"概念不同。本书之所以用"医疗资源利用"

代替传统研究中的"医疗服务利用"，是认为患者在生病时购买的不仅是医疗机构所提供的医疗服务，也还包括其他医疗产品，例如药品、特殊检查、医疗器械（如支架、假肢等），用医疗服务利用可能会缺失掉一些信息。另外，研究中常使用就诊的次数、频率作为医疗服务利用的代理变量。考虑到同样的就诊次数也会因疾病严重程度的不同而产生不同程度的需求，这些需求因所需医疗服务的质量、治疗时间的长短而有所不同，以门诊或住院次数作为代理变量，并不能反映出医疗服务的实际需求和医疗资源的使用状况。

因而本书借鉴刘国恩（2011）、封进（2007）、叶春辉（2008）的研究，用医疗服务利用综合指标，即居民看病发生的实际医疗支出作为医疗资源利用的代理变量。它能够从总体上获得医疗服务状况的信息，包括医生诊疗费、医院治疗费、处方和非处方药费以及非治疗性费用等（Grossman，1972）。考虑到分析框架中将医疗资源利用分为两个决策阶段，我们还选定患病后是否治疗作为第一阶段选择方程的被解释变量。由于书中所研究的医疗支出具有大量零支出样本，多数人的医疗消费较少，而极少数发生较高住院医疗支出的人将医疗支出分布的右尾拖得很长，因而医疗支出并非正态分布，而是向右偏斜的。针对这种情况，我们对医疗支出取对数处理使其更接近正态分布。

在选定了被解释变量后，我们借鉴格罗斯曼（1972）的健康效用模型，将解释变量限定为以下四类：

第一类，个人特征变量，包括年龄、性别、婚姻状况、教育水平等。这些变量用以控制个体差异。其中，在健康需求缺乏弹性时，年龄较大的人具有更高的健康折旧率，教育程度低的人则倾向于使用健康资本来换取收入，因而健康折旧高，医疗需求也比较大。

第二类，反映实际医疗需要的变量，包括健康状况、疾病严重程度、治疗方式等。健康状况较差的个体往往需要更多的医疗服务去弥补健康资本的折旧，因而医疗资源利用也越高。此处选择自评健康作为疾病风险的代理变量而没有选择其他客观指标的理由是，自评健康与死亡率等客观指标高度相关，数据易获得并且质量高，因而可以有力的反映个人的健康状况（Goodman，1996；封进，2009）。并且我们调研中发现，自评健康这一指标的调查质量优于失能天数、患一次感冒多久能好等客观指标。考虑到自评健康尽管往往有很强的主观性，此处用个体的自评健康及是否有慢性病（高血压、糖尿病、中风等）共同表征个体的健康状况。疾病的严重程度通常可以看作是一种随机的健康冲击，个体病情越严重，患者的医疗消费越紧迫，医疗支出期望也越大。此外，不同的治疗方式对应了健康生产的不同投入要素，既包括金钱也包括时间，因而也会反映不同的医疗资源利用程度。

第三类，影响医疗资源分配的关键因素，主要是收入和户籍。本部分主要测度的是医疗资源在不同收入阶层、城乡人群之间的利用分布情况，因而是模型考察的关键因素。此处收入用家庭人均年收入度量，是因为个体家庭成员往往是以整个家庭的经济情况作为决策基础，同时用家庭人均收入能够更好的捕捉儿童、老年人等没有个人收入的个体成员对家庭资源的利用情况，比仅观察有收入的劳动者更为稳健。此处用户籍的虚拟变量来划分城乡居民。

第四类，保障水平与统筹模式。考虑到中国的医疗保险制度是起付线、封顶线和分段补偿比率的综合保险，此处的保障水平以实际报销比来表征，计算方法为年度医保报销额除以年度医疗总支出。考虑到分析框架中将自由选择模式作为影响医疗资源分配效果的变量，此处设定这样一个虚拟变量，可自选的模式为1，不可自选为0。另一个会影响医疗资源分配的是统筹层次的高低，此处设定一个表征统筹层次虚拟变量，1代表高统筹层次，即制度体系包含有2个统筹基金的情况；0代表低统筹层次，即制度体系设有3个及以上统筹基金的情况（见表3—3—8）。为了观测这两类政策变量对不同人群的影响，还加入了其与收入和户籍的交叉项。

此外，为了控制地区及医疗服务的质量因素，此处加入社区内看一次感冒的平均价格作为控制变量。

表 3—3—8　　　　医疗资源利用的 Heckman 模型回归结果①

	第一阶段：Probit		第二阶段：OLS	
	系数	标准误	系数	标准误
年龄（岁）	0.001 9*	0.001 0	0.001 8	0.002 6
性别（男＝0，女＝1）	0.179 3***	0.011 5	−0.005 6	0.025 1
婚姻（未婚＝0，已婚＝1）	0.050 6**	0.020 5	0.054 8**	0.025 2
教育（年）	0.023 5***	0.005 4	0.001 8	0.005 2
自评健康较差（基组＝很差）	−0.771 3***	0.242 9	−0.736 5***	0.123 3
自评健康一般（基组＝很差）	−1.969 0***	0.213 8	−1.293 0***	0.061 1
自评健康较好（基组＝很差）	−3.111 5***	0.188 5	−1.734 0***	0.118 8
自评健康很好（基组＝很差）	−4.125 3***	0.164 7	−2.028 2***	0.288 5
慢性病（0＝无，1＝有）	0.646 9***	0.094 1	0.103 7	0.130 5
疾病一般严重（基组＝不严重）			0.587 2***	0.116 9
疾病非常严重（基组＝不严重）			1.337 5***	0.196 5
门诊治疗（基组＝自我治疗）			0.092 6	0.085 7
住院（基组＝自我治疗）			1.437 6***	0.189 8
报销比例			0.387 9	0.095 7
对数价格			0.597 8***	0.061 4
对数收入	1.835 4***	0.119 3	1.237 4***	0.118 5
户籍（0＝农业，1＝非农）	0.798 6***	0.096 3	0.645 4***	0.051 1
统筹层次（0＝低，1＝高）	9.670 6***	0.933 1	3.985 0***	0.616 5
参保自选（0＝否，1＝是）	5.803 9***	1.062 5	5.521 4***	0.403 1
统筹层次＊户籍	−0.800 3***	0.071 0	−0.637 2***	0.052 5
统筹层次＊收入	−1.008 0***	0.029 8	−0.414 1***	0.073 0
参保自选＊户籍	−0.587 0***	0.055 3	−0.071 6***	0.015 0
参保自选＊收入	−0.494 2***	0.037 5	−0.557 3***	0.057 2
常数项	−15.188 2***	2.179 7	−6.733 4***	0.935 1

① 为了验证加入交叉项后模型的稳健性，本书还给出了没有统筹模式及其交叉项的回归结果。由于个关键变量的符号及显著性与表 3—3—8 基本一致，只是系数略有差异。我们把结果放入附表 3—3—9 中，此处不再赘述。

续表

	第一阶段：Probit		第二阶段：OLS	
	系数	标准误	系数	标准误
样本观测值			2 016	
未删失样本数			1 505	
删失样本数			511	
lamda			−0. 462 2***	0. 127 4
Wald 检验			3. 52***	
P 值			0. 000 2	

注：*、**、***分别表示在10%、5%、1%的显著性水平下显著。
资料来源：笔者根据调研数据计算得来。

（三）计量结果分析

选用海克曼两阶段模型，不仅可以解决样本自选择问题所带来的估计偏差，同时，两个阶段的回归结果可用于从是否就医的决策和医疗服务购买的数量、质量两个方面，分别测度医疗资源在不同人群间的分布情况。为了处理异常值对模型的影响，并观察城乡居民医疗需求的收入弹性和价格弹性，回归方程中分别对医疗支出、收入、价格取对数。由于这三个变量中都存在大量等于 0 的情形，取对数后将会损失一部分观测值。此处，我们按照伍尔德里奇（J. M. Wooldrige 1996）介绍的办法，对上述观测值加 1 后再取对数。模型采用聚类稳健标准差回归，以控制不同地区的异方差问题。

海克曼两阶段模型估计结果见表 3—3—8，回归结果通过了 Wald 检验，联合回归结果显著。第一阶段用全部 2 016 个观测值进行 Probit 回归，共有 1 505 个观测值进入第二阶段估计。逆米尔斯比率十分显著，说明在医疗资源利用中存在选择性偏误，使用海克曼两阶段模型是恰当的。

第一阶段对医疗资源利用概率的影响因素回归结果见表 3—3—8 的第 2～3 列，此阶段主要目的在于分析不同收入阶层、不同户籍的医疗资源利用概率。

回归结果显示，健康较差的人在患病时治疗概率更高，说明医保制度在一定程度上保障了医疗资源分配给有需要的高风险人群，即保障了不同风险人群间医疗资源的合理分配。收入与治疗概率显著正相关，收入越高，患病时选择治疗的概率也越大，说明控制其他因素的影响后，高收入阶层在患病后有更高的概率享有医疗资源。户籍与治疗概率显著正相关，说明控制其他因素的影响后，城镇居民在患病后比农村居民有更高的概率享有医疗资源。我们更为关注的是统筹模式的系数显示，控制了报销比例等因素后，统筹层次与医疗资源利用概率显著正相关，说明统筹层次高的模式比统筹层次低的模式更符合大数法则定律，因而同等情况下保障水平更高，享有医疗资源的概率也更高。参保自选的虚拟变量与医疗资源利用显著正相关，说明在同等补偿水平下，允许参保自选的模式享有医疗资源的概率更高。

针对不同收入阶层间和城乡间的医疗资源利用不平等，不同的统筹模式作用又如何？实证研究结果表明，统筹层次与收入和户籍的交叉项都为显著负相关，说明在统筹层次高的模式下，低收入阶层享有医疗资源的概率比高收入阶层增加的多，农村居民享有医疗资源的概率比城镇居民增加的多。由此可见，从医疗资源利用率的视角，统筹层次高的模式更有利于医疗资源利用在城乡间、不同收入阶层间的合理分配。参保自选与收入和户籍的交叉项都为显著负相关，说明在参保自选的模式下，低收入阶层享有医疗资源的概率比高收入阶层增加的多，农村居民享有医疗资源的概率比城镇居民增加的多。这也足以说明，从医疗资源利用率的视角，参保自选的模式更有利于理性消费者自己决策购买多少医疗保险，更有利于医疗资源利用在城乡间、不同收入阶层间的合理分配。

此外，年龄较大、女性、已婚、教育程度较高的样本显著比年龄较小、男性、未婚、教育程度较低的样本在患病时治疗的概率更高，即医疗资源利用的概率更高。这与国内其他的研究成果结论基本一致，此处不再赘述。

第二阶段对医疗资源利用总量影响因素的回归结果见表3—3—8的第4～

5列，此阶段主要目的在于分析不同收入阶层、不同户籍的医疗资源利用总量（包含数量和质量）上的差异。

回归结果显示，健康较差的人利用的医疗资源显著多于健康状况较好的人群，说明医保制度保障了高风险人群较多的占有医疗资源，制度可以促进医疗资源在不同疾病风险人群间的合理分配。收入与医疗资源利用显著正相关，说明在同等健康程度和医疗需要下，存在高收入群体比低收入群体享有数量更多、质量更好的医疗资源的现象。户籍的虚拟变量与医疗资源利用显著正相关，说明在同等健康程度和医疗需要下，存在城镇居民比农村居民享有数量更多、质量更好的医疗资源的现象。这与统计描述的结果不同，说明在实际分配中，农村居民和低收入群体更多的是因健康程度较差或疾病较严重而享有更多的医疗资源，但这部分人群并不追求高价高质的医疗资源，因而消费总量不高。

我们更为关注的是统筹模式的系数显示，控制了报销比例等因素后，统筹层次与医疗资源利用显著正相关，说明统筹层次高的模式比统筹层次低的模式更符合大数法则定律，因而同等情况下保障水平更高，对医疗资源的利用也更多。参保自选的虚拟变量与医疗资源利用显著正相关，说明在同等补偿水平下，允许参保自选的模式享有医疗资源也更多。

统筹层次的虚拟变量与收入和户籍的交叉项都为显著负相关，说明在统筹层次高的模式下，低收入阶层享有的医疗资源比高收入阶层增加的多，农村居民享有的医疗资源比城镇居民增加的多。由此可见，以医疗支出来衡量的医疗资源利用总量上，统筹层次高的模式更有利于医疗资源利用在城乡间、不同收入阶层间的合理分配。参保自选与收入和户籍的交叉项都为显著负相关，说明在参保自选的模式下，低收入阶层享有的医疗资源比高收入阶层增加的多，农村居民享有的医疗资源比城镇居民增加的多。也足以说明，以医疗支出来衡量的医疗资源利用总量上，参保自选的模式比不能自选的模式受收入、户籍的影响更小，因而也更有利于医疗资源利用在城乡间、不同收入阶层间的合理分配。

此外，还有两个值得关注的变量：报销比例和价格。报销比例与价格是一对相互影响的变量，价格缺乏弹性时，报销比例（价格补贴机制）对医疗资源利用的作用更为明显，反之则不明显。价格是决定医疗保障制度效用的关键变量。此处对数医疗服务价格的回归系数 α_p 仅是医疗支出的价格弹性，不能直接作为医疗需求的价格弹性。因而，本书对回归系数做 $\alpha_p - 1$ 的处理，以得到医疗需求的价格弹性 ε_p。[①] 算得医疗资源利用的价格弹性为 -0.4022，缺乏价格弹性。通过保险共付降低医疗服务价格时，消费者医疗服务需求的增加幅度小于价格下降的幅度，因而医疗保障价格补贴机制的作用较不明显。与之相对应的，报销比例在第二阶段医疗资源利用方程中的影响并不显著，与价格缺乏弹性的论证结果一致。可见，在我们调查三地医疗保障水平已经比较高的情况下，再提高报销比例意义不大，因而应将制度改进转向公平分配的方向。

五、结论与政策含义

丹尼尔斯（2001）认为，在医疗卫生领域政府有责任满足人们的基本医疗需要，当个体遭受受伤、残疾、疾病等巨大的不幸而降低正常功能时，社会应该校正这种不利的结果，恢复个体使用他们潜能的平等机会。因而，通过价格补贴机制尽量消除不同人群间医疗资源利用不平等，是医疗保障干预

---

① 具体推导过程如下：

考虑医疗支出方程可简写为医疗价格及其他因素的双对数函数 $\ln Y = \alpha_p \ln P + \sum \beta_i X_i$

假设医疗支出 $Y = p \cdot Q$，且医疗消费量是医疗服务价格的函数 $Q = Q(p)$

那么，$\ln Y = \ln(p \cdot Q(p)) = \ln p + \ln(Q(p))$，

方程回归所得出的医疗支出的价格弹性为 $\beta_p = \dfrac{d\ln Y}{d\ln p} = \dfrac{p}{Y} \cdot \dfrac{dY}{dp}$

由于，$\dfrac{d\ln Y}{d\ln p} = \dfrac{d\ln(p \cdot Q(p))}{d\ln p} = \dfrac{d(\ln P + \ln Q(p))}{d\ln p} = 1 + \dfrac{d\ln(Q(p))}{d\ln p} = 1 + \dfrac{p}{Q} \cdot \dfrac{dQ}{dp}$

那么医疗需求的价格弹性 $\varepsilon_p = \dfrac{p}{Q} \cdot \dfrac{dQ}{dp} = \dfrac{d\ln Y}{d\ln p} - 1 = \alpha_p - 1$

消费的主要目的。本章主要用海克曼两阶段模型考察统筹城乡医疗保障制度对医疗资源的分配效应，即不同收入阶层、城乡参保人群在医疗资源利用的概率和总量上的分布差异。

实证分析的结果表明：统筹城乡医保制度基本保障了医疗资源分配给有需要的高风险人群，改善了患病人群的就医水平。但城乡间、不同收入阶层间还存在一定差距：在治疗决策阶段，控制健康状况等变量的影响后，收入高的人群比收入低的人群有更高的概率去享有医疗资源，城镇居民比农村居民有更高的概率享有医疗资源。在第二阶段以医疗支出表征的医疗资源分配上，高收入阶层都显著的比低收入阶层占有数量更多、质量更好的医疗资源，城镇居民比农村居民占有数量更多、质量更好的医疗资源。统筹城乡医保制度虽未完全消除城乡间、贫富间的医疗资源利用差别，但基本保障了有医疗需要的人都获得相应的医疗资源，在模型中表现为健康程度与医疗资源利用的负相关。

研究结果还表明：对于上述医疗资源利用的差距，无论是在享有医疗资源的概率上，还是享有医疗资源总量上，统筹层次高的模式比统筹层次低的模式更有利于医疗资源利用在城乡间、不同收入阶层间的合理分配；可以自由选择参保层次的模式更有利于理性参保者根据自身需求选择适合的缴费补偿标准，促进城乡医疗资源利用的合理配置。相关的政策含义是，在有限的基金资源下，若无法提高整体的保障水平，则可运用这种多层次自由选择的模式由消费者自由选择，将更有利于理性参保者根据自身需求选择适合的缴费补偿标准，促进城乡医疗资源利用的合理配置。

另外，以我们调研样本的回归结果来看，医疗资源利用缺乏价格弹性，并且补偿比例对医疗资源利用的影响并不显著。这说明，在当下医疗保障水平已经比较高的情况下，再提高报销比例意义不大。并且，医疗保障水平往往存在"可上不可下"福利刚性，因而下一阶段制度改进的重点不应再是提高水平，而应转向追求更为公平的福利分配结果。从这个角度来看，调查地区在体制允许的情况下，逐步提高统筹层次，扩大基金的调剂范围和抗风险能力，同时设立多个保障层次供参保人自由选择，能够更好地促进医疗资源利用的分配公平，缩小城乡、不同收入阶层间的差距，进而促进健康公平。

表3—3—9　医疗资源利用的 heckman 模型回归结果（不含统筹模式变量）

	第一阶段：Probit		第二阶段：OLS	
	系数	标准误	系数	标准误
年龄（岁）	0.003 2	0.002 7	0.002 2	0.002 6
性别（男=0，女=1）	0.187 5***	0.012 9	−0.003 1	0.017 0
婚姻（未婚=0，已婚=1）	0.087 1	0.082 1	0.074 2*	0.042 2
教育（年）	0.013 1	0.016 0	0.002 2	0.007 6
自评健康较差（基组=很差）	−0.446 0	0.327 2	−0.696 8***	0.140 7
自评健康一般（基组=很差）	−1.505 4***	0.168 9	−1.222 2***	0.096 8
自评健康较好（基组=很差）	−2.451 2***	0.193 1	−1.550 3***	0.200 6
自评健康很好（基组=很差）	−3.282 0***	0.405 5	−1.712 0***	0.378 2
慢性病（0=无，1=有）	0.607 7***	0.046 2	0.112 8	0.113 3
疾病一般严重（基组=不严重）			0.651 8***	0.127 7
疾病非常严重（基组=不严重）			1.407 7***	0.192 3
门诊治疗（基组=自我治疗）			−0.015 3	0.080 9
住院（基组=自我治疗）			1.432 4***	0.115 8
对数价格			0.175 4*	0.095 1
对数收入	0.551 2***	0.322 4	0.494 8***	0.113 1
户籍（0=农业，1=非农）	0.054 7***	0.145 5	0.212 9*	0.197 0
常数项	−3.033 5	3.247 9	1.096 6	0.968 0
样本观测值	2 016			
未删失样本数	1 505			
删失样本数	511			
lamda	−0.555 9***	0.191 0		
Wald 检验	23.98***			
P 值	0.000 0			

第四章 统筹城乡医疗保障制度的收入分配效应评估

一、理论分析

医疗保障制度的实质，是通过医保基金把公共财政和个人缴纳的保费分配给患病人群和原本看不起病的人，实现健康人群向患病人群、高收入者向低收入者的收入转移和互助共济。第三章着重从医疗保障制度的福利分配过程进行论述，本章则着重于测度医保基金的受益归属，从直观的补偿分配结果上，分析统筹城乡医疗保障制度的福利分配效应。

个体在患病时购买医疗服务的消费行为，一方面可以弥补健康资本的缺失，产生正向的福利效果；同时也会因医疗支出带来一定的经济损失，可谓负向的福利后果。在同等医疗需要下，囿于预算约束，不同群体可能会做出不同的消费决策，在患病时选择不治疗的人群无法享受到公共财政在筹资阶段给予的补贴。医疗保障的消费补贴机制不仅可以减轻疾病风险带来的经济损失，还使那些本来没有能力就医的人能够得到及时的医疗服务（Arrow，1963），获得平等享受医保补偿的机会，实现健康人群与患病人群的收入分配。

个体从医疗保障制度中受益与否和受益多少，主要受两方面因素的影响：医疗消费决策和医疗保障的报销制度。在医疗消费决策上，不同群体在接受同等的医疗保障报销时，会因收入、健康状况等个体禀赋因素而生产出不同的福利后果。在现实生活中，低收入阶层的健康资本折旧率往往更高（Grossman，1972；封进，2008），其实际的医疗需求高于高收入阶层，因此在同等的报销比例下往往更多的从医保补偿中受益；但受到收入约束的限制，低收入阶层在同等健康需要下购买医疗服务数量、质量上都低于高收入阶层(Makinen，2000；刘国恩等，2011)，也会使富人更多的从医疗保障中受益。医疗保障制度则可以通过对不同医疗消费进行不同价格补贴，来影响个体的医疗消费决策，价格弹性较高的低收入者对这种差异化的价格补贴更为敏感，往往会更加理性的去选择适合但补偿较高的医疗产品或服务。

由于营养、劳动性质、生存环境等差异，相较城市居民来说，农村居民更容易受到疾病风险的冲击。卫生部2004年的调查数据显示，疾病给农村居民带来的经济风险是城镇居民的17～30倍，因而在农村内部医疗风险的分担能力是有限的。统筹的城乡医疗保障制度，将这种收入分配效应由城市和农村不同险种的内部扩大到城乡之间，能够通过基金调剂和补偿制度实现城乡居民之间医疗风险分担和收入分配，这种分配是倾向于农村居民还是城镇居民呢？怎样的模式才能更公平的分配医保基金？

制度分配效应的差异不仅取决于保障水平，也取决于统筹模式。根据医疗保险的需求理论，患病概率高、预期疾病损失较大的农村居民，在其经济承受能力内会更倾向于购买医疗保险或购买更多的医疗保险。允许自由选择的模式更利于投保人在考虑自身预算约束和预期收益的情况下，选择不同参保成本和共付水平的医疗保障制度类型，并追求个体效用最大化，因而可能更利于医保补偿的合理分配。

而另一方面，选择高保障水平的医疗保险也意味着更高的保费。在中国参加居民医保能够得到政府的财政补贴，但没有正规就业单位又参加职工医保的参保者则需自己缴纳全部的保险费用，有正规单位的职工则只需缴纳全部保费的2%，这是限制低收入高医疗需求群体的最大障碍。虽然消费者会在比较预期收益与保费的差额后做出理性选择，但这其中暗含了对非就业群体参加职工医保的价格歧视。在统筹城乡医保制度设定中，某些地区（如太仓）在参保人选择参加较高层次保险时，也按照其之前的参保类型给予一定的财政补贴，从而能够减少弱势群体在购买高层次医疗保险时的收入约束，使贫困但医疗需求较高的人群也能得到较高补偿，更有利于医保补偿的公平分配。

二、实证分析

（一）不同收入组间的医保补偿分布

不同人群在医保补偿获取上的差异主要来自于两个方面：一是医疗资源利用过程中，总体医疗支出的不同；二是不同险种、同一险种对不同医疗机构报销比例的不同。首先来看不同医疗机构的补偿情况。

由表3—4—1可以发现，在定点医疗机构中，按照医疗机构级别的由低到高，医保补偿比例依次降低。为了引导群众"小病进社区、大病进医院"的就医流向，合理分流大医院患者，三地在政策中都对基层医疗机构给予较高的报销比例。因而，在同等医疗费用下，选择在较低级别的医疗机构治疗则可以获得较高的补偿。

表3—4—1 不同医疗机构的医疗支出及补偿情况

	医疗支出额（元）	医保补偿额（元）	医保补偿比
村卫生室	1 312.54	262.42	0.24
乡镇/社区卫生院	1 032.33	352.71	0.40
县医院	3 518.67	1 556.33	0.38
市医院	2 285.00	538.00	0.28
省医院	4 682.50	632.50	0.42

注：表中汇报的是各变量的均值。

资料来源：笔者根据调研数据整理所得。

这种倾向基层的"区别化的价格补贴机制"对价格弹性较低的高收入阶层的作用不大，可能会使低收入阶层更多的从医保基金补偿中受益。由表3—4—2可以发现，低收入阶层选择基层医疗机构（主要指村卫生室和乡镇/社区卫生院）的比例更高，高收入阶层则倾向于去较高级别的医疗机构就诊。

表 3—4—2	不同收入组的就诊医疗机构选择				%
	村卫生室	乡镇/社区卫生院	县医院	市医院	省医院
最贫困20	21.98	40.52	28.45	4.31	1.29
次贫困20	12.97	40.00	33.51	4.86	3.24
中间组20	9.23	38.46	40.51	2.56	1.03
次富裕20	10.76	33.54	45.57	3.80	1.27
最富裕20	5.75	28.16	49.43	5.17	4.02

资料来源：笔者根据调研数据整理所得。

我们再从整体的分配结果来看。在筹资阶段，收入越高的群体所要承担的医疗保险费也越多，保障了筹资阶段垂直公平。在获得的医保补偿数额上，收入最高的群体所获得的医保补偿额最高，其他四组则差距不大。如果将医疗保险费作为参保的投入，而将医保补偿作为参保的收益，五个收入组在付出了不同保费的前提下所获得的补偿差别不大（见表3—4—3）。从医保补偿比来看，如前所述，由于穷人较多的选择补贴较高的基层医疗机构，因而贫困组的医保补偿比高于富裕组的医保补偿比。综合以上几点，穷人在整体医疗消费不高的情况下获得了与富人相差不大的补偿。

（二）城乡间的医保补偿分布

由于农村居民往县级以上医疗机构就诊将面临大于城镇居民的交通成本，因而倾向基层的"区别化的价格补贴机制"会使农村居民更多的从医保基金补偿中受益。并且政策效果对城乡补贴差异的影响远高于对不同收入组差异的影响。由表3—4—4可以发现，农村居民选择基层医疗机构（村卫生室和乡镇/卫生院）的比例更高，占66.38%，城镇居民则倾向于去较高级别的医疗机构就诊，在基层医疗机构（普通诊所和社区卫生院）就诊的比例仅为36.52%。

从年度补偿额来看，农村居民所获得的医保补偿低于城镇居民（见表3—4—5），这与农村居民的医疗支出较低有关，我们统计出城乡居民的平均医疗支出分别为2 410.23、2 065.70。但从医保补偿比来看，农村居民与城镇居

表 3—4—3　　　　　　　不同收入组医保补偿的受益归属

	医保补偿—医疗保险费（元）	医疗保险费（元）	医保补偿额（元）	医保补偿比
最贫困20%	1 004.31 (4 485.67)	93.16 (82.92)	1 084.25 (4 449.93)	0.48 (0.40)
次贫困20%	895.67 (3 459.78)	110.27 (94.69)	993.76 (3 431.18)	0.45 (0.34)
中间组20%	1 021.82 (5 205.81)	151.18 (156.52)	1 105.53 (5 057.03)	0.43 (0.36)
次富裕20%	701.45 (3 722.60)	193.01 (183.43)	941.30 (3 699.72)	0.46 (0.43)
最富裕20%	1 055.58 (6 169.29)	369.23 (237.41)	1 302.46 (6 083.09)	0.45 (0.40)

注：此处汇报的是各组的均值，括号内为标准差。

资料来源：笔者根据调研数据整理所得。

表 3—4—4　　　　　　城乡居民的就诊医疗机构选择　　　　　　%

	村卫生室	乡镇/社区卫生院	县医院	市医院	省医院
农村	20.00	46.38	29.57	2.98	1.06
城镇	6.21	30.31	53.94	5.97	3.58

资料来源：笔者根据调研数据整理所得。

民则相差不大。这进一步证实了我们的推测：即差别化的补偿制度使得农村居民在医疗支出较少的情况下，依然能够得到较高程度的或与城镇居民同等程度的医保补偿。这一点需要在实证研究中加以验证。

表 3—4—5　　　　　　　城乡医疗补偿受益归属

	医保补偿—医疗保险费（元）	医疗保险费（元）	医保补偿额（元）	医保补偿比
农村	849.85 (4 470.96)	136.41 (131.30)	986.91 (4 439.31)	0.43 (0.40)
城镇	1 037.18 (4 983.95)	192.17 (205.98)	1 192.98 (4 863.89)	0.45 (0.38)

注：此处汇报的是各组的均值，括号内为标准差。

资料来源：笔者根据调研数据整理计算所得。

三、模型分析

（一）模型设定

为了控制收入、户籍、统筹模式以外的相关因素，具体考察统筹医疗保障制度在医保基金补偿更多的被哪个群体获得，本部分设定以下模型：

$$Y = \beta_0 + \beta_1 R_i + \beta_2 I_i + \beta_3 T_i' + \beta_4 R_i \times T_i' + \beta_4 I_i \times T_i' + \beta_4 X_i' + \varepsilon$$

$$(3-4-1)$$

其中，被解释变量 Y 表示医保补偿。此处，除了个体在过去一年内获得的实际补偿金额外，另设医保补偿比（报销比例）作为被解释变量，用以验证统筹模式影响的稳健性，计算方法为医保补偿比 $= \dfrac{\text{年度医保补偿金额}}{\text{年度医疗支出总额}}$。由于医保补偿金额亦存在大量为 0 的样本，并且呈现偏态分布，在回归时，做 log（医保补偿金额 + 1）的处理。

解释变量中，R_i 表示户籍，用以测度城乡居民在获得医保补偿上的差异。

I_i 表示收入，用以测度不同收入阶层在获得医保补偿上的差异。

T_i' 表示统筹模式的一系列虚拟变量向量。包括是否参保自选、弱势补贴两种模式。参保自选的虚拟变量与第三章的设定相同，可自选的模式为 1，不可自选为 0。弱势补贴模式指的是，对于收入较低的人群或农村居民参加较高层次医疗保险时，给予一定的保费补贴，选择此种模式的虚拟变量设为 1，否则虚拟变量则设为 0。从理论上说，弱势补贴的模式比纯粹"多投多保，少投少保"的模式更有利于公平的分配结果。

$R_i \times T_i'$ 用以测度不同统筹模式对城乡间医保补偿分配的影响。

$I_i \times T_i'$ 用以测度不同统筹模式对不同收入阶层间医保补偿分配的影响。

X_i' 表示个体特征变量向量。包括年龄、性别、婚姻状况、受教育程度、自评健康等个体禀赋，这些个体禀赋不仅会控制个体的异质性，同时也通过影响医疗支出进而影响到获得医保补偿的多寡；也包括是否患有慢性病，疾病的严重程度、个体应对健康风险的治疗措施等影响医疗需要的变量。

医保补偿中，也可能出现因是否治疗的决策而带来的自我选择偏差，可以用 Heckman 两阶段模型来进行回归分析。但本章回归结果发现逆米尔斯比率并不显著，不能说明存在显著的样本自选择偏差。再者，是否治疗的决策并不是本部分分析的重点，因而本部分主要应用 OLS 回归方法。

（二）计量结果分析

模型回归结果见表3—4—6，方程1是以医保补偿金额作为被解释变量，方程2则是以医保补偿比例作为被解释变量。两个模型的回归结果都通过了 F 检验，整体回归结果显著。模型采用 vce（cluster region）命令聚类稳健标准差回归，以控制不同地区的异方差问题。

表3—4—6　　　　　　　　医保补偿模型的回归结果

	方程 1（医保补偿额）		方程 2（医保补偿比）	
	系数	标准误差	系数	标准误差
年龄（岁）	0.011 7***	0.004 4	0.001 7***	0.000 6
性别（男=0，女=1）	0.079 5	0.118 1	0.011 8	0.016 8
婚姻（未婚=0，已婚=1）	0.729 1***	0.165 6	0.098 7***	0.023 6
教育（年）	0.093 6***	0.016 1	0.013 8***	0.002 3
家庭规模（人）	−0.203 5***	0.053 9	−0.029 3***	0.007 7
自评健康较差（基组=很差）	−0.817 5***	0.232 0	0.014 6	0.033 0
自评健康一般（基组=很差）	−1.126 7***	0.273 5	0.087 4**	0.038 9
自评健康较好（基组=很差）	−1.723 7***	0.315 0	0.086 7*	0.044 8
自评健康很好（基组=很差）	−2.156 1***	0.380 8	0.117 1**	0.054 2
慢性病（0=无，1=有）	−0.114 9	0.150 4	−0.032 4	0.021 4
疾病一般严重（基组=不严重）	0.434 1***	0.169 7	−0.065 4***	0.024 2

续表

	方程 1（医保补偿额）		方程 2（医保补偿比）	
	系数	标准误差	系数	标准误差
疾病非常严重（基组＝不严重）	0.716 1***	0.268 4	−0.097 3**	0.038 2
门诊治疗（基组＝自我治疗）	0.954 6**	0.152 1	0.057 3***	0.021 6
住院（基组＝自我治疗）	4.186 6***	0.246 3	0.292 4***	0.034 9
医疗保险费（元）	0.001 7***	0.000 4	0.000 3***	0.000 1
对数收入	2.007 7***	0.199 4	0.182 8	0.028 4
户籍（0＝农业，1＝非农）	−0.733 4***	0.212 5	−0.089 1***	0.030 3
弱势补贴（0＝否，1＝是）	4.011 8*	2.352 7	1.493 5***	0.334 8
参保自选（0＝否，1＝是）	10.879 3***	2.344 3	1.926 7***	0.333 7
弱势补贴＊户籍	1.092 8***	0.304 0	0.134 7***	0.043 2
弱势补贴＊收入	−0.251 6	0.253 3	−0.175 8***	0.036 0
参保自选＊户籍	1.877 3***	0.304 8	0.312 1***	0.043 4
参保自选＊收入	−1.114 0***	0.249 4	−0.213 9***	0.035 5
常数项	−17.463 0***	1.897 3	−1.669 5***	0.270 1
观测值	1 453		1 453	
F 检验	64.34***		25.91***	
Adjust R²	0.500 8		0.283 0	

注：*、**、***分别表示在 10%、5%、1%的显著性水平下显著。

资料来源：笔者根据调研数据计算得来。

在自评健康和疾病严重程度的回归系数上，两个方程有比较大的差异。自评健康的对照组在方程 1 中为显著的负向影响，健康越差的人获得的医保补偿金额越多，以疾病严重程度和治疗方式表征的疾病损失幅度也有同样的回归结果。这说明，统筹医保制度实现了医保基金在不同疾病风险人群间的公平分配。方程 2 中自评健康和疾病严重程度的估计系数则与方程 1 完全相反，健康越好、疾病越轻的人能够获得越高的补偿比例。健康状况较差的人群对医疗需求的迫切程度也较高，在选择医疗产品或服务时往往缺乏理性；相反，健康状况较好的人群则具有较高的消费理性，同等效用的医疗产品或服务中会选择报销比例较高的药品或诊疗项目，这是其医保补偿比较高的原因。总体上，统筹医保制度保障了不同疾病风险人群间的收入分配和风险分担。

对数收入与医保补偿额为显著的正相关，在方程 2 中对医保补偿比的影响则不显著。这说明，在控制了健康程度等医疗需要类变量及医疗保险费的前提下，存在高收入群体比低收入群体占有更多医保补贴的"穷帮富"现象。这与未控制健康因素的统计描述的结果有一定差异，统计描述中倾向于穷人的补贴结果主要源自于穷人因健康状况较差而造成的高额医疗支出。

户籍的回归系数在两个方程中符号一致。户籍的虚拟变量与医保补贴显著正相关，说明在同等健康程度和医疗需要下，存在农村居民比城镇居民享有更多医保补偿的"城帮农"现象。医保补偿获取上的差异主要来自于两个方面：一是医疗资源利用过程中总体医疗支出的不同，二是不同险种、同一险种对不同医疗机构报销比例的不同。我们在调研中发现，为了引导群众"小病进社区、大病进医院"的就医流向，合理分流大医院患者，医保报销政策中都对基层医疗机构给予较高的报销比例，即在同等医疗费用下，选择在较低级别的医疗机构治疗可以获得较高的补偿。这种倾向基层的"区别化的价格补贴机制"使得价格弹性较高的农村居民更多的从中受益，因而无论从补偿金额还是补偿比例来看，都表现为农村居民受益更高。从这个层面来看，统筹城乡医保基金并不会带来收入的"逆向补贴"，即我们所担心的"农帮城"现象，这也可为其他地区合并基金提供依据。

我们更为关注的是统筹模式的系数显示，控制影响医疗支出的诸多因素后，弱势补贴的筹资补偿模式与医保补偿金额和医保补偿比都显著正相关，说明在同等筹资水平下，采用弱势补贴模式的地区整体的保障水平更高，因而医保补偿也更高，也与弱势补贴模式的太仓地区财政补贴水平较高有关。参保自选的虚拟变量在两个方程中都为显著的正向效应，说明在同等筹资水平下，允许参保自选的模式所能提供的医保补偿额更多，比例也更高。以上两种模式有利于筹资水平一定的情况下，使参保群众获得更多的、比例更高的医保补贴。

弱势补贴的虚拟变量和户籍的交叉项在两个方程中都为显著的正相关，说明在弱势补贴的模式下，农村居民获得的医保补偿比城镇居民增加的多，"城帮农"的分配效果更为显著。弱势补贴的虚拟变量和收入的交叉项与医保补偿比例为显著负相关，在医保补偿金额上的作用则不具有统计显著性，可见，弱势补贴的模式更有利于缩小不同收入阶层在医保补偿比例的差异。综上，可以证明在同等的筹资水平下，弱势补贴的模式（或采取弱势补贴的太仓地区）更利于城乡间、不同收入阶层间的合理收入分配。

参保自选和户籍的交叉项对医保补偿额和医保补偿比都为显著正相关，说明在自由选择参保层次的模式下，农村居民获得的医保补偿比城镇居民增加的多，有利于真正有需要的农村居民作出理性参保选择，获得更高的补偿缓解收入风险，因而"城帮农"的分配效果更为显著。参保自选的虚拟变量和收入的交叉项在 2 个方程中都为显著的负向效应，说明参保自选的模式更有利于缩小不同收入阶层在医保补偿获得上的差异。综上，在同等的筹资水平下，参保自选的模式比非参保自选的模式更利于城乡间、不同收入阶层间的合理收入分配。

此外，回归方程的控制变量中，年龄和教育在第三章的医疗资源利用方程中并不显著，但在医保补偿方程中则为十分显著的正向影响。通常年龄较高的人因经常患病，因而对医疗保险的报销条款、报销程序较为熟悉，虽整体花费不高，但在同等情况下能获得更多补偿。受教育程度也是同样的作用。可见，加大补偿政策的宣传力度和透明度，提高参保群众对医保政策的认识和理解，将更有利于医保补偿作用的发挥。

四、结论与政策含义

我们在分配过程分析的基础上，从统筹城乡医疗保障制度的费用补偿机制入手，考察其对不同收入、户籍人群在获得医保补偿上的影响，从这个角度考量统筹城乡医保制度的收入分配效应。

实证研究结果表明：统筹医保制度减小了患病人群和健康人群间的收入差距，保障了不同疾病风险人群间的收入分配和风险分担。统筹制度中，农村居民比城镇居民更多的从医保基金补偿中受益，缩小了城乡收入差距，样本地区倾向基层的"区别化的价格补贴机制"，是农村居民更多的从医保基金补偿中受益的原因。相关的政策含义是，统筹城乡医保制度中，合并基金并不会带来我们所担心的"农帮城"现象。由于实践中自由选择的模式可能会因逆向选择而带来基金风险问题，兴化市实行险种自由转换机制后，就初步暴露了重病的人流向高险种、健康人群低险种的逆向选择问题，给制度带来风险。因而，逐步提高基金统筹层次以提高其保障能力和抗风险能力，是未统筹基金地区可以进行尝试的。

有关统筹模式，在控制了筹资金额的影响下，弱势补贴模式和参保自选模式都能够使参保群众获得更多的、比例更高的医保补贴。同时，这两种模式在缩小不同收入阶层、城乡人群的医保补偿差异上更具优越性，因而更利于城乡间、不同收入阶层间的合理收入分配。相关的政策含义是，统筹城乡医保制度之后，自由选择参保的机制，会使经济状况较好或身体状况较差的农村居民，选择参加报销水平较高的医疗保障制度，但高额的保费也会成为限制低收入高需求人群享受高层次保障的障碍。因而在多层次自由选择参保的同时，提高对低收入农民的补贴和关注，并逐步提高基金的统筹层次，将更有利于城乡之间、贫富之间的收入分配效果。

此外，加大补偿政策的宣传力度和透明度，提高参保群众对医保政策的认识和理解，将更有利于医保补偿作用的发挥。

第五章 统筹城乡医疗保障的效应差异及内在机理分析

一、统筹城乡医疗保障效应差异的内在机理分析

（一）不同地区统筹城乡医疗保障制度的效应差异

约瑟夫·斯蒂格利茨（Joseph E. Stiglitz, 1999）将一项社会政策（或项目）的分配结果划分为以下两种：当穷人从一个项目中得到的收益超过了他们通过税收制度贡献的成本，那么我们说这项社会政策的分配效应是累进的（progressive）；如果富人得到的收益不成比例的增加，那么我们称这项政策的分配效应是累退的（regressive）。根据这一理论，医疗保障制度福利分配效应的累进或累退性，取决于穷人参加医保的收益是否大于成本。医疗保障制度可以通过以下四个途径促进分配效果的累进性：第一，扩大覆盖面，使低收入阶层、农村居民都享有医疗保障；第二，实行平等的或偏向于低收入阶层和农村居民的补偿政策；第三，建立统一的医疗保障体系，减少劳动力资源配置过程中的制度性障碍；第四，提高医疗保障的统筹层次，扩大基金余缺调剂等转移支付的空间，解决城乡、险种、个体之间的负担不均。

目前，我国的医疗保障制度已覆盖了95%的人群，未参保的多数是原公费医疗的参保人员和学生群体，因而基本上满足了以上的第一个条件。那么，不同的统筹模式所带来的分配效应主要来源于后面三条。结合当前我国在统筹城乡医疗保障制度中存在的模式，本文对其作以下划分和分析。

第一，筹资补偿模式：补偿待遇是否与筹资挂钩。补偿待遇是决定医疗资源分配作用的关键，而筹资和补偿模式共同决定了收入分配结果。按照社

会保障的一般原理，筹资阶段个人应该按照收入等比例或累进比例缴费，补偿阶段采取平等的或偏向于穷人的医疗保障补偿政策更有利于公平分配。但实践中，没有正规工资收入的城镇居民和农村居民的收入，往往无法准确的测定。为了保障参保积极性和基金的平稳运行，多数地区城乡统筹的医疗保障制度是将原城镇居民医保和新农合的参保人群纳入同一个制度，采取统一的筹资、报销标准，基金合并运行。根据约瑟夫·斯蒂格利茨的定义，当穷人从医疗保障中获得的成本收益比（或收益成本差）大于富人时，则是累退的分配结果。从这个角度来看，在制度内部设立多层次的保险合约、并对穷人给予适当倾斜的方式，更有利于累进的分配效果。在这种模式中，如何确定弱势群体是受益归属的关键。

第二，参保选择模式：是否放开了职业、户籍双重限制，允许参保者在各个险种内自由选择。理论上，放开参保选择的制度更有利于不同人群根据自身预算约束和预期收益作出最优选择，提高保障的效率。但在实际中，可能会因参保人的逆向选择而带来基金风险问题：老、弱、病、残等高风险人群都倾向于选择参加补偿较高的险种，使得险种内部的年龄结构和疾病风险结构呈偏态分布，给基金运行带来风险。因而参保自由选择要与基金统筹层次的提高相结合。

第三，基金调剂范围：是否以筹资、补偿标准的不同来限定基金的互助共济（即基金再分配）范围。基金的调剂范围决定了收入分配的范围，由于医疗保障是通过资金的筹集和再分配来实现参保群体的风险共担、互助共济的，基金组织运行方式决定了互助共济的范围和程度。为了保障参保积极性，目前多数城乡医保的统筹试点地区在同一个统筹基金内部采取统一的筹资、补偿标准，以遵循社会医疗保险"权利和义务相对等"的原则。按照医疗保险运行的大数法则，基金合并运行无疑会降低风险，提高基金运行的稳定性和使用效率。然而，哈特反比定律告诉我们，穷人和富人医患关系的不同往往会造成穷人实际卫生服务利用率低于富人（Steins，2002）。依此理论，由于城乡居民在收入约束、医疗服务可及性、医疗需求弹性等方面的差异，即使在同一价格水平下，农村居民的医疗资源利用也可能低于城镇居民。那么，带来的问题是，基金合并后医保补偿资源会不会更多地被城镇居民享用？但也有研究表明，健康与收入之间存在着双向的正相关关系，收入较低的农村居民往往更倾向于用健康资本换取收入（叶春辉，2007），而城镇居民则拥有较好的健康状况和良好的就医习惯，对于缺乏价格弹性的医疗服务，在城乡待遇一致时收入较低的农村居民可能会更多的从中受益。以上效应与地区异质性有关。

实践中，这三方面统筹模式有所交叉，分配效应也有很大程度上取决于因地区异质性而带来的保障水平、保障范围的不同。

（二）不同模式统筹城乡医疗保障制度的效应差异

理论上，自由选择、高基金统筹层次、弱者倾斜的筹资补偿制度更有利于公平的分配结果。但医疗保障制度作用的发挥依赖于基金的平稳运行，筹资是待遇实现的基础，各地财力水平和城乡居民的筹资能力，是决定统筹模式的主要因素。因而我们研究的是如何在既有的基金资源和保障能力下，选择一种最公平的分配方式。

在不同地区决定城乡医保基金是否合并，是一个两难的选择：一方面，较高的基金统筹层次有利于保障制度的平稳运行，而自由选择参保的模式需要与提高基金统筹层次相结合，才不至于因逆向选择带来制度风险；另一方面，由于城乡居民之间存在收入水平、就医成本的差距，基金合并后会不会存在城镇居民更多的享用医保补偿的"逆向补贴"，而违背统筹制度缩小城乡差距的初衷？不同地区的保障水平、城乡收入差距、医疗资源丰缺程度是是否存在逆向补贴的关键。

在保障水平（报销比例）较高且医疗资源较为丰富的地区，医疗消费较少的依赖于个人收入，因而城乡居民医疗需求的价格弹性相差不大，就医成本也差距较小。在遭受同样疾病风险冲击时，城乡居民在医疗资源利用上基本相同，因而合并基金不会出现城镇居民多享用医保补偿的"逆向补贴"现象。

但在保障水平（报销比例）较低的地区，医疗消费仍有很大一部分依赖于个人收入。这时则存在两种可能：一种可能，受预算约束和医疗可及性的影响，在罹患疾病时，收入较低的农村居民可能会选择放弃治疗或治疗不彻底，医疗资源利用率低于城镇居民，这种情况下合并基金就会存在城镇居民多享用医保补偿的"逆向补贴"现象；另一种可能是，健康与收入之间往往存在高度的正相关关系，收入较低的农村居民的健康折旧率高于城镇居民，医疗需求也高于城镇居民，这种情况下合并基金则不会带来"逆向补贴"。现实中，保障水平较低的地区，城乡居民在医疗资源利用上的差异取决于以上两方面作用的共同结果。在同一个统筹基金内设立多种缴费补偿方案供参保人自选，可能会促进上述的后一种作用，带来较为公平的福利分配结果。

二、统筹城乡医疗保障福利效应差异的实证分析

第三、四两章的实证分析主要研究在控制了健康需求因素下，医疗资源利用和医保补偿在不同收入阶层间、城乡间的分配规律。实践中，本研究所调研的三个地区从经济水平、城市化水平、医保制度基础上都有一定差距，因而选择了不同的统筹模式，并由此带来不同的分配结果。地区的异质性决定了没有一种放之四海而皆准的统筹模式，但我们可以在既有的基金资源和保障能力下，选择一种较为公平的分配方式或改进方案。本章就着重于结合地区实际，分析三地分配结果的差异及不同地区的改进措施。

（一）指标选取

本章主要通过医疗资源利用、医疗保障基金补偿在不同人群间的分布情况，来测度统筹城乡医保制度的福利分配效应。

医疗资源的分配效应测度中，由于医疗产品或服务的数量很难得到测度，

研究中常使用就诊的次数、频率及费用作为代理变量。但是医疗服务是一种特殊产品，以门诊或住院次数作为代理变量并不能反映出医疗服务的实际需求和医疗资源的使用状况。因此，本文将居民看病发生的实际医疗支出、居民患病后的就医决策作为医疗资源利用的代理变量。收入分配效应测度中，主要考虑在医疗保障补偿之前和之后城乡收入和不同收入阶层收入的变化情况，这里用到的是家庭人均纯收入指标。

测度收入再分配效应的经典方法是马斯格雷夫－辛尼指标（Musgrave and Thin measure，MT），用公式表示为：

$$MT = G - G^*　　　　　　　　　　　(3—5—1)$$

在收入分配效应的研究中，G 表示初始收入分布的基尼系数或泰尔指数，G^* 表示加入参加医疗保险付出保费和获得补偿后的基尼系数或泰尔指数。

我们利用分配系数 R 来衡量医疗保障制度引起的分配效应变化，系数 R 可表示为：

$$R = (G - G^*)/G^* \times 100\%　　　　　　(3—5—2)$$

在测度公平性的过程中，不仅要用考虑到不同收入阶层之间的差异，也要考虑到城乡两组人群的差异，主要用到集中系数和泰尔指数两个指标。需要注意的是，由于这两个指标只考虑了收入或分组直接测算的结果，更多的带有描述性的特征，而没有考虑到不同组群内的其他差异，因而解释起来需要格外留意，并结合实际。

1. 集中系数

集中系数（The concentration index，CI）是衡量与社会经济状况相联系的健康不公平和医疗服务利用不平等的方法。集中系数是借助集中曲线来进行计算的，主要借鉴了洛伦兹曲线和基尼系数的思想，用以评价健康公平性的统计指标，后来被更广泛地应用于医疗卫生领域的其他公平性测量中。集中曲线的绘制方法如下：按社会经济（通常是收入水平）由低到高排列后的人口累计百分比为横轴，以各社会经济组（收入组由低到高）人群的健康、疾病或卫生费用等指标累计百分比为纵轴（见图3—5—1）。图中45度的直线代表绝对公平线，将集中曲线和绝对公平线相比较，可以判断出医疗资源利用或医保补偿分配是倾向于高收入阶层还是低收入阶层。如果上述指标在不同社会经济阶层人群中的分布是不均匀的，则曲线就会偏离直角平分线，曲线偏离平分线越远，则不平等的程度越大。当集中曲线在绝对公平线的上方，则说明分配结果是亲贫的；如果集中曲线在绝对公平线的右下方，则说明分配结果存在着亲富人的不平等。

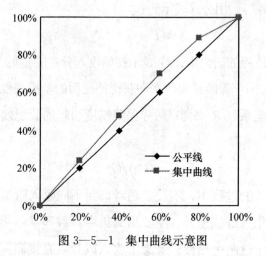

图3—5—1　集中曲线示意图

注：横轴表示收入由高到低排列的人口累计百分比，纵轴
表示测度的指标的累计百分比。

根据集中曲线和绝对公平线之间的面积，可以计算出集中系数，它等于集中曲线和直角平分线间面积的2倍。由于对角线下面积为 $\frac{1}{2} \times (1 \times 1) = 0.5$，可以算出集中系数值为：

$$CI = 1 - 2S \qquad (3—5—3)$$

通常，集中曲线以下的面积可以由以下公式算出：

$$S = \frac{1}{2} \sum_{j=1}^{j} (B_{j-1} + B_j)(A_j - A_{j-1}) \qquad (3—5—4)$$

其中，B_j 为第 J 收入组的医疗服务利用累计百分比，A_j 为第 J 收入组的人口累计百分比。

本章主要借鉴基尼系数的计算方法直接算集中系数。集中指数的取值范围是 -1 至 1，若集中系数为正值，说明医疗保障的福利分配存在亲富人的不平等；反之，则说明医疗保障的福利分配倾向于低收入阶层。

2. 泰尔指数

对不平等的进行样本分组的分解，最广泛的是广义熵（generalized entropy，GE）指数。这里我们用到的泰尔第一指数（Theil Index），是不平等厌恶值取 1 时的广义熵指数，计算公式为：

$$T = \sum_{i=1}^{N} f_j \frac{Z_i}{\mu} \ln \frac{Z_i}{\mu} \qquad (3—5—5)$$

其中，T 代表泰尔指数，N 代表样本体积，f_j 代表人口比例，Z_j 代表观测值，μ 代表平均值。

当需要对泰尔指数进行组内和组间不平时，需要用到如下分解公式：

$$T = \sum_{g=1}^{G} p_g T_g + \sum_{g=1}^{G} p_g \ln \frac{P_g}{v_g} \qquad (3—5—6)$$

其中，g 代表分组数目，p_g 是第 g 组的人口占总人口的比重，v_g 是第 g 组的收入占总收入比重，T_g 表示第 g 组的泰尔指数，公式中的第一项表示每组各单位之间人均医疗资源利用（或医保补偿获得）的差距，即组内差距，第二项表示各组之间人均医疗资源利用（或医保补偿获得）的差距，即组间差距。泰尔指数越大，表示差距越大；泰尔指数越小，表示差距越小。

此处，我们主要测度城乡两组居民在医疗资源利用及医保收益上的差距。具体的泰尔指数可表示为：

$$T = p_g^u \ln \frac{p_g^u}{v_g^u} + p_g^r \ln \frac{p_g^r}{v_g^r} \qquad (3—5—7)$$

其中，上标 u 表示城市组，上标 r 表示农村组。其中，p_{ug}、p_g^r、v_g^u、v_g^r 的计算公式为：

$$p_g^u = \frac{m}{m+n}, \quad p_g^r = \frac{n}{m+n}, \quad v_g^u = \frac{\sum_{i=1}^{m} y_i^u}{\sum_{i=1}^{m+n} y_i}, \quad v_g^r = \frac{\sum_{i=1}^{n} y_i^r}{\sum_{i=1}^{m+n} y_i} \quad (3—5—8)$$

m 指调查地区内城镇人口的有效样本数，n 代表农村人口的有效样本数。

（二）不同地区医疗资源利用的分配结果

1. 指标计算结果

根据分析框架，医疗保障制度主要是通过价格补贴机制来发挥其医疗资源利用的分配作用。作用的大小取决于价格弹性和补偿水平（报销比例）：对医疗价格弹性越高的人群，价格补贴的作用更大；补偿水平越高，医保政策干预作用也越大。

此处通过计算医疗资源利用的泰尔指数和集中系数，分别考察三地的医疗资源分配效应，集中系数用以考察不同收入阶层间的医疗资源分配，泰尔指数用于考察城乡间医疗资源分配，是以城乡作为分组标准来计算的。考虑到城乡之间、不同地区间的医疗价格存在差距，此处构建了一个标准化的医疗资源利用指标：以医疗支出除以医疗价格（治疗一次普通感冒的花费）模拟医疗资源的利用数量。计算结果见表3—5—1。

表3—5—1　　　　　　　　三地医疗资源分配结果

指标	宜兴	太仓	兴化
CI	0.013 4	−0.093 1	−0.064 6
Theil	0.011 1（农＜城）	0.038 8（农＞城）	0.026 5（农＞城）

注：表格中CI表示集中系数，Theil表示泰尔指数。由于泰尔指数太小，不方便观察，此处对所有泰尔指数做＊100的处理。

资料来源：笔者整理计算所得。

由3—5—1的计算结果可以发现，太仓和兴化医疗资源利用的集中系数为负值，说明医疗资源分配更倾向于低收入阶层，表现为"亲贫"的分配结果，并且太仓的亲贫倾向更大；宜兴医疗资源利用的集中系数为正值，说明宜兴医疗资源分配更倾向于高收入阶层，表现为"亲富"的分配结果。医疗资源利用的泰尔指数计算结果显示，太仓和兴化农村居民比城镇居民享有的医疗资源更多，表现为"亲农"的分配结果，并且太仓的"亲农"程度更高，宜兴则表现为倾向于城市居民的"亲城"分配结果。

2. 实证结论

综合以上总体的分配结果，太仓和兴化的医疗资源分配倾向于低收入阶层和农村居民，宜兴的医疗资源分配则倾向于高收入阶层和城镇居民。根据调研过程中对三地医保制度的了解，其中原因可以概括为三个方面：

（1）三地调查样本禀赋的差异

太仓和兴化高低收入阶层的自评健康差异较大。医疗资源利用与收入的关系可分解为正、负两方面效应：正向效应是指收入越低的人群健康状况越差，因而医疗资源利用也越高；负向效应则是指收入越高的人群支付能力越高，因而医疗资源利用也越高。当正向效应大于负向效应时，则会表现为亲贫的分配结果；当负向效应大于正向效应时，则表现为亲富的分配结果。太仓和兴化低收入阶层与其他阶层的健康差异较大（见表3—5—2的健康自评打分结果），因而表现为正向效应大于负向效应；宜兴则可能因健康差距较小而表现为负向效应大于正向效应。这可能是三地分配结果差异的原因之一。

（2）统筹模式的影响

太仓和宜兴对参保人放开职业、户籍限制，采用"自由选择参保层次"的统筹模式，并且考虑到不同人群的收入能力，为低收入阶层设立了只保障住院费用的保障层次，缴费仅为职工最低基数的一半，更有利于农村和城镇非就业的高风险人群，根据自身需求选择参加保障水平较高的保险层次，更有利于缩小或消除城乡差距，因而表现为"亲贫"和"亲农"的医疗资源分配效果。图3—5—2不同险种间的城乡医疗资源分配便表明了这一点。太仓和兴化职工医保内部的农村居民年度医疗支出大于城镇居民，而居民医保内

表 3—5—2　　　　　　收入五等分组、城乡分组的自评健康打分

	宜兴	太仓	兴化
最低收入组	2.41	1.98	1.80
较低收入组	3.26	2.96	2.22
中等收入组	3.59	3.20	3.08
较高收入组	3.92	3.52	3.82
最高收入组	4.02	3.51	4.23
城市组	3.46	3.15	3.06
农村组	3.42	3.09	2.98
总计	3.44	3.03	3.05

资料来源：笔者整理计算所得。

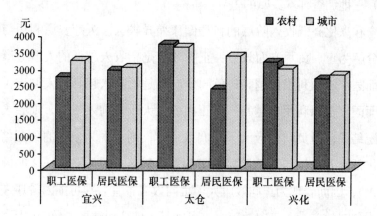

图 3—5—2　三地城乡居民医疗资源利用比较（分险种）

注：此处的医疗资源利用是以医疗支出除以医疗价格计算得出的。

资料来源：笔者根据调研数据整理得来。

部城镇居民则明显大于农村居民。我们在调查时发现，农村居民中选择参加职工医保的，多数是身体健康状况较差的高风险人群，是职工医保内部农村居民的医疗资源利用更高的原因，也是太仓和兴化分配结果较为公平的原因。

（3）保障水平和制度设定的差异

太仓在医疗资源分配上的"亲农"和"亲贫"程度更高，一方面源自于

其较高的补偿水平，2009 年起太仓将重病大病的结报率提高为 100%，保障水平的提高降低了个体负担比例，较好的改善低收入群体"医疗需求不足"或"消费不起医疗资源"的现象；另一方面则与太仓向弱势群体倾斜的保障政策有关，对于自由参加高层次医疗保险的人群，除了保险费减半外，还对失地农民、残障人士等弱势群体给予不同比例的保费补贴，更有利于城乡居民在参保上发挥自选作用。

综合以上几点，太仓和兴化表现为"亲贫"和"亲农"的医疗资源分配结果，与这两地实行自由选择参保的统筹模式有关，太仓的分配效果更好。除了统筹模式以外，与这两地较高的保障水平也不无关系。

（三）不同地区医保补偿的分配结果

1. 指标分析

考虑到居民获得医保补偿的前提是要先交纳一定数额的保费，因而此处先构建一个医保收益指标，来代表参保者从医疗保障制度中获得的纯补偿。医保收益等于年度医保补偿额减去年度医疗保险费。表 3—5—3 给出了医保收益指标的集中系数和泰尔指数的计算结果。

表 3—5—3　　　　　　　三地的医保补偿分配效果

指标	宜兴	太仓	兴化
CI	0.170 4	−0.406 9	−0.120 8
Theil	0.050 4（农<城）	0.033 6（农>城）	0.053 2（农>城）

资料来源：笔者根据调研数据整理得来。

从集中系数的计算结果来看，兴化和太仓的医疗保障制度在医保收益上表现为"亲贫"的不平等，意味着低收入阶层参加医疗保障制度获得的纯补偿高于高收入阶层，太仓的这种"亲贫"倾向更高。宜兴的医保收益则更倾向于高收入阶层，表现高收入阶层获得的纯补偿更高。从泰尔指数的计算结果来看，与医疗资源的分配结果相差不大，太仓和兴化表现为农村居民占有更多纯补偿的"城帮农"分配，而宜兴则表现为城镇居民占有更多纯补偿的"农帮城"分配结果。

为了进一步测算医疗保障制度对收入不平等的影响方向及程度，表3—5—4还计算了在没有医疗保障制度之前、医疗保障制度筹资和补偿之后，城乡收入差距和地区总体收入差距的变化情况。从泰尔指数代表的城乡收入差异来看，三地居民在患病后城乡差距均有所扩大，太仓和兴化居民医疗保障筹资、补偿之后对城乡的收入差距起到收敛作用，宜兴的医疗保障制度则扩大了城乡差距。而从基尼系数的测算结果来看，三地医疗保障制度都起到收敛了收入差距的作用，兴化的收敛效应最大。

表3—5—4　　　　　　　　三地的收入分配效应

	城乡人群间收入分配		
	宜兴	太仓	兴化
初始 Theil	0.338 7	0.541 8	0.173 7
患病后 Theil	0.383 6	0.744 6	0.174 0
医保筹资、补偿后 Theil	0.457 0	0.336 5	0.148 9
医保制度贡献	−0.191 3	0.548 1	0.168 6
	不同收入阶层间收入分配		
	宜兴	太仓	兴化
初始 Gini	0.264 1	0.260 1	0.335 9
患病后 Gini	0.329 7	0.399 1	0.555 1
医保筹资补偿后 Gini	0.293 5	0.323 4	0.431 2
医保制度贡献	0.109 8	0.189 7	0.223 2

注：由于泰尔指数太小，不方便观察，此处对所有泰尔指数做乘100的处理。此处基尼系数的计算方法与集中系数相同，因而不再赘述。

综合以上两部分结果测算，太仓和兴化的分配结果更倾向于低收入阶层和农村居民，分配的合理性要优于宜兴：太仓和兴化在医保补偿上表现为"亲贫"和"亲农"的分配结果，而宜兴则表现为"亲富"和"亲城"的分配结果。三地分配效果差异的原因，除了阐述的三点以外，与太仓和兴化引导

"小病进社区、大病进医院"的医保政策有关。从表 3—5—5 实际补偿比（医保补偿/医疗支出）来看，在职工医保制度内部，太仓和兴化农村居民的实际补偿比高于城镇居民，在花费同等费用时，农村居民能够获得更多的医保补偿。对于价格弹性较高的农村居民，这种向基层医疗机构倾斜的价格补贴机制的消费干预作用更大，因而使得低收入群体和农村居民较多的从中受益。

表 3—5—5　　　　　　　　分制度实际补偿比

	宜兴			太仓			兴化		
	职工医保	居民医保	合计	职工医保	居民医保	合计	职工医保	居民/新农合	合计
城市	0.57	0.14	0.38	0.52	0.25	0.54	0.78	0.18	0.51
农村	0.56	0.10	0.37	0.82	0.27	0.37	0.83	0.21	0.24

资料来源：笔者根据调研数据整理得来。

此外，三地医保制度收入分配效果的差异也与保障水平有关。2011 年，太仓、宜兴、兴化居民医保的筹资额分别为 500 元、420 元、350 元，人均财政补贴额分别为 350 元、270 元、200 元。虽然三地的个人筹资额均为 100 元，但太仓较高的财力水平使得其医保基金的整体保障能力也高于其他两地，这是福利分配效果较好的原因之一。而宜兴与兴化相比，虽宜兴的筹资标准较高，制度层面的保障水平也比兴化略好，但在分配的公平性上则不如兴化，除了调查样本的略微差异以外，很大一部分可归结于统筹模式的差异。

2. 不同地区收入分配效应的分位数分解

如上文分析，采取参保自选的统筹地区，无论医保补偿额还是补偿比，都显著高于不可以参保自选的地区。其优越性是来自于制度本身还是特征差异？我们并不能确认这部分差距就完全是由于参保自选这个政策所带来的，因为有可能是这两部分人本身的特征（前文中的 R、I、X、T）差异导致的。因此，本书借鉴梅利（Melly，2006）的基于条件分位回归的分布分解，通过构造反事实分布的方法，将上述医保补偿（补偿比）的差异，分解为由特征导致的和由参保自选政策导致的两部分。具体分解如下：

$$f(\mathrm{BC}_1; X_1) - f(\mathrm{BC}_0; X_0)$$

$$=[f(\mathrm{BC}_1; X_1) - f(\mathrm{BC}_1; X_0)] + [f(\mathrm{BC}_1; X_0) - f(\mathrm{BC}_0; X_0)]$$

其中，BC 代表医保补偿（补偿比），X 代表上述各自变量，下标 1 表示可参保自选，下标 0 表示不可以参保自选。例如，f^*（BC_1；X_1）表示参保自选的那部分人所获得的医保补偿的边际密度函数，而 f^*（BC_1；X_0）则表示不可参保自选的那部分人，如果按照可参保自选人的系数的反事实医保补偿的边际密度。因此，上式前一项代表中由于两部分人特征不同所导致的医保补偿（补偿比）差异，本章称之为"特征效应"；后一项代表当特征相同时，仅因为政策不同而导致的差异，本章称之为"政策效应"。

分解结果如图 3—5—3 和图 3—5—4 所示。纵轴代表医保补偿额（医保补偿比），横轴代表各分位点。图中实线代表两部分人的医保补偿额（医保补偿比）差异，点代表由两部分人特征差异所导致的部分（特征效应），虚线代表由特征回报差异导致的部分（政策效应）。由上图我们可以发现（图形最左端与最右端可以认为是异常值不考虑），分别用医保补偿额和医保补偿比作为被解释变量进行分解，所得到的图形趋势大致相同，表明本分析较为稳健。同时我们发现，医保补偿额（医保补偿比）在不同政策的两个群体中确实存在着明显的差异，这个差异呈倒 U 形，即对于医保补偿额（医保补偿比）特别高或特别低的那部分人，不同政策间并没有太大的差异，差异主要在中间那部分人中，并在约 35％分位点上达到最大。

更重要的发现是，当我们同时考察 3 条线的时候，政策效应大大超过了总差异。也就是说，如果我们用观测到的参保自选与不可自选 2 部分人之间在医保补偿额（医保补偿比）的差异，当作是政策带来的效应的话，实际上低估了政策的作用。以图 3—5—4 中 40％分位点为例[1]：在 40％分位点上，

---

[1] 限于篇幅，本书没有汇报每个分位点上分解的具体数值，仅以图形的形式直观汇报。具体数值可向作者索取。

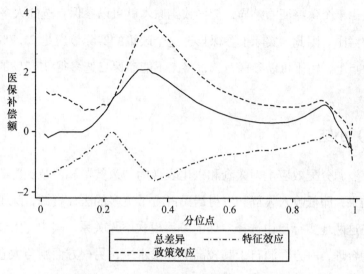

图 3—5—3 不同政策下医保补偿额的分解

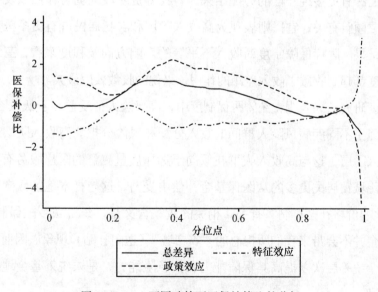

图 3—5—4 不同政策下医保补偿比的分解

表面上,参保自选的那部分人的医保补偿比高出不可参保自选那部分人 11.6%,但如果假设不可自选参保那部分人也变得可以参保自选的时候,这部分人仅由于个体特征的差异，会导致比原本就可以参保自选的人多 10.1% 的医保补偿比。因此，实际上参保自选这个政策的实际效应是 21.7%。即在 40% 分位点上，由于可以参保自选，将比不能参保自选多得 21.7% 的医保补偿比。

（四）小结

医疗资源分配效应上，太仓和兴化表现为"亲贫"和"亲农"的医疗资源分配结果，即低收入人群和农村居民占有了更多的医疗资源，除了样本差异外，与这两地实行自由选择参保的统筹模式不无关系。其中，太仓的分配效果更为合理，一方面源自于其较高的补偿水平，另一方面则与太仓向弱势群体补贴的保障政策有关。收入分配效应上，太仓和兴化表现为低收入阶层、农村居民占有更多纯补偿的分配结果，与其筹资阶段的弱势补贴以及补偿阶段的基层倾斜有关；宜兴则表现为高收入阶层和农村居民占有更多医保补偿的分配结果。医疗保障制度对收入不平等的影响方向及程度来看，三地医疗保障制度都起到收敛了收入差距的作用，兴化的收敛效应最大。

实证研究结果表明：统筹医保制度中，高风险人群受益高于低风险人群，制度保障了不同疾病风险人群间的收入分配和风险分担。高收入阶层受益高于低收入阶层，这与高收入人群在倾向于选择质量更好的医疗服务有关。农村居民比城镇居民更多的从医保基金补偿中受益，这与样本地区倾向基层的"区别化的价格补贴机制"有关。相关的政策含义是，统筹城乡医保制度中，合并基金并不会带来我们所担心的"农帮城"（逆向补贴）现象。因而，逐步提高基金统筹层次以提高其保障能力和抗风险能力，是未统筹基金地区可以进行尝试的。

有关统筹模式，在控制了筹资水平（医疗保险费）的影响下，采取参保自选这一统筹类型的地区，能够使参保群众获得更多的、比例更高的医保补贴，这种参保自选的统筹类型，在缩小贫富人群、城乡人群的医保补偿差异上，更具优越性。分位数分解的结果表明了，这种优越性更多的来自于参保自选这种制度类型本身，而非地区禀赋差异。相关的政策含义是，统筹城乡医保制度之后，自由选择参保的机制，会使经济状况较好或身体状况较差的农村居民选择参加报销水平较高的医疗保障制度，因而更有利于医保补偿基金在不同健康水平、不同收入以及城乡之间的合理受益分配。

由于地区异质性的存在，我们无法判断哪个地区的分配效果更好。但宜兴与兴化相比，虽然宜兴筹资标准较高，整体的政策保障水平也比兴化略好，但在分配结果的公平性上则不如兴化。除了调查样本的略微差异以外，很大一部分可归结于统筹模式的差异，这与我们实证研究的结论是基本一致的。总体上，可以将三地制度中值得借鉴之处归纳为以下几点：

（1）参保自选的统筹模式，打破职业、户籍限制，允许参保群体在各保障层次（险种）间自由选择，更有利于理性消费者根据自身预算约束和预期收益作出个体福利最大化的决策，更有利于城乡间的公平分配。但可能带来逆向选择问题。兴化市的制度运行中，就初步暴露了高风险人群涌入高层次医疗保险而带来的逆向选择和基金风险问题。因而，该模式应与基金统筹层次的提高相结合。

（2）受限于预算约束，不同人群在接受同等福利项目时，也可能造成不同的福利后果，因而医保政策对就医行为的引导作用也十分重要。由于低收入阶层对医疗价格更为敏感，因而通过倾向基层的价格补贴机制，能够较好的引导群众合理就医，有利于患者根据自身支付能力选择不同的医疗机构就诊，在满足其医疗需要的基础上尽量减少医疗负担。如太仓对一、二、三级医院采取不同的起付线标准，一级医院的起付线标准仅为 100 元，并且规定到乡镇医院及社区的住院报销比例比市级以上医院高 10%；放宽一级以下定点医疗机构常用药品的使用范围，在定点社区卫生服务机构配购的药品费用给予适当补贴等。这有效合理的促进了"小病进社区、大病进医院"，引导群众选择医疗价格较低的基层医疗机构，合理就医。

总体上，太仓"自由选择＋弱势补贴"的制度有利于个体根据自身收入约束和预期健康收益作出效用最大化的选择，因而更有利于实现城乡间、不同收入阶层间公平的收入分配。兴化仅放开参保选择的模式，虽保障了分配结果的公平，但有可能因农村富裕群体和高风险人群流向报销水平较高的医疗保障制度，而带来基金风险问题。因而在统筹城乡医保的同时，提高对低收入农民的补贴和关注，辅以"引导群众合理就医"的补偿政策，将更利于公平的分配结果和社会福利。

三、城乡医保的统筹模式选择与改进

（一）统筹模式选择的影响因素

实践中，各地医保部门在选择城乡医保的统筹模式时并非随意为之，而是受地区经济发展水平、城市化水平和制度基础的影响。在我们调研的过程中，问及统筹城乡医疗保障制度的过程与背景，发现不同地区有着不同的演化路径。理论上，可以将各地选择统筹模式的影响因素总结为以下三点：

1. 经济水平

筹资是待遇实现的基础，在平衡城乡居民待遇时，医疗需求释放后的资金缺口，即筹资的增长幅度，应在地方财力和参保人经济承受能力的范围之内。太仓就业人群和非就业人群之间的筹资标准差距较大，但居民医保与新农合的筹资标准则差距较小。基于此，太仓市通过个人、财政、村集体三方筹资，共同分担增加的筹资部分，整合了城乡居民的制度标准和基金，同时为失地农民和有特殊贡献的社会群体，在职工医保中设立了"住院医疗保险"层次，并允许其他群体以灵活就业人员的身份参加，实行与职工医保同样的住院补偿待遇，缴费仅为职工医保的一半，体现了向弱势群体倾斜的政策导向。2011年，虽然太仓、宜兴、兴化居民医保的个人筹资额均为100元，但人均财政补贴额分别为350元、270元、200元。太仓较高的财力水平使得其医保基金的整体保障能力也高于其他两地，这是其采取"自由选择＋弱势补贴＋高统筹层次"统筹模式的原因。

2. 城市化水平

经济较为发达的太仓、昆山等地，具有城市化、工业化水平高，城乡流动人员多，城乡地域界限不明显的特点。在这些地区的城市化进程中，城乡医疗保障需求的趋同催生了医保制度的整合，城乡医保关系频繁转换的需求促进了经办管理的统一，为了满足一体化制度对于一体化管理的需求，才逐步实现了整个管理体制和体系的整合，是一种诱导性制度变迁。而在城乡户籍分界明显的兴化、靖江等地，农村人口众多，2009 年兴化市农业人口的比重为 39.12%，在农村仍有 36.6% 的人从事纯农业劳动，农村居民的收入水平较低，则以管理体制的整合来促进制度的统筹，先是将新农合与居民医保纳入统一的信息系统，再逐步缩小其保障水平差距。

3. 制度基础

实行"基金分设"的兴化和靖江地区，新农合实施的比较早，参保人数众多，占到总参保人口的 85%，并且与城镇居民医保的筹资水平有着较大的差距。统筹之前，兴化的居民医保的筹资为 180 元，其中个人负担 55%；而农村居民每年的筹资额为 100 元，个人仅负担 20%，筹资大部分由省、市两级财政负担。在这种情况下，如果将城乡医保的待遇提高到同一水平，需要对农村居民的医保筹资作较大的提升方能实现，受地方财力水平的限制，这部分筹资压力如果转嫁给农村参保居民，则会加重农村居民的负担。因而，这些地区往往先着手于管理体制的整合与归并，打破城乡参保界限但仍旧保留三个筹资档次，允许参保人在各档次间自由选择。另外，考虑到农村居民的缴费能力，在职工医保的内部设立只补偿住院费用的"职工医保层次二"，以鼓励真正有需要的农村居民参加高层次的医疗保险，获得适当补偿。

虽然各地在统筹试点中都是根据地区实际做出较为适当的选择。但是，在制度运行中，兴化地区由于分设的基金层次太多，各个基金调剂能力有限，带来了老、弱、病、残等高风险人群都倾向于选择参加补偿较高的居民医保或职工医保的现象，重病的人流向高险种、健康人群低险种的逆向选择问题较为突出。调查之时，当地的医保工作人员就反映，放开自由选择机制以后，职工医保和居民医保的参保结构呈愈来愈老龄化的偏态分布，尤其是居民医保，参保人数少、老龄人口多，2010、2011两个年度都出现基金赤字问题。

（二）国内城乡医疗保障统筹模式的分类与借鉴

我国的医疗保障制度即不同于福利型国家的"医疗保障"概念，也不同于社会保险型国家的"医疗保险"，是一个更为宽泛的概念。首先，医疗保障作为宪法赋予公民的基本权利，应保障每个人都有平等自由的机会享有医疗保障；其次，作为由政府提供的准公共物品，应以公平性为制度设计首要原则（这里的公平性更多的是"机会均等"的范畴）；最后，作为《社会保险法》所规定的社会医疗保险，也应兼顾"权利与义务相对等"的原则。基于以上三个特点，许多学者从不同的角度对城乡医保的统筹模式进行了概括和论述，如苗艳青、王禄生（2010）以"基金是否并入一个账户"为基准，结合经办机构的管理模式，将我国居民医保和新农合的衔接统筹模式概括为"部分整合型模式""完全融合型模式"和"合作管理型模式"；庄琦（2010）从名称上将统筹模式概括为"城乡职工、居民医疗保险完全一致模式""城乡居民基本医疗保险模式""城乡居民合作医疗保险模式"三种；仇雨临等（2011）提出"一体化的城乡居民医疗保险""分层选择式的城乡居民医疗保险""制度分设、管理体制统一""制度分设、经办统一"四种模式；也有以试点地区命名的，如"太仓模式""东莞模式""马鞍山模式"等。我国目前统筹城乡居民医保进程呈现出梯度发展格局，尽管终极目标是一致的，但各地会根据自身的条件选择不同的发展路径，这也是符合医疗保险制度发展规律的。

医疗保障是通过资金的筹集和再分配来实现参保群体的风险共担、互助共济的，以往国内研究多以基金融合作为划分标准。统筹城乡医保制度是将医保制度作为一个公共政策或准公共品提供给欲参保的社会成员，其主要目的在于缩小城乡居民福利水平和保障医疗消费的机会均等，在总结各统筹地区基金的作用对象、基金的筹资、补偿标准以及基金整合情况的基础上，我们认为目前我国存在以下三种城乡医保统筹模式："全统一"模式、"二元分层基金分统"模式、"二元分层基金分立"模式。

以上三个模式中，采取统一模式的地区在经济水平、城市化水平和制度基础上也较为相似。我们所调查的太仓和宜兴属于以上第二种"二元分层基金分统"的统筹模式，而兴化则属于"二元分层基金分立"的模式。上一节我们提到，这种基金分立的统筹模式抗风险能力较弱，然而受限于农村居民的筹资能力，并没有合并新农合和居民医保的基金。通过本书第六章的实证研究，由于向基层医疗机构倾斜的补偿措施对农村居民的干预作用较大，因而合并基金并不会带来"农帮城"的逆向补贴。但其前提是，不对农村居民的筹资标准进行大幅提高，否则会影响其直接支付能力。基于以上几点分析，可以借鉴目前四川、天津等地的统筹模式。合并城乡医保基金后，在同一个基金内部分设多个缴费和补偿标准不同的层次，供参保人自由选择。通常，健康状况较差的高风险人群多选择保障水平较高的层次，并多承担一部分保费；而健康状况较好的低风险人群则选择保障水平较低的层次，这两类人群在同一个基金内共济，不仅能够实现不同风险人群的风险分担，同时也解决了有限筹资下的基金风险问题，如兴化等地可以尝试的一种模式。

四、结论与政策含义

医疗资源分配效应上，太仓和兴化表现为"亲贫"和"亲农"的医疗资源分配结果，即低收入人群和农村居民占有了更多的医疗资源，除了样本差异外，与这两地实行自由选择参保的统筹模式不无关系。其中，太仓的分配效果更为合理，一方面源自于其较高的补偿水平，另一方面则与太仓向弱势群体补贴的保障政策有关。收入分配效应上，太仓和兴化表现为低收入阶层、农村居民占有更多纯补偿的分配结果，与其筹资阶段的弱势补贴以及补偿阶段的基层倾斜有关；宜兴则表现为高收入阶层和农村居民占有更多医保补偿的分配结果。从医疗保障制度对收入不平等的影响方向及程度来看，三地医疗保障制度都起到了缩小收入差距的作用，兴化的缩小效应最大。

由于地区异质性的存在，我们无法判断哪个地区的分配效果更好。在统筹城乡医保统筹制度时，应充分考虑到地方财力水平和参保人的缴费能力，因地制宜地选择城乡医保统筹模式：在财力水平允许的基础上，太仓的"自由选择＋弱势补贴"的制度无疑是最有利于分配的；而如兴化等经济相对不太发达、城市化水平较低的地区可以先采用自由选择的统筹模式，首先保证城乡居民平等享有医疗保障，然后再考虑不同群体的多元化需求、收入水平差异及基金支付能力等方面因素，制定多层次的保障方案，并做好各项制度的衔接，在此基础上逐步提高统筹层次，逐步缩小城乡制度差距。

第四部分

统筹城乡基本医疗保障的制度构建
——以江苏省为例

第一章 统筹城乡医保制度设计的基本原则与思路

一、指导原则

所谓医疗保障的城乡统筹，是指在医疗保障制度的设计和运行中，突破城乡二元结构，构建覆盖城乡全体居民的医疗保障体系，适应城乡一体化的发展趋势。江苏省要实现城乡医保统筹，需要在坚持政府主导、公正与团结、按需分配、成本—效果以及选择性的原则下，设计多层次的医疗保险制度，提高统筹层次，实现城乡全覆盖。

福利经济学对医疗保障制度提出了普遍性、公平性、福利性原则；卫生经济学在评价健康保障时也提出要遵从成本—效果原则、按需分配原则以及保险原则。考虑到以上原则的灵活运用以及医疗保障制度的准公共品性质，课题组认为城乡统筹过程中需要遵循以下几个原则：政府主导、公正与团结、按需分配、成本—效果及选择性原则。

（一）政府主导原则

1997 年的世界银行"世界发展报告"中指出的"每一个政府的核心使命"应当包含五项最重要的责任之一便包含"投资于基本的服务和社会基础设施"并"保护弱势群体"，这是政府保证市场运行的必然选择。医疗卫生服务是政府提供各种公共商品和服务中的一个重要组成部分；而保护弱势群体当然包括建立并实施医疗保障制度。

此外，医疗保障服务属于准公共产品，由于准公共物品的竞争性和非排他性，仅仅依靠市场调剂是无法满足社会需要的，所以建立和完善医疗保障制度是政府的一项基本职能。另外，由于疾病风险存在不确定性，对于中下等收入阶层来说，单纯依靠个人和家庭的力量必然会造成"因病致贫"的现象，因此，通过政府介入筹资与分配过程，形成风险分担机制及再分配体制十分必要，城乡医保统筹制度必须遵循政府主导的原则。

（二）公正与团结原则

福利经济学中将社会保障的功能目标定为满足社会公平，以弥补市场初次分配的缺陷，是一种安全稳定机制。福利主义强调应将社会全体成员作为社会福利的服务对象，做到"人人有份"，而不因民族、性别、职业、年龄等差异把一部分人排斥在外。

在许多国家医疗保障制度的设计和原则中，都可以发现"团结互助"这个词汇。哥伦比亚在卫生筹资中是通过"交叉补助"的方式体现团结互助的原则。在城乡医保统筹的过程中，更是要时刻将这样一个原则贯穿其中，通过制度设计来实现富裕地区补助贫困地区，富裕人群补助贫困人群的转移支付机制，实现社会公平和互助共济。

（三）按需分配原则

卫生经济学所强调的按需分配原则指的是保险内容应体现帮助穷人和危重病人为重点，把医疗保障服务提供给那些最需要的人。福利经济学中的福利性原则也强调对弱势群体应低标准缴纳社会保障费，福利开支尽量由企业和政府负担的观点。低收入者是最需要医疗保障的群体，我们的医疗保障制度最应该提供给那些需要医疗服务的弱势群体，同时建立有效的社会医疗救助制度，解决低收入人群的医疗保障问题，避免参保人员因疾病造成家庭贫困问题。

按需分配的另一个体现即满足不同人群的医疗保健需求，也随着国家经济水平的提高变得重要起来。有一少部分家庭生活比较富裕的人员，不仅有经济实力解决自己的医疗服务需求问题，更需要高档医疗消费和多样化的医疗服务，医保制度也应该按照市场需求给予满足，这是按需分配原则的另一个体现。鉴于此，城乡医保统筹应遵循按需分配原则，考虑到不同人群的需要，实现最广大人民群众的普遍福利。

（四）成本—效果原则

卫生经济学强调，医疗保障制度要尽量做到让受益面大一些，以充分发挥有效资金的作用，这也就是成本—效果原则。福利经济学的普遍性原则告诉了我们扩大受益面的途径，即降低医疗保障制度的"门槛"，提高其"可及性"，以方便地为社会成员所获得，这种途径只是考虑到了弱势群体的需求。我们应该实现医疗保障体系的多样化，尽量满足人们的不同需求：一是医疗保障的制度模式多样化，以适应和满足不同社会群体需求；二是医疗保险层次结构的多样化，即采取多样化的制度安排，而不是用一种制度来涵盖医疗保障的全部内容；三是制度设计的多样化，即根据目前筹资水平和医疗保障项目的不同在待遇水平上也有所不同。

（五）选择性原则

选择性原则的含义在于根据国家财政的承受能力、受保障者的经济承受能力以及对医疗保障的需求程度，有区别地安排医疗保障的项目、对象范围、筹资方式和待遇水平等。遵循选择性原则既能满足不同收入水平的社会成员不同的医疗保障需求，也不会因保障水平过高超越社会经济发展水平而导致沉重的负担，更利于实现社会福利最大化的目标。

在医疗资源稀缺的前提下，选择性原则表现为通过市场机制中的灵活选择机制实现社会福利的最大化。选择性原则是一些强调效率优先的国家社会保障制度安排中遵循的一项原则，对城乡医保统筹也有借鉴意义。

二、设计思路

在综合微观层面和宏观层面的可行性分析基础上，本着医疗保障制度城乡统筹的各项原则，课题组提出建立多层次、自由选择、全面覆盖、省级统筹、适度保障的医保制度城乡统筹的基本思路框架，并强调医疗救助是解决极少数弱势群体"因病致贫"问题的关键。

（一）提高统筹层次，逐步实现全省统筹乃至全国统筹

首先，从国家政治需求来看，党的十八大提出要统筹推进城乡社会保障体系建设，健全全民医保体系。《社会保险法》关于"基本养老基金逐步实现全国统筹，其他社会保险基金逐步实现省级统筹"，以及国务院医改要求，提高医保基金统筹层次。

其次，社会保险遵循的是"大数法则"，参保人员规模越大，保险基金的支撑能力和分散风险的能力就越强，参保人员的权益就越能得到有效保障，制度也才能得以可持续发展。目前，江苏省的苏北、苏中、苏南地区在经济水平和城乡人口结构上存在着比较大的差异，各地的医保制度都是在县、市区一级统筹，统筹层次还很低，不仅给医保基金带来比较大的风险，而且会造成管理成本高、参保人员无法自由流动等问题。

因此，在目前江苏省各地医疗保障制度普遍建立和平稳运行的情况下，应该把城乡医保统筹的层次提高到省一级统筹，做到以下几个统一：（1）统一城乡居民医疗保险基金，扩大基金的调剂范围；（2）统一经办机构，提高办事效率；（3）统一医疗服务，做到"三二一"（即基本医疗保险药品、诊疗项目、医疗服务设施标准"三个目录"，定点医疗机构、定点零售药店"两个

定点"和医疗费用结算"一个办法")[1] 的统一；（4）统一结算服务网络，实现全省一卡通。同时，在全省范围内精确测算筹资标准及待遇指标，并且根据各地不同的经济财政状况适当调整，给予经济较不发达地区一定的财政补贴，来填补缺口。

以省为单位进行城乡医保统筹有以下四方面重大意义：（1）有利于进城务工人员医保关系在各地的转移接续，避免进城务工人员因医疗关系无法转移而产生大量退保的现象，提高医疗保障制度的覆盖率；（2）可以通过全省对制度的规范统一来提高管理效率，减少管理成本；（3）通过医保基金的统筹实现互助共济，提高医保基金抵御风险的能力；（4）全省医保管理结算网络的统一，为城乡之间、不同城市之间的异地就医提供方便。

考虑到制度运行的可行性，城乡医保统筹可以先以省辖市为统筹单位，再逐步过渡到省级统筹，当全国绝大部分省市都完成了省级统筹，并且在解决了个人账户等问题的前提下，就可以考虑建立全国性的基本医疗保险统筹基金，同时对现有医保基金管理体制进行调整，最终建成全国性的统筹城乡的医疗保险体系。

（二）设计多层次的医疗保险制度，实现城乡衔接

随着江苏省医疗保险覆盖面不断扩大，参保人群的结构也越来越复杂，各类人群对医疗保险费的承受能力、享受待遇的要求都会有所不同，这就要求医保制度根据社会群体经济收入水平和对医疗保险需求倾向，设计不同的、多层次的医疗保险险种供参保人自由选择，真正体现"以人为本"思想。

本着"权利义务相对应"的原则，将所有的城乡参保居民全部纳入一种医疗保障制度，建立城乡统筹的医疗保障制度，制度的设计思路主要遵从以

---

[1] 中国医疗保险研究会会长王东进. 构建覆盖城乡的医疗保障体系的战略步骤 [J]. 中国劳动保障. 2008,（8）: 17.

下几个要点：

（1）根据参保人群的不同收入水平和不同医疗需求设立A、B、C、D四个缴费档次，借鉴商业保险"多投多保，少投少保"的机制，A、B、C、D四个层次设立由高到低的筹资标准，并规定相应的住院起付线标准、各费用段之间的报销比例，以及报销药品的种类及其报销比例等，即不同缴费标准对应相应的医疗待遇水平，缴费标准越高，缴费时间越长，医疗待遇就越高，在费用的报销待遇上，只有层次的差别，没有身份的差异。

（2）A、B、C、D四个层次具有开放性，城乡居民不管身份、年龄、职业，都可以根据自身经济承受能力或医疗需求，自愿选择某个层次的缴费标准和医疗保障水平，在四个层次之间应留有相互接口，以便参保人在个人身份、经济情况改变的情况下，重新选择险种或标准时可以转接，不留后遗症。

（3）确保所有企业正规就业职工只能选择参加较高档次A、B两类医疗保险，并将各类灵活就业人员在内的所有城镇从业人员都包括进来，强制所有企业为签订劳动合同的从业人员参加B类及以上医疗保险。将这部分人群纳入社会医疗保险，既是体现国家责任和社会经济发展的需要，也有利于扩大保障的范围和医保基金的互济能力。

（4）A类医疗保险以国家机关公务员的缴费标准为参照，B类则以职工医保中的企事业单位职工的筹资标准为参照，并适当提高缴费标准和待遇，以吸引城乡居民中的其他高收入人群参保。A、B两类政府不给予任何补贴，完全由个人和企业按比例承担。D类以现行新农合的筹资水平为参照，缴费标准较低，但各级财政应本着"保障弱势群体，按需分配"的原则，通过财政补贴使其待遇标准高于缴费标准，以体现社会公平。C类的筹资标准和补偿待遇在B、D两类医保套餐之间，并由三级财政给予适当补贴。

（三）保障水平适度，保证可持续发展

经济承受能力是医保城乡统筹所要考虑的首要问题，关系着制度的可持

续发展。因此，需要在精确测算的基础上考虑个人和政府的承受能力：首先，测算近年来不同年龄段城镇居民发病住院率、人均住院费用、人均医疗保健支出等数据，尽可能考虑城镇居民的实际负担，以此确定不同人群的筹资水平和报销待遇；其次，按照区域经济发展和地方财力状况，根据政府的财政承受能力来确立与江苏省经济发展水平和财力水平相适应的保障水平。由于数据的可得性，这里只做简单的测算。

1. 居民医保筹资的经济承受能力测算

2007 年城镇居民的年人均可支配收入为 16 378 元，同比增长 16.29%。2008 年农村居民的年人均纯收入 7 300 元，同比增长 11.26%。按次增长率推算，2009 年江苏省的城镇居民年人均可支配收入为 22 148 元，农村居民为 8 122 元。分别拿出个人收入的 1%，即城镇居民 221 元，农村居民 81 元，经济上应该是可以承受的。

综合看 2008 年江苏省 52 个县市的在岗人员平均工资（见图 4—1—1 上方阴影区域），在职人员收入差距较大，在岗人员平均工资水平最高的江阴市达到 38 766 元，最低的泗阳县仅为 16 081 元，结合课题组调研地区的工资水平可以发现，苏南地区的工资水平在 35 000 元左右，苏中地区 25 000 元左右，苏北地区则约为 20 000 元。农村居民人均收入水平（见图 4—1—1 下方阴影区域）也有一定差距，最高的溧水县为 11 975 元，已经接近苏北地区的城镇居民人均收入水平，最低的建湖县却只有 4 804 元。

根据上述苏南、苏北、苏中的工资待遇水平差距，结合课题组调研过程中所了解到的各类单位人均缴费基数的情况，我们将四个医保套餐的缴费及待遇标准设置如下：

A：基于社会和谐的理念，高收入人群应该为社会尽更多的义务。并且学术研究表明：一个国家基本的医疗保障制度保障的水平越高，范围越广，高收入人群参加的私人医疗保险的规模就越小。所以，应该适当的提高 A 类医疗保障的待遇筹资标准及待遇水平，吸引更多的高收入人群参保。根据课题

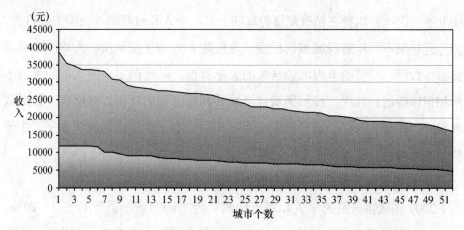

图4—1—1　分县市在岗人员平均工资及农村居民人均纯收入水平

组对江苏省各地调研的结果，把 A 类医保套餐的个人筹资标准定为 500～600元，那么相应的最低缴费基数为 2 500～3 000 元，将其报销比率提高到 90%以上，并扩展其药品报销范围，将某些高档药和高端诊疗设备也纳入医保报销范围。

B：根据调研过程中各地企事业单位及职工医保的平均缴费额，B 类医保套餐的个人筹资标准定为 300～350 元（含大病保险），那么 B 类医疗保障相应的缴费基数定为 1 500～1 750 元，相应报销比率也应该提高到 85%～90%。

C：相关研究也表明，新型农村合作医疗的覆盖率在很大程度上不是取决于农民的支付水平，而是取决于农民的参保意愿，目前的合作医疗试点中，因受限于基金收入，补偿水平有限，导致农民的参与积极性不高。所以，可能会有很大一部分农民选择待遇水平较高的 C 类或 B 类医保套餐，因此，C类的待遇要跟 D 类拉开档次，才可以吸引收入水平较高的农民参保。因此，我们把 C 类的报销比率提高到 60%～65%，相应的筹资标准提高到 400～500元，个人负担 200～250 元，剩余部分由政府补贴。

D：由于 D 类医保套餐主要是针对城乡居民中收入较低的弱势群体，所以筹资标准的个人负担部分不能太高，按照以往贫困县的试点经验，筹资的交费水平占农户人均纯收入的 0.8%～1% 为宜（胡善联，2000）。那么我们按照江苏省农村居民人均收入的 0.5%，即苏北地区农村居民人均纯收入的 1% 左右：40～50 元，作为个人缴费，加上财政补贴 240～360 元，筹资总额为 300～400 元，报销比率也应提高到 50%～60%。

2. 政府对医保的财政补贴能力测算

按照 A、B、C、D 三类医疗保障套餐的筹资标准，政府对四个层次的补偿分别为 0 元、0 元、200～250 元和 240～360 元。2008 年江苏省参加职工医保、城镇居民医保、新农合的人数分别是 1 604.3 万人、777.04 万人、4 454 万人，按照这个数字保守推算，城乡统筹的医保制度共需要政府补贴 1 255 亿～1 883 亿元。

2011 年江苏省财政总收入 14 129.6 亿元（原口径），增长 20.4%，其中地方一般预算收入 5 147.9 亿元，增长 26.2%，高于年度预期目标 16.2 个百分点。如果推进城乡医保统筹，考虑到中央财政给每位城乡居民缴费补助，省内各级财政需要拿出相当于当年省总财政收入的 7.5% 左右。

（四）完善医疗救助制度，保障弱势群体

医疗保障制度的目标是利用最少的资源为最多数人口提供健康保障，由于基本医疗只"保基本"，为了要防止诱导性消费还设置了赔付封顶线，这就意味着最高支付限额以上的医疗风险很难得到保障。如果不设立重大疾病医疗补助，许多家庭会因病致贫、因病返贫，有的人甚至还可能得不到必要的治疗。医疗救助是一种投入小、社会效益最好的医疗保障形式，不仅改进了部分人的基本医疗状况，更是对低收入阶层和困难人群的帮助，符合社会公平和保障基本生存权利的社会理念，同时并没有或不会太多影响其他人的医疗保障福利，实现了一部分人的福利有所改进而其他人的福利没有受到损失的帕累托改进，是实现社会公平的有效手段之一。

但是，目前多数地区的医疗救助制度分散在不同部门管理，如仪征低保

户的医疗救助管辖权在民政部门，特困职工的医疗救助的管辖权在工会，另外慈善工会也负责一部分医疗救助工作，救助人员的界定标准和救助标准不统一给需要救助的贫困者带来不便。因此，建议将医疗救助人员资料统一整合到医保信息平台上，以保证政策的公开、透明，并将救助放在事中解决，为贫困的患病者提供免费或较低价格的医疗服务，满足其基本的医疗需求。

三、实施城乡医保统筹的管理技术条件

医保制度的城乡统筹需要将各地的医保体系有效地衔接在一起，将各地的现行医保制度向新制度进行顺利过渡，所以在城乡统筹政策实施前需要解决几个技术问题。

（一）统一医疗保险管理服务的网络平台

基于参保人员异地流动、城乡医疗保障制度的衔接、转化和医疗保障制度的统一管理等多方面的需要，有必要统一全省的网络系统，为制度运行提供一个坚实可靠的载体，为参合群众提供一个便捷的医疗保险管理服务平台。建设全省统一的医疗保险管理服务平台，不仅有利于居民的参保和配套的管理服务，减轻经办机构的工作压力，提高经办效率，而且通过把网络延伸到医院、药店、金融机构、社区平台以及相关机构和部门，为居民提供缴费、结算、查询、咨询等一系列的网上经办业务，为参保人员提供高效便捷的服务。更重要的是，建立统一的网络平台可以为全省范围内的异地结算问题、医疗制度的衔接问题提供硬件基础。

（二）解决异地结算问题

异地结算问题主要涉及有以下几种情况：（1）异地安置的退休人员，即因退休回归故地或随子女异地居住且已办理长期居住外地就医手续的人员；（2）异地工作的在职人员，即各类企事业因工作需要外派异地员工长期工作

两个月以上且办理居住外地就医手续的人员；（3）异地工作的灵活就业人员，即在异地就业、创业的参保且办理居住外地就医手续的人员；（4）因病转外地就医人员，即因限于技术或设备条件本市不能诊治且经市级医院相关专家会诊后，经办机构核准办理的转外就医人员；（5）急诊异地就医，因工出差、学习、旅游、探亲等临时外出，因病发生的门急诊或住院医疗费用。

随着多层次医疗保障体系的建立，越来越多的参保人员需求异地医疗。异地就医存在着手续不便，医疗消费规范难、现金报销成本大，经办机构工作量大、科学管理难到位，转外医疗限制条件多、结付待遇少，公平性差、监管难等问题。目前，江苏省正在进行异地结算平台的试点，并将在全省范围内解决异地就医问题，为统筹江苏省城乡医疗保障制度扫清了一大技术性障碍。

（三）实现医保关系转换中的制度衔接问题

随着我国城镇化进程的加快，从业人员的身份转换更加灵活，实现城乡医保统筹会涉及一大部分人的医疗保险关系在城镇与乡村之间转移的问题，也就是两个医保制度的衔接问题。城镇居民参保中也存在着同样的问题，譬如城镇居民参加居民医疗保险后，按年缴纳全年的医疗保险费，而年度内在用人单位就业的职工参加职工医疗保险，保费是从工资中扣除的，并且职工医疗保险设有一定的缴费年限的限制。在这两个医疗保险制度转换之间，就存在缴费和待遇上需要衔接的地方：一是缴纳全年的城镇居民医疗保险费，是否要部分退还的问题；二是年度内城镇居民医疗保险和城镇职工基本医疗保险的社会统筹最高支付限额分开计算，还是执行单一制度的最高限额的问题；三是转换医保关系以后，参加城镇居民的年限是否可以连续计算的问题。

医保制度的城乡统筹，必然会涉及更多医保关系在制度间转换的问题，因此需要在城乡医保统筹制度的实施之前作出明确的解决方案。课题组建议：政府可以规定参保人员在补足城医保与基本医疗保险的缴费差额后，医保关系转移前后的缴费年限可累计计算，以鼓励居民参加更高层次的医疗保险。

第二章 统筹城乡医保的制度构建

一、统筹医保的组织管理制度

（一）统筹管理体制

职能部门的相互分割，容易导致医疗保险制度安排与相关政策的不协调，分散化管理不利于城乡医疗保险制度整合。建立统一标准的管理和运行体系，是统筹城乡医疗保障的前提和保证。

在统筹江苏省医疗保障的过程中，我们建议管理机构统一的路径如下：行政管理职能和业务经办机构一步到位实现整合归并，并逐步实现省级统筹。将卫生部门主管、合管办经办的新农合的行政管理职能移交给社保部门，同时合管办也与社保结算中心机构合并，通过这种模式一步到位地实现城乡医保行政管理职能统一和业务经办机构归并。在机构设置上作相应调整，由卫生局合管所和劳保部门社保中心这两套经办机构整合为"医保中心"这一统一的经办机构，将医保结算、机构经办、人员编制全部整合，实现管理一体化。

在组织架构上，医保基金管理中心作为经办机构，统一经办包括农民在内的所有城乡居民的各项医保事务，对参保人员进行了有效的整合，建立统一的信息平台，统一城乡医保的医疗保险诊疗目录、药品目录和特殊医用材料目录。下设各个科室负责医疗保险的各项经办业务：医疗保险科负责城乡居民的参保筹资、变更等业务；支付科负责与各定点单位对账结算、外转费用报销等业务；稽查科负责对各定点机构的检查和考核，财务科负责定期编制城乡居民医保财务报表、财政配套资金的结算；信息科负责程序的开发、数据的传输备份工作。组织架构见图4—2—1。

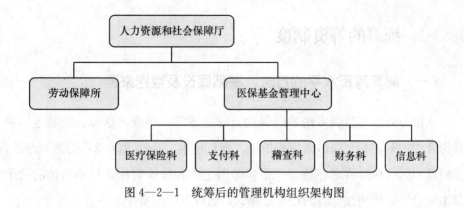

图 4—2—1　统筹后的管理机构组织架构图

（二）统筹经办服务

整合经办资源，是城乡居民享有"均等服务"这一宗旨的基本要求，也是适应城乡医保制度全覆盖、人员流动性下管理服务需要的基本要求。在这里，服务同归的含义包括以下几条：社会基本医疗保障业务归口由一个行政部门统一管理，由一个经办机构经办，应用一个信息管理系统和业务平台，同时实现监督组织与运行机制的统一。具体操作过程中，主要遵从以下两点思路：

一是建立统一的医保经办体系。由医保经办机构统一经办包括农民在内的所有城乡居民的各项医保事务，以经办的统一性来推进覆盖和服务，避免几套班子所带来的人财物方面的资源浪费。

二是充分利用信息资源。对参保人员进行有效的整合，建立统一的信息平台，统一城乡医保的医疗保险诊疗目录、药品目录和特殊医用材料目录。做到无论参加哪类医疗保险的人员，在同一经办服务流程、同一定点医疗机构和零售药店、同一稽查管理模式的基础上，完成所需的医疗消费，享受相应的医疗保险待遇，以避免重复参保的现象，简化结报程序，方便于民。

二、统筹的筹资制度

（一）测算筹资水平的方法、基础假设及数据来源

本部分对江苏省城乡统筹医保的合理的筹资水平进行估算，为制定三种参保合约的筹资标准提供借鉴和依据。我们借鉴刘小兵（2002）的测算方法，在将基本医疗保险界定在急、危重症范围之内和保险费用支付不封顶的两个基本假设下，使用江苏省的相关数据，对医疗保险的费率水平进行测算。

本部分筹资水平的测算基于以下三个假设：

假设 1：基本医疗保险的范畴仅指急、危重症，而不包括日常病症以及其他病症；

假设 2：医疗保险费率水平的确定以充分满足医疗消费需求为目标，不以设置类似最高支付限额的办法以求保险基金的平衡；

假设 3：基本医疗保险制度不设立个人账户，所有缴费均由基金统筹，以求利用大数法则分散风险和提高医疗保险的给付水平。

本部分所用测量筹资水平的数据来源于《2010 年江苏省统计年鉴》及《2010 中国卫生统计年鉴》。

（二）筹资水平测算

在基本假设的前提下，保险费率水平主要由急、危重病的诊疗率、治疗费用和参保对象的收入水平决定。由于急、危重病的统计数据不全面，所以在测算患病率和治疗费用时，只能根据相关数据做粗略推断和静态估算。

1. 急、危重病诊疗率

2009 年江苏省总人口 7 724.5 万人[①]，江苏省政府办医疗机构总诊疗数为

---

① 数据来源：《2010 年江苏省统计年鉴》。

236 474 897人次，政府办医疗机构平均每一居民全年总诊疗次数约为3.06次。[1] 根据卫生部有关统计表明，急、危重症的发生概率一般不超过临床门急诊人次的1%[2]，以该比例估算，政府办医疗机构平均每一居民急、危重症全年总诊疗次数约为3.06×1% = 0.03次。

2. 急、危重病治疗费用

急、危重病在治疗难度、治疗时间、治疗费用方面普遍比日常普通疾病要高，且通常需要住院治疗，住院费用在其治疗费用中占绝大部分比重。因此，本部分选取根据卫生部综合医院数据统计的《2009年医院出院病人疾病转归情况》[3]中的病种，以未愈率、出院者平均住院日、出院者平均医药费三个指标的平均水平作为剔除标准，即未愈率大于3.11%，出院者平均住院日大于9.83天，出院者平均医药费大于5 678元，在此基础上再剔除病死率低于0.1的疾病、部分典型婴童病症、先天性疾病和结核病（治疗费用国家补助），共得到22种疾病作为急、危重病的典型代表（见表4—2—1），将其出院者平均医疗费加权平均后，得到急、危重病平均每人次的治疗费用为9 719.6元。

表4—2—1　　2009年医院出院病人部分急、危重疾病转归情况

疾病名称 （ICD—10）	出院人数 （人）	治愈率 （%）	未愈率 （%）	病死率 （%）	出院者平均住院日 （天）	出院者平均医药费 （元）
对照指标	36 799 774	55.04	3.11	0.93	9.83	5 678.16
病毒性肝炎	198 598	17.27	5.12	0.64	17.97	6 806.55
恶性肿瘤	1 802 504	31.82	12.77	4.31	16.21	12 090.19
原位癌	20 916	60.46	9.57	0.92	11.85	7 109.39
动态未知的肿瘤	64 856	37.37	10.76	1.55	12.81	9 394.85
中枢神经系统炎性疾病	41 540	33.16	12.58	2.53	10.95	7 015.79

①③　数据来源：《2010中国卫生统计年鉴》。

②　数据来源：刘小兵. 中国医疗保险费率水平研究. 管理世界，2002，（7）.

续表

疾病名称 （ICD—10）	出院人数 （人）	治愈率 （%）	未愈率 （%）	病死率 （%）	出院者平均住院日 （天）	出院者平均医药费 （元）
慢性风湿性心脏病	94 872	20.06	4.29	2.03	11.14	7 945.40
急性心肌梗死	103 184	21.37	5.24	9.26	10.01	14 280.17
肺栓塞	8 744	24.52	5.15	11.02	14.17	12 200.63
心力衰竭	62 320	26.12	3.40	5.90	10.63	5 795.02
颅内出血	462 242	28.32	12.61	6.46	14.40	10 095.05
大脑动脉闭塞和狭窄	81 668	21.04	4.30	2.46	12.70	6 855.96
静脉炎和血栓性静脉炎、静脉栓塞和血栓形成	43 966	37.77	3.20	0.29	13.28	9 763.06
外部物质引起的肺病	23 856	26.32	4.19	4.13	20.23	10 166.50
肝疾病	315 456	17.81	7.45	2.53	14.28	8 082.56
急性胰腺炎	129 050	55.24	3.25	0.85	10.88	10 040.43
骨病和软骨病	87 826	51.87	4.06	0.12	14.66	11 301.90
骨髓炎	11 986	51.09	3.85	0.25	18.56	7 939.75
肾小球疾病	188 124	16.89	3.59	0.45	13.78	5 900.97
肾小管—间质疾病	115 044	59.21	3.50	0.19	11.76	6 761.03
肾衰竭	182 954	12.81	6.53	2.81	17.94	8 482.30
骨折	605 486	55.18	3.42	1.02	12.95	8 134.11
颅内损伤	611 274	47.01	3.85	4.05	12.80	8 188.97

3. 人口指标

2009 年江苏省总人口 7 724.5 万，其中城镇职工单位从业人员共 721.34 万，城镇人口 4 294.82 万，乡村人口 3 429.68 万。2008 年江苏省总人口 7 676.50 万，其中城镇人口 4 168.48 万，乡村人口 3 508.02 万。

4. 收入水平

2008 年江苏省城镇单位就业人员工资总额为 2 233.20 亿元；城镇居民年人均可支配收入为 18 680 元，估算江苏省城镇居民年可支配总收入为 18 680×4 168.48＝77 867 206.4 万元；农村居民人均收入为 7 357 元，估算农村居民年收入为 7 357×3 508.02＝25 808 503.14 万元，居民可支配总收入为 77 867 206.4＋25 808 503.1＝103 675 709.5 万元。

综合上述数据，考虑到每年医疗费用的支付都要由上年度征缴到的保险费来承担的，我们以 2009 年的急、危重症治疗总费用和 2008 年的收入水平来测算医疗保险费的缴费率，分项计算如下：

以总人口计算：医保缴费率＝7 724.5×0.03×9 719.6÷103 675 709.5×100%＝2.17%

以城镇职工计算：医保缴费率＝721.34×0.03×9 719.6÷22 332 000×100%＝0.94（%）

以城镇居民计算：医保缴费率＝4 294.82×0.03×9 719.6÷77 867 206.4×100%＝1.61（%）

以农村居民计算：医保缴费率＝721.34×0.03×9 719.6÷22 332 000×100%＝3.87（%）

据此估测统筹医保最低缴费基数：

城镇职工：0.94%×35 217＝331.69

城镇居民：1.61%×20 552＝330.53

农村居民：3.87%×8 007＝310.15

计算过程中城镇居民收入中包含了部分城镇职工的收入，若除去这一部分，城镇居民的收入水平会降低一些，以收入 1% 的筹资水平加上政府 200 元标准的财政补贴，基本达到最低缴费标准；农村居民以收入 1% 的筹资水平加上财政补贴还不能达到最低缴费标准；而测算所得城镇职工的缴费基数小于现有水平，若个人缴费以调研地区平均工资的 2%，江苏省城镇单位平均工资的 1% 支付，单位按个人缴费的 4 倍缴纳，完全有能力补助城镇居民和农村居民的医疗费用。因此，将参保合约组合的筹资标准定为收入的 1% 左右是可取的，在统筹模式下能基本保证医保基金良好的抗风险性。

（三）筹资方案

制定筹资标准应考虑个人和政府的负担能力、公平性及保险费率的合理性等多方面因素。综合以上分析，三种参保合约的筹资支付标准如下：

A 类合约：根据急、危重病保险费率的估算及职工医保个人平均缴费额的测定，A 类医保套餐的个人筹资标准定为 350 元（包含大病保险），相应的缴费基数总额定为 1 750 元。

B 类合约：针对相对落后地区的城镇职工、一般水平的城镇居民及收入水平较高的农村居民，因此，以城镇居民平均可支配收入的 1%左右估算，个人负担 200 元，再加上政府补贴 200 元，筹资标准定为 400 元。

C 类合约：由于 C 类医保套餐主要是针对城乡居民中收入较低的弱势群体，所以筹资标准的个人负担部分不能太高，按照以往贫困县的试点经验，筹资的交费水平占农户人均纯收入的 0.8%～1%为宜（胡善联，2000）。那么我们以 1%的基准点略微下调，按照江苏省农村居民人均收入的 0.8%，苏北地区农村居民人均纯收入的 1%左右：60 元，作为个人缴费，加上财政补贴 200 元，筹资总额为 260 元。

三、统筹的支付补偿制度

支付补偿方案是江苏省城乡统筹的医保制度的重要环节，对医保覆盖率、医保医疗费用控制、医保基金抗风险性都有一定的影响。科学合理的补偿方案是实现良好保障作用、基金平稳运行、制度可持续发展的有效手段。在设计时应遵循切实可行、量入为出、保障适度、重点突出、导向合理的原则，综合考虑参保居民的利益和医保基金的稳定性。

（一）支付补偿模式的选择

目前，江苏省由于各地经济发展水平和居民医保需求的不同，三种医保制度各地的补偿模式混杂。城镇职工医保实行住院和门诊兼顾的补偿模式，城镇居民医保和新农合主要以大病统筹为主，部分经济发展水平较高的地区也开始探索门诊统筹的补偿模式。补偿模式概括起来有五种（见图4—2—2）：住院与门诊大病统筹、住院统筹与"个人包干"、住院统筹与门诊个人账户、住院统筹与门诊家庭账户、住院与门诊统筹，其中住院统筹与"个人包干"的模式使用较少。

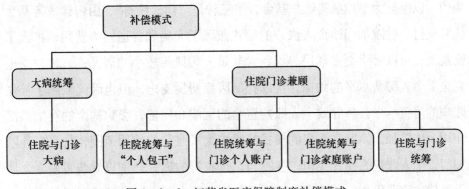

图4—2—2 江苏省医疗保障制度补偿模式

单纯的大病统筹抗风险能力较强，但受益面较小，会影响参保者的积极性，普通门诊补偿能扩大受益面，提高居民的参保积极性，利于提高医保覆盖率，保障制度的可持续发展，但在管理难度、控制医保病人医疗费用、保证医保基金平稳运行方面有缺陷。因此，科学合理的统筹补偿模式应该平衡"补大""补小"的利弊，适应社会经济的发展需求。

1. 江苏省基本医疗保障制度主要补偿模式优缺点比较

大病统筹模式将住院补偿与门诊大病补偿相结合，统筹基金除补偿住院费用外，还对门诊特定项目的医疗费用参照住院费用的补偿方案进行补偿，对普通门诊费用不予以补偿。大病统筹将补偿范围限定在病情较危急、治疗时间较长、治疗费用较高的医疗项目上，补偿范围较小，因此管理上可操作性较强，统筹基金的风险也较小。但同时由于受益面较小，会影响居民的参保积极性，易产生"逆向选择"问题，对医保的覆盖率、统筹基金的积累起到的推动作用较小。

住院门诊兼顾的补偿模式在保障住院或大病费用外，对一般小病的普通门诊也进行一定程度的补偿。江苏省三种医保制度中主要的门诊补偿有三种方式：第一种是设立门诊个人账户，每年从筹资中划出一部分比例进入个人账户，可用于门诊花费，花完截止；第二种是设立"家庭账户"，与个人账户类似，以家庭为单位统筹账户基金；第三种是"门诊统筹"，由门诊统筹基金统筹支付。住院加门诊个人账户的模式兼顾了大病和普通门诊费用，扩大了受益面，可以吸引更多居民参保，尤其是大病风险较小的居民；且账户支出完全受个人缴费水平的约束，可以控制医疗费用支出，但也因此限制了补偿账户的筹资水平，易导致个人账户资金的沉淀和闲置，影响基金的互助共济作用。住院加门诊家庭账户的模式略微扩大了账户的使用范围，特点与住院加门诊个人账户的模式类似。住院与门诊统筹的模式分别设立统筹基金，用于补偿住院费用和门诊费用，扩大了补偿范围，良好地发挥了医保基金的互助共济作用，有助于提高了居民医疗保障水平，但是管理难度较大，需平衡保障力度和医疗费用的控制，对医保基金的抗风险能力也是一种挑战（见表4—2—2）。

表4—2—2　　　　　　　　　　主要补偿模式的比较

	大病统筹	住院统筹加门诊个人（家庭）账户	住院加门诊统筹
优点	基金风险较小 管理可操作性较强	扩大受益面，吸引医疗风险较小的居民，提高筹资积极性 保证医保门诊费用支出的可控性	补偿范围扩大 良好地发挥了医保基金的互助共济作用
缺点	补偿范围小 易产生"逆向选择"问题，影响参保积极性	易导致账户基金闲置和沉淀 不能充分发挥统筹基金互助共济的作用	医保基金管理难度大 补偿方案平衡较难，基金抗风险性不易保证

2. 补偿模式的选择结果

几种模式各有优缺点，选择上应结合江苏省实际情况综合考虑多方面的因素。目前，全省 76 个统筹地区中有 64 个统筹地区开始探索门诊医疗费用统筹方式，其中 31 个地区实行普通门诊医疗费用统筹的方式。因此，"住院与门诊统筹"的补偿模式在江苏省已经具有良好的施行基础。与此同时，考虑到弱势群体和贫困地区的经济水平及医疗消费需求，"住院统筹加门诊家庭账户"的模式也具有一定的可行性。

因此，A 类合约参照职工医保的补偿方式，采用住院加门诊统筹的补偿方案；B 类合约为吸引一般收入水平的城镇居民及收入水平较高的农村居民参与，也采用住院加门诊统筹的补偿方案，但在起付线、封顶线、补偿比例等补偿待遇标准上低于 A 类合约；C 类合约为福利型合约，以为低收入居民提供医疗保障为目的，平衡效率和公平性，考虑江苏省试点的实施经验，选择住院加门诊家庭账户的补偿模式。

在合约组合之外，再加入医疗救助制度作为托底，保障弱势群体的医疗需求。设立重大疾病医疗补助，以政府财政预算为主、社会力量参与为辅、家庭个人少量分担的形式筹集资金，帮助困难人群参加基本医疗保险，解决参保人难以承受的大额医疗费用。帮助弱势群体摆脱"因病致贫、因病返贫"的困境。

门诊统筹可以提高居民的筹资积极性，促进统筹医保制度的可持续运行，但是急、危重病是造成居民医疗负担的主要原因，大病统筹仍是支付补偿方案的核心。本研究主要对住院补偿的起付线、封顶线和偿付比例做简单测算，在现有的医保制度的基础上做调整和完善。

（二）起付线和封顶线

起付线和封顶线是控制医保病人医疗费用、减少道德风险的重要手段。起付线是某项经营活动的最低机会成本，设立起付线，目的是控制成本；封顶线是医保基金赔付给每一位参保人的最高限额，设立封顶线，目的是为了控制医疗费用的无限扩张。① 科学合理地确定起付线和封顶线，关系着统筹医保制度的可持续发展。

1. 起付线

合理地确定起付线，必须兼顾公平与效率，需考虑影响起付线的人均纯收入、平均门诊费用、平均住院费用、住院费用分布和统筹基金收入与支出水平等各方面的因素。起付线一般规定为日均住院费用②，按地区分布来看（见表4—2—3），2009 年江苏省出院者平均每日住院医疗费最高为南京市 1 037.79 元，最低为宿迁市 424.03 元，平均 748.3 元；按综合医院的等级来看，2010 年卫生部门县及以上四级综合医院门诊和出院病人人均医疗费用由高到低分别为 1 352.11 元、1 004.03 元、653.80 元、499.64 元，平均 802.95 元。目前江苏省城镇职工医保三级医院就诊的起付线都在 1 000 元，二级都在 600 元左右，一级则都在 400 元左右，处于较合理的范围内。A 类合约参照现城镇职工医保的起付线水平，定为 400 元、600 元、1 000 元。

在平均住院费用的基础上，再适当考虑农民的人均收入水平，对江苏省 4 级医院的起付线设立做一简单调整，调整公式为：

$$E = (B/C) \times D \times (A_1/A) \tag{4—2—1}$$

A_1 表示参保对象的年人均纯收入；A 表示江苏省人均年可支配收入；B 表示四级医院的平均住院费用；C 为平均住院天数；D 为保险因子，根据经验值四级医院分别取 1.1、1.2、1.3、1.4；E 为四级医院的起付线。

2009 年江苏省农村居民人均年纯收入为 8 004 元，城镇居民年人均可支配收入为 20 552 元，根据人口估算人均可支配收入为 14 980.68 元，调整后的起付线为：省属 794.66 元、省辖市属 643.73 元、县级市区属 454.11 元、

---

① 袁建华，初可佳，曾晓佳. 完善欠发达地区农村合作医疗保险制度之政策措施初探. 现代财经，2011，(1).

② 乔慧，任彬彬，刘秀英，兰广东. 银川市城镇居民医疗保险筹资水平及补偿方案测算研究. 中国卫生统计，2009：8.

县属 373.73 元，平均 536.26 元。因此，将 C 类医保的起付线定为 300 元、450 元、650 元，B 类合约的待遇水平介于 A 类和 C 类之间，定为 300 元、500 元、1 000 元。

表 4—2—3　　　　2009 年江苏省各地区综合医院住院费用

地区	住院人数（万人）	平均住院天数	平均每出院者住院医疗费（元）	出院者平均每日住院医疗费（元）
宿迁	36.11	7.8	2 928.58	424.03
扬州	24.89	16.4	8 428.63	464.12
淮安	26.53	12.3	6 972.04	583.53
连云港	24.16	9.7	5 822.56	606.52
盐城	40.67	9.3	6 319.46	632.39
徐州	52.38	12.1	7 848.89	713.49
泰州	21.84	12	8 362.83	716.72
镇江	17.16	10.5	7 178.64	733.05
无锡	45.28	12.3	8 870.55	806.20
南通	36.74	12.8	9 536.56	823.27
常州	26.22	12.6	9 768.04	839.45
苏州	77.23	10.8	8 196.58	841.40
南京	61.34	12.2	11 915.06	1 037.79
总计	490.55	11.5	8 393.66	748.3

2. 封顶线

封顶线通常为参保人年人均收入的 4～5 倍，由于数据可得性，按 2009 年在城镇单位岗职工平均工资估算，封顶线为 14 万～18 万；按 2010 年全省城镇居民人均可支配收入估算，封顶线为 9 万～12 万、按 2010 年农村居民人均纯收入估算，封顶线为 3 万～5 万（见表 4—2—4）。也有学者提出按照"照顾受益的广泛性"原则，根据住院费用情况及其频率分布来确定封顶线。[①]

---

① 薛塞峰，郭忠琴，井树礼，等. 宁夏回族自治区新型农村合作医疗费用测算研究. 中国卫生经济，2005，24（3）：16.

结合江苏省情况，由表4—2—4的平均每出院者住院医疗费测算，将第90百分位数的两倍为最高限额确定封顶线，计算得：13市平均每出院者住院医疗费之和×90%×2＝18.39万。结合调研数据，城镇职工医保封顶线在10万～25万之间，城镇居民医保封顶线在4万～10万之间，新农合封顶线在4万～7万之间。

表4—2—4 封顶线估算

	城镇职工	城镇居民	农村居民
收入（元）	35 890	22 944	9 118
估算值（万元）	14～18	9～12	3～5
调研数据（万元）	10～25	4～10	4～7

综合以上数据，A类医保合约封顶线定为18万元，与目前城镇职工医保的保障水平持平；B类合约封顶线定为10万元，与城镇居民的收入水平相匹配；C类合约封顶线定为7万元，通过统筹保障低收入人群的医疗水平。

（三）偿付比例

偿付比例是统筹医保制度支付补偿方案中的核心部分，既关系到制度的保障水平，又是统筹基金收支平衡的关键，直接影响统筹医保制度的可行性。偿付比例的测算也是最为复杂的部分，本研究根据江苏省目前的补偿水平做估算，再借鉴乔慧等（2009）的研究思路对估算比例进行验证。

1. 偿付比例估算

A类合约：基于社会和谐的理念，高收入人群应该为社会尽更多的义务。并且学术研究表明：一个国家基本的医疗保障制度保障的水平越高，范围越广，高收入人群参加的私人医疗保险的规模就越小。为吸引更多高收入人群参保，A类合约应该适当的提高待遇水平，将偿付比例提高到75%～80%。

B类合约：相关研究也表明，合作医疗的覆盖率在很大程度上不是取决于农民的支付水平，而是取决农民的参保意愿，目前的合作医疗试点中，因受限于基金收入，补偿水平有限，导致农民的参与积极性不高。所以，可能会有很大一部分农民选择待遇水平较高的 A 类或 B 类医保套餐，因此，B 类的待遇要跟 C 类拉开档次，才可以吸引收入水平较高的农民参保。因此，我们把 B 类的报销比率提高到 50%～55%。

C 类合约：C 类医保套餐主要是针对城乡居民中收入较低的弱势群体，由于基金统筹加上财政补贴，C 类医保统筹基金收入水平会比目前新农合的高，但考虑到参保人数增加和住院疾病风险的增大，报销比率定为 35%～40%，不低于目前新农合的平均水平。

2. 收支平衡检验

医保待遇方案的确定应遵循"以收定支，收支平衡"的原则，偿付比例必须与医保筹资水平和基金收入相匹配。在只考虑住院医药费用的前提下，收支平衡的标志为住院统筹基金收入与住院医疗补偿费用支出基本相等，由此检验的基本思路如下表达：

基金结余率 =（住院统筹基金收入 - 住院医疗补偿费用）/住院统筹基金收入

住院统筹基金收入 = 筹资总收入 -（门诊统筹基金 + 风险储备基金 + 门诊账户）

住院医疗补偿费用 = Σ [（住院次均费用 - 起付线）×年住院率×住院补偿比×住院保险因子×增加系数×参保人数]

增加系数 =（当年人均住院费用）×（上一年人均住院费用）

保险因子 = 1 + 1.2 ×（住院补偿比 - 0.2）

其中，"增加系数"用来反映因医药价格上涨及人们对卫生服务需求的自然增长等因素会引起服务费用增加；而"保险因子"反映的是健康保险对居民卫生服务利用具有的刺激作用，由此带来的居民对卫生服务利用和卫生服务费用增高的因素①，本研究参照毛正中（2006）的研究成果测算的市级医院保险因子②。同时，为计算方便，住院统筹基金收入按经验值取总筹资的65%计算，三类合约住院补偿比分别取75%、50%、35%，起付线取7.4.2中测算的二级医院的起付线。

A、B、C三类医保合约的参保人数按2009年末江苏省参加职工医保（在职职工）、城镇居民医保、新农合的人数估算，分别是1 282.5万人、833.75万人、4 396万人。卫生部门综合医院住院病人人均医疗费用2009年为8 393.66元，2008年为7 574.04元，增长系数为1.11。江苏省2009年医疗机构年住院人数680.48万，由总人口估算住院率为8.81%，由以上数据计算得：

统筹基金 ＝（1 282.5×1 750＋833.75×400＋4 396×260）×65% ＝ 2 418 542.75（万元）

住院医疗补偿费用 ＝ 2 217 873.17（万元）

基金结余率 ＝（2 418 542.75－2 217 873.17）÷2 418 542.75＝8.30（%）

对比可见，补偿比例与统筹基金偿付能力相匹配，基金结余在合理范围内。同时，计算结果还显示，随着A类、B类合约参保人数的增加，基金偿付能力和抗风险能力会随之提高。

四、基于三种不同统筹模式管理体制实践

马歇尔（Marshall）将公民权利分为政治公民权利、民事公民权利和社会公民权利三类，并认为公民健康权是社会公民权利中的一项主要权利。我国《民法通则》第九十八条，同样规定"公民享有生命健康权"，而享受社会医疗保障福利正是公民健康权的核心内容与重要保证。我国政府多年以来，一

---

① 徐充，莫衍，李二柱. 健康经济学与我国新型农村合作医疗制度. 中国卫生经济，2004，23（10）：19.

② 毛正中. 新型农村合作医疗方案设计的补偿测算. 新型农村合作医疗培训讲义，2006：32.

直高度重视公民健康权的维护以及社会医疗保障体系①的建设与完善。自1998年实施城镇职工基本医疗保险（以下简称"职工医保"）以来，又先后于2003年和2007年推行了新型农村合作医疗制度（以下简称"新农合"）与城镇居民基本医疗保险制度（以下简称"城镇居民医保"），至2011年年底三项社会医疗保障制度综合覆盖率已经超过13亿人口，城乡居民的健康权得到初步保障。然而，伴随着城镇化的快速推进以及统筹城乡发展的持续深入，社会医疗保障体系与我国经济社会发展现实之间的矛盾却也在因碎片化问题而日益尖锐。由各省、市（县）制定的各项社会医疗保障制度的具体实施办法，对筹资标准、补偿水平、经办运营、管理监督等方方面面政策的规定都不尽相同，这使得不同制度之间、地区之间的医保关系的转移接续变得异常困难，流动人口的社会医疗保障权益也无从保证，医保信息的统筹管理更是难以实现。这一系列问题的存在使得社会医疗保障体系难以适应中国经济社会迅速发展变化的现实，也成为制约其自身进一步发展完善的瓶颈。不难看出，解决这一系列问题的根本办法即是统筹城乡社会医疗保障制度。但是，在统筹城乡医疗保障制度如此庞杂繁复的一项重大工程中，只有寻找到一个合适的切入点，才能实现纲举目张、事半功倍的效果，而统筹城乡医疗保障管理体制正是这样一个理想的切入点。首先将管理体制理顺，交由一个统一的行政部门、经办机构去管理，城乡医疗保障体系的统筹自然能顺利展开。

社会医疗保障制度本质上是通过基金的筹集和再分配来实现参保群体风险共担与互助共济的一项公共政策，"基金"无疑是一项社会医疗保障制度维系运行和发挥功效的核心与关键所在。统筹医疗保障管理体制所要达成的目标，并不单纯地局限在理顺行政主管部门和整合经办管理队伍上。从根本上看，实现各项医保基金的合并运行与统筹管理才是其期望促成的最终成果，

---

① 鉴于本文研究的相关性，这里的"社会医疗保障体系"特指除医疗救助制度以外，由各项社会保险（障）制度所构成的体系。

只有医保基金实现了并网运行与统筹管理，才能从根本上保证城乡居民医疗服务消费的机会均等，并逐渐缩小城乡二元医疗保障体系造成的悬殊的福利水平差距，在这一层面上，社会医疗保障管理体制的统筹才是富有意义又亟待践行的。因而，本书主张以基金的整合情况作为评判统筹城乡医疗保障管理体制不同模式的根本标准，划分出"全统一"模式、"二元分层基金分统"模式和"二元分层基金分立"模式三种主要模式（见表4—2—5），在此基础上通过行政管理机构、制度安排、经办管理等几个方面的变化对不同模式进行考量，分析并总结当前统筹城乡医疗保障管理体制所面临的挑战与可供借鉴的经验。

表4—2—5　　　　统筹城乡医疗保障管理体制三种统筹模式概览

模式	基金个数	现存制度安排	成效	挑战	代表地区
"全统一"模式	1个	基本医疗保险制度	（1）单一化行政管理，废政出多门 （2）单一化制度安排，破城乡分立 （3）单一化经办管理，解重复低效	（1）经验做法难以复制推广 （2）福利移民威胁基金安全 （3）省级统筹难以衔接融合	东莞 神木
"二元分层基金分统"模式	2个	职工医保＋城乡居民医保	（1）行政管理明确，政令相对统一 （2）分统制度安排，增设转续通道 （3）整合经办机构，服务城乡统筹	（1）高层级行政管理部门政令不一 （2）医疗需求释放，基金支出陡增 （3）道德风险威胁基金平稳运行	昆山 无锡
"二元分层基金分立"模式	>2个	职工医保＋居民医保＋新农合①	（1）行政部门合作，协调方针政策 （2）建立转续通道，打破制度分立 （3）融合经办机构，提升经办效率	（1）职工医保基金风险增加 （2）转移接续平台尚不完善 （3）道德风险加大监管成本	太仓 兴化

---

① 也有部分地区为"职工医保＋分档式城乡居民医保"或者"职工医保＋住院医保＋居民医保"等制度安排形式。

（一）"全统一"模式及其管理实践

"全统一"模式是指将职工医保、居民医保、新农合三项制度合并为一项制度，原来分立运行的三项基金在合并后的新制度中实行并网管理、统筹调剂，即只设立一个统筹基金。在缴费标准上，针对不同参保群体的实际支付能力，采取"基数不同，费率相同"的机制；但在补偿标准上，所有的参保群体又都适用于完全相同的保障项目与补偿标准。从缴费标准上看，这一模式仍然保留了城乡二元社会结构所形成的户籍身份的色彩；但是从受益结果上看，各参保群体所能享受的医疗保障权益和保障水平是一致的，城乡差距显著缩小，统筹城乡医疗保障管理体制的目标已经基本完成，这一模式的代表地区有广东东莞、陕西神木等。

1. 主要的做法

（1）统一行政管理部门

社会保障部门与卫生部门的多头管理，使得不同的社会医疗保障制度在指导思想、筹资机制、待遇标准乃至经办监管等各方面，都表现出明显的制度差异性，政出多门从源头上为统筹城乡医疗保障管理体制带来了诸多障碍。因此，统一行政管理部门通常是统筹城乡社会医疗保障管理体制中的优先举措，行政管理部门的统一能够从本源上厘清社会医疗保障体系的主管部门，政令统一，上行下效，在节约统筹城乡医疗保障管理体制的成本同时，还能显著增效。2003 年东莞将原农村合作医疗制度调整为"农（居）民基本医疗保险制度"，同时社会保障部门取代农业部门的行政管理位置，至此东莞市社会医疗保险制度之间实现了行政管理部门的统筹[①]，为今后推行"社会基本医疗保险制度"，实现"全统一"提供了行政管理上的巨大便利。神木县在推行"全民免费医疗"的过程中，首先成立了康复工作委员会，委员会办公室设在

---

① 在此之前，东莞市职工医保由社会保障部门主管，农村合作医疗制度由农业部门主管。

县卫生局，全民免费医疗的推行工作在康复委员会的统一指导下进行。

（2）统一原有医保制度

"全统一"模式中，原有的多项社会医疗保障制度（通常为职工医保、居民医保和新农合）被统筹整合，归并为一项社会医疗保险制度。东莞市自2008年7月1日起，按照统一制度、统一标准、统一基金调剂使用的原则，将原有的企业职工基本医疗保险与居民基本医疗保险合并为社会基本医疗保险，全市职工、按月领取养老金或失业金人员、灵活就业人员、城乡居民及大中专院校在校学生均被纳入其中。在归并后的社会医疗保险制度当中，通常实行"缴费比例统一、承担主体多元、基金统筹调剂、待遇标准相同"的参保政策。"缴费比例统一"是指，参保人员不分城镇、不论职业，均适用于统一的缴费比例，如东莞市规定所有参保人员均按照上年度全市职工月平均工资的3%进行缴费。"承担主体多元"是指，不同类型的参保人群之间"统一的缴费比例"由不同的承担主体分担，如东莞市规定的3%缴费比例中，职工由单位、个人、财政三方各缴纳2.3%、0.5%、0.2%；灵活就业人员由个人、财政各缴纳2.8%、0.2%；城乡居民和大中专学生由个人、财政各缴纳1.5%。"待遇标准相同"是指，参保人员不论属于哪类群体，全部享受相同的医保待遇标准，在保障项目与保障水平上完全一致，如东莞市各类参保群体所能适用的报销范围与报销水平完全相同。

（3）统一经办管理机构

经办管理是社会医疗保障制度作为一项公共政策能够顺利、成功施行的关键，在整个社会医疗保障运作体系中，参保人员最先接触也是最常接触的正是经办管理机构。经办管理机构的统一，能够使人力、物力、财力在整个经办管理体系中重新得到优化配置，人员互通、政策互通、信息互通的经办管理平台是统筹城乡医疗保障管理体制的现实要求与坚实保障。2003年东莞市将社会保障局确定为农（居）民基本医疗保险制度行政管理部门之后，进一步明确了社会保险基金管理中心对农（居）民基本医疗保险制度的经办职责，职工医疗保险制度与农（居）民基本医疗保险制度实现了经办管理机构的统一，这不仅为城乡居民从参保、缴费到待遇享受提供了便利，节省了机构设置和人员配备的行政成本，更大大削减了在实现"全统一"过程中遇到的阻力。

2. 面临的挑战

(1) 道德风险威胁基金安全

区域间经济社会发展上的巨大差距，使得各地医疗保障水平乃至整个医药卫生体系发展水平也极不均衡。施行"全统一"模式的地区（如东莞、神木），与周围地区相比，医疗保障与医疗服务原本已经处于较高水平，统筹城乡医疗保障制度之后，参保门槛有所降低，保障水平显著提高，转移接续通道通畅，"高福利统筹区"的标签更加突出，统筹区外人员受此吸引将不可避免地流入这些"高福利统筹区"。如东莞市已经取消户籍限制，规定只要外来人口在东莞就业，连续参保并足额缴费 3 个月后即能按规定享受基本医疗保险待遇。该规定出台以来，道德风险问题频发，部分蓄意骗取医保基金的人员成立空壳公司，招募大量患有重病的外来务工人员，专门来东莞享受较高的医疗保障福利，为基金的平稳运行构成了重大威胁。神木虽然还保留户籍限制，但是仍然有大量外来人口瞄准神木的高医疗福利待遇，不断尝试获取神木户籍，外地涌入的这部分"医疗服务需求"与本地福利水平提高后释放的"医疗服务需求"叠加，仍然为神木医保基金的平稳运行带来了潜在威胁。

(2) 提高统筹层次的现实困扰

目前，"全统一"模式的统筹范围还仅仅局限在市（县），按照 2011 年 7 月 1 日起施行的《社会保险法》的要求，"逐步实行省级统筹"将会是"全统一"地区接下来的必经发展阶段。但是必须看到，东莞与神木推行"全统一"模式的巨大成功实则蕴含着两地的特殊性。经济发展水平高、外来务工人员多、人口年龄结构轻、医保管理体制高效集中是东莞能够率先实现"全统一"的关键；反观神木，财政实力雄厚、医疗服务市场开放、民营医院发展充分是其能够完成"全统一"的特殊性所在。这些特殊性因素的存在，促成了东莞和神木"全统一"的神话，但同时也严重制约着其统筹经验的复制与推广。"全统一"制度如何与省内其他地区尚且存在的职工医保、居民医保、新农合三项制度（或是职工医保、城乡居民医保两项制度）之间实现转移接续，参保人员从这些高福利地区流出后的福利水平如何保障，都是"全统一"地区在省级统筹过程中所必须面临的现实困扰。

（二）"二元分层基金分统"模式及其管理实践

"二元分层基金分统"模式是指将居民医保与新农合两项制度合并为"城乡居民基本医疗保险制度"，居民医保与新农合的基金实行并网管理、统筹调剂。所谓"二元分层"是指从整个社会医疗保障体系来看，仍然包含着职工医保和城乡居民医保两大险种，城镇与农村、就业与非就业将参保人员划分为两大群体——职工与城乡居民，这两大群体适用于不同的筹资机制与补偿标准。所谓"基金分统"是指原有的三项基金得到了部分统筹，即居民医保基金与新农合基金之间的统筹，而不像"全统一"模式那样，三项基金得到了全部统筹。这一模式虽然部分保留了参保群体之间保障权益和保障水平上的差异，但是考虑到本地区经济社会现状，这种差异又是较为合理的，总体而言这一模式仍然是一种相对公平的统筹模式，在我国目前的经济社会现实下，这一统筹模式也将长期存在并占据主导地位，其代表地区有江苏的昆山和无锡。

1. 主要的做法

（1）明确行政管理部门

"二元分层基金分统"模式在统一行政管理部门上所遇到的挑战，几乎与"全统一"模式是一样的，因为行政管理部门分立的矛盾主要产生在居民医保与新农合上，居民医保通常属于社会保障部门管理，新农合通常属于卫生部门管理。"二元分层基金分统"模式要实现居民医保与新农合之间的统筹，必然面临着统筹行政管理部门的难题。从目前各地的实践经验来看，将居民医保与新农合统一划归社会保障部门管理的做法占据着绝对主导。如无锡市自2011年1月1日起将居民医保和新农合统筹为"居民基本医疗保险制度"，在新的制度中社会保障部门的行政管理职责得到明确，全权负责居民基本医疗保险制度从政策制定至组织实施的整个过程，而新农合原本的行政管理部门——卫生部门则专门负责医疗服务监管与医疗服务费用控制。

（2）分统原有医保制度

"二元分层基金分统"模式采取相近制度率先统筹的策略，将居民医保与新农合两项福利水平较为接近的制度统筹为"城乡居民基本医疗保险制度"，原有的两项基金并网管理、统筹调剂，同时尝试在"城乡居民基本医疗保险制度"与职工医保制度之间增设转移接续通道，强化社会医疗保险体系整体的灵活性与持续性，也为进一步可能进行的"全统一"做必要准备。如无锡市将居民医保和新农合统筹为"居民基本医疗保险制度"之后，规定居民在就业期间可以按照规定参加职工医保并享受相应待遇，在非就业或灵活就业期间可以参加居民基本医疗保险。与无锡市相比，昆山市的做法稍显特殊，2007年昆山以建立居民医保为契机，将农村医疗保险直接统筹进了新建立的居民基本医疗保险之中。同时，昆山也建立了居民基本医疗保险与职工医保之间转移接续的通道，并出台了具体的缴费年限折算与费用补缴的办法。①

（3）统一经办管理机构

实施"二元分层基金分统"之前，居民医保通常由社会保险基金管理中心经办管理，新农合通常由新型农村合作医疗管理办公室经办管理；实施统筹之后，经办管理职责通常被统筹到了社会保险基金管理中心。如无锡市在实施统筹之前，新农合由设立在各区的新型农村合作医疗办公室负责管理经

---

① 具体办法为：已经达到法定退休年龄（男满60周岁、女满50周岁）的居民医保参保人员，原居民医保缴费年限按4年折算1年的办法进行抵扣，在此基础上，一次性补缴职工医保最低缴费年限（男满25年、女满20年）所需费用后，可按规定享受职工医保退休人员待遇。

办，实施统筹之后，新农合与居民医保一样，统一交由市的社会保险基金管理中心进行经办管理，各区原设的新型农村合作医疗办公室撤除，人员由市政府和各区政府统一进行安排。经办管理机构统一之后，机构精简、人员优化、平台对接，使得城乡居民参保缴费、就医结算更加方便快捷，同时经办效率与经办成本较统筹之前相比也都有明显改观。

2. 面临的挑战

（1）基金收支平衡压力加大

由于福利刚性的存在，在"二元分层基金分统"模式中，统筹之后的"城乡居民基本医疗制度"往往参照原有的居民医保，制定相应的待遇标准，其所能达到的福利水平较之前的新农合而言，一般都有明显提升。融合进新制度中的农村居民（特别是罹患重病的农村居民）受此诱导，释放出在新农合制度中得到隐藏（或抑制）的一部分医疗服务需求，相对于来自农村居民参保群体的基金收入的增长而言，满足这部分医疗服务需求的开支却是巨大的，基金的收支平衡凸显出较大压力。

（2）高层级行政管理部门并未统筹

在"二元分层基金分统"模式中，无论是行政管理机构，还是经办管理机构，都进行了一定程度上统筹整合，当地卫生部门基本退出了社会医疗保障行政与经办管理的行列，统一交由社会保障部门负责。但是，省级以及国家层面的行政与经办管理机构并没有做相应的调整，新农合仍由卫生部门主管，这为已经开展市（县）级统筹的地区带来了不少困扰。这些地区往往顾虑于领取来自卫生部门的新农合财政补贴，而不得不与上一层级的卫生部门保持联系，但是信息不对称、政令不一致又使得这种松散的跨部门联系效率低下，甚至卫生部门的相关会议不通知社会保障相关部门参加的情况都时有发生。

（三）"二元分层基金分立"模式及其管理实践

"二元分层基金分立"模式是指仍然保留职工医保、居民医保和新农合三项制度，但三项制度之间可以实现转移衔接。这里的"二元分层"与前一模式中所述的"二元分层"在本意上是一致的，只不过这里用城镇与农村、就业与非就业的标准将参保人员划分为了三大群体——城镇职工、城镇居民、农村居民，这三大群体适用于不同筹资机制和补偿标准。所谓"基金分立"是指原有的三项基金之间仍然完全分立地运行，没有实现并网管理、统筹调剂，哪怕是两两基金之间。这一模式的主要特点是打通了职工医保、居民医保和新农合三项制度之间转移接续的渠道，参保人员可以根据自身情况，灵活选择或调整参保险种。比较而言，这一模式尚处于统筹城乡医疗保障的初级阶段，其最终走向仍然是向第二种乃至第一种统筹模式的演进，这一模式的代表地区有江苏的太仓和兴化。

1. 主要的做法

（1）推行多行政部门统筹协作

"二元分层基金分立"模式虽然不涉及社会医疗保障制度之间的统筹合并，但各项制度之间转移接续通道的打通仍然需要多行政部门之间的协调合作。主管职工医保、居民医保的社会保障部门和主管新农合的卫生部门之间，需要在接续办法、参保缴费、就医结算甚至经办管理等方方面面进行反复磋商，相对于原本城乡完全独立的二元医疗保障体系而言，这种跨部门的统筹协作仍然显得难能可贵。太仓市跨行政部门的协调合作甚至可以追溯至新农合试点之初，当时卫生部门就新农合经办管理问题与社会保障部门进行协作，取得了不错的效果。2006 年 10 月，兴化市为整合医疗保障资源、降低行政管理成本，卫生部门与社会保障部门在经办管理方面的进行了与太仓类似的协调合作。这些跨部门协调合作起到了良好的示范作用，为后来实施"二元分层基金分立"的统筹模式积累了宝贵经验。

（2）建立医保关系转续通道

实施"二元分层基金分立"模式的地区，可能受制于历史遗留、财政资金、部门利益等方方面面的原因，未能实现社会医疗保障制度之间的整合，仍然保留有职工医保、居民医保和新农合三项制度。但城镇化与统筹城乡发展的持续深入、大规模人员频繁流动的经济社会现实，以及来自中央政府的迫切要求，使得这些地区不得不尝试突破阻碍，思索建立社会医疗保障制度转移接续通道的问题。虽然这些举措没有前文提及的两种模式那样大刀阔斧，但仍然是符合统筹城乡医疗保障制度这个大趋势的。太仓市规定，劳动年龄段人员可以根据自己的经济能力，自由选择参加不同的社会医疗保险，并可动态转换；达到退休年龄之后，参保人员可以选择一个险种办理退休手续，经办管理部门将按照一定比例对其参加的各类社会医疗保险的缴费年限进行折算①，不足最低缴费年限的可以一次性补缴。

（3）尝试整合经办管理队伍

仍然分立的各项社会医疗保障制度，使得施行"二元分层基金分立"模式的地区缺乏整合经办管理队伍的动力，这些地区往往仍然保留各项制度自己的经办管理机构。与此同时，也有部分地区（如太仓、兴化）着眼于降低行政管理支出、提高经办管理效率，在经办管理方面进行了卓有成效的协作甚至是整合。太仓市经办管理机构的协调整合早在新农合试点之初就出现过，当时由于没有建立新农合自己的信息管理系统，卫生部门在新农合的管理工作中出现了人员不足、信息不准、结算延时等一系列问题。相比之下，社会保障部门经过多年积累，已经建立了相对完善的职工医保信息管理系统及经办管理队伍。当地政府着眼于此，将新农合的经办管理工作转移给了社会保障部门，不仅大大节约了行政开支，新农合的经办效率也得到了显著提高。2007 年太仓市将新农合与（城镇）居民医保合并为居民医疗保险，卫生部门

---

① 缴费年限的折算比例为基本医保：住院医保：居民医保＝1：2：4。

就此彻底退出经办管理领域，交由社会保障相关部门统一经办。

2. 面临的挑战

(1) 职工医保基金风险加大

"二元分层基金分立"模式中，参保人员向高福利待遇的医保制度流动是其面临的最大挑战。若以医保目录范围与报销比例作为衡量社会医疗保障制度福利待遇水平的指标①，通常职工医保的福利待遇水平是最高的，居民医保次之，新农合最低。转移接续通道建立之后，部分罹患大病的城乡居民，出于自身效用最大化考虑，选择转移到福利待遇水平最高的职工医保当中。据统计，兴化市自 2008 年建立转移接续通道以来，已有 4 600 多名农村居民转移到职工医保当中，逾 300 名罹患重病的城乡居民选择参加职工医保，虽然这部分参保人员的医疗服务需要得到了释放与满足，但激增的支出却使职工医保面临严峻的基金运行风险。与此同时，居民医保与新农合则由于重症病人的减少，基金支出相对减少，但三项基金之间仍未实现并网运行、统筹调剂，医保关系转移接续带来的风险并没能在各项基金之间得到较好的分担，影响了统筹城乡医疗保障管理体制的实际效果。

(2) 转移接续平台并不完善

虽然"二元分层基金分立"模式实现了不同制度之间的转移接续，但是转移接续的平台并没有搭建完整，医保目录不一致、信息管理系统难衔接等问题让转移接续的效果大打折扣。职工医保和居民医保的医保目录通常是由省社会保障部门制定的，而新农合的医保目录则是由省级卫生部门制定的，三者之间的目录范围与报销比例存在着明显差异。参保人员转移接续到新的医保制度当中，将不可避免的伴随目录范围与报销比例上的变化，这些变化都会对参保个人的福利水平以及医保基金支出产生直接影响。另外，制度设计上的不一致，使得三项制度各自的信息管理平台互不兼容，在医保关系实

---

① 医保目录范围和报销比例直接关系到医保基金实际支出水平。

现转移接续的同时，医保信息的转移接续却并不便捷，甚至还会导致部分信息的流失。多个信息管理平台的建设与维护，同样也增加了管理经办的成本。

（四）比较分析与经验总结

1. 统筹城乡医保没有普遍模式

统筹城乡医疗保障管理体制乃至城乡医疗保障制度整体，已经成为医疗保障领域发展的必然趋势，各地积极开展实践探索，主要形成了三种不同的统筹模式——"全统一"模式、"二元分层基金分统"模式和"二元分层基金分立"模式，积累了大量宝贵的统筹经验。无论哪种统筹模式，都是当地行政管理、财政资金、人口结构、经办服务、历史遗留等一系列经济、社会、历史因素交互作用的结果，即使是同一统筹模式中的代表地区（如东莞与神木，昆山与无锡），在统筹路径和具体举措上也存在或大或小的差异，显然统筹城乡医疗保障管理体制并没有普遍模式可循，每种模式、各地经验均有其特殊性与相对性。三种模式之间没有优劣之分，不能笼统地评判"全统一"模式才是积极的、合理的、有效的，更不能片面的断定仍然存在差异化的统筹模式就是消极的、悖理的、低效的。公平、共享、普惠与可持续应当成为统筹城乡医疗保障管理体制的基本理念，符合当地经济社会发展现状应当成为统筹城乡医疗保障管理体制的评判标准，凡是以此理念与标准为指导，开展的探索创新、积累的实践经验都是有益的。

2. 保险基金风险是三种模式面临共同挑战

实施统筹城乡医疗保障管理体制之后，道德风险与福利移民的出现使三种模式下的基金安全都面临着严峻考验。城乡医疗保障管理体制的统筹，实际上打破了原有的福利分层，制度的统一或制度间衔接通道的建立，使得原本处于低福利层次的人员（如新农合参保人员），能够有机会向高福利层次（如职工医保或统筹后的基本医疗保险制度）流动，这原本即是统筹城乡医疗保障管理体制所期冀达到的目标、应当实现的成果。但是，部分罹患重病的参保人员出于自身效用最大化考虑，趋利性地选择转移到高福利层次中去，试图获取甚至骗取更多的基金偿付，这为基金的平稳运行带来了重大挑战。统筹调剂各项基金、加强基金监督管理、细化转移接续标准、严格转移接续审批等是应对这一挑战的可为之策，但从长远来看，通过统筹城乡发展与平衡医疗福利供给，淡化甚至破除福利分层才是解决问题的根本之道。

3. 统筹城乡医保制度应由政府推动

经济社会发展的迅速变迁、原有医保体系的制度缺陷以及参保群众的利益诉求，促使一些地方政府积极尝试医疗保障管理上的变革与创新，市场动力、政府动力和公民社会动力交互形成了地方政府推行统筹城乡医疗保障管理体制主要动力。逐本溯源，市场动力是这场变革与创新的根本动力，但时至今日，毫无疑问政府动力已经成为了实质上的主导动力。中央与省级政府在时机选取、进程安排、制度规划、财政补贴、管理监督等事务上，拥有直接决定的权利，这是我国目前统筹城乡医疗保障制度在动力机制上的突出特征。这一动力机制对从中央到地方的行政管理机构设置有着特定的诉求——自上而下、绝对一致的行政管理机构设置能够最大限度地发挥这一动力机制的功效。但现在恰恰是在省级行政管理迟迟没有理顺，相关部门政令不一、管理有别，为部分地区顺利开展统筹造成了一定障碍，如太仓、兴化就掣肘于此，令这一机制的运行并不顺畅。碎片化的改善呼吁多行政部门的协同治理与跨界合作，但更需要厘清协同合作中的主导者，社会保障部门与卫生部门孰进孰退，是统筹城乡医疗保障管理体制即将面临的现实问题。

4. 统筹城乡医疗保障管理体制应循序渐进

从三种模式各地实践的成效来看，统筹城乡医疗保障管理体制的推进还不能操之过急，坚持循序渐进，注重可持续发展，才能真正巩固已得成果并不断取得新的突破，这也正是前文所述政府动力主导机制下所应特别注意的问题。在政府动力主导机制下，往往中央政府制定政策推动的时间表，地方政府尚未准备充分。在统筹城乡医疗保障管理体制的过程中，制度间的统筹合并或转移接续已经完成之后，一些地区才发现仍然没有补齐的短板——道德风险的预测与防御、医保基金支付方式的改革并没有跟上，为基金平稳运行造成了不小风险；信息管理系统还不能无缝对接，为医保关系转续与医保信息管理增加了很大障碍；上级行政管理部门仍然分立，跨部门管理困难、信息传递失灵等。无论是中央政府还是地方政府，都应当具备"善治"理念，通盘考虑，在统筹城乡医疗保障管理体制决策与执行的过程中，做好充分的预期与准备，逐步建立起相应的配套机制与响应体系，这样管理体制的统筹才能水到渠成。

在统筹城乡医疗保障管理体制的过程中，一些地方政府在综合考量当地经济社会现实的基础上，进行了极具特色又卓有成效的实践探索，大体形成了"全统一""二元分层基金分统"和"二元分层基金分立"三种主要统筹模式。虽然，统筹城乡医疗保障管理体制并没有普遍模式可循，但通过对比分析与归纳总结仍可发现一些共同经验可鉴。如何厘清行政管理机构、保障基金平稳运行、合理控制基金基础、整合信息管理系统等问题，正成为这些地区在统筹城乡医疗保障管理体制中所面临的亟待破解的现实困扰，而这些问题的化解之道也应当成为其他地区思考与借鉴的核心。医保制度间的统一合并并不代表着统筹城乡医疗保障管理体制的结束，相反在建立相应的配套机制、精细化医保制度管理以及保障参保人福利待遇等诸多细节方面，还有很长的路要走。

五、小结

本章所提出的多层次开放式城乡医保统筹制度与以往的单纯提倡城乡统筹及城乡一体化的观点不同，是在实地考察和充分论证其可行性的基础上，经过实证检验得出的结果。因此，不论是在理论推广还是实践操作上，都更具可行性。

（一）通过"多投多保，少投少保"的自由选择模式解决了苏南、苏中、苏北因经济水平差异而造成的制度不统一

江苏省的苏北、苏中、苏南地区的经济发展水平、城乡人口结构等存在着比较大的差异。如果在全省使用统一的缴费标准，标准定得太高，经济较不发达的县域居民可能会因为无法承受较高的保费而退保；标准定得太低，则医疗保障的报销待遇提不上去，收入较高的人群可能会转而投向商业保险。而在每个地区按其经济发展水平实行差异化标准，则给基金的全省统筹带来压力，苏南地区缴费标准高但待遇相同势必会影响医保的公平性。本研究中提出的多档次、可自由选择的差异化医保合约组合就很好地解决了这个问题，因为缴费标准是按照个人的收入水平而定，没有区域和身份限制，"多投多保，少投少保"符合权利与义务相对等的原则，同时，每个人可以根据自己的经济承受能力自由选择某个档次的医保套餐，是每个人都能在其预算约束下达到帕累托最优，既保证了效率，又兼顾了公平。

（二）通过差异化医保合约组合的划分平衡了城乡居民因个体禀赋不同而造成的需求差异

目前，城乡居民由于个体禀赋的不同，即每个人所拥有的资本量和人力资本质量的差异。个体资本量的差异意味着每个人的预算约束不同，人力资本质量的差异意味着每个人对医疗保健的需求量不同。学术研究表明，穷人的健康折旧率比富人要高，意味着同样的疾病穷人需要比富人花费更多的医疗费用。这就意味着，穷人存在着预算约束和医疗需求之间的矛盾。城乡医保统筹的制度设计如采取统一的筹资待遇标准，不仅会加深这种矛盾，而且会因筹资的不公平进一步扩大城乡差距。本研究所提出的差异化医保合约组合是综合考虑了不同人群的收入水平和医疗需求，以期使每个参保人员都在其预算约束下达到医疗需求的最大满足，通过医保制度的调整不同需求人群

之间的医疗资源配置，在有限的医疗资源下尽量达到帕累托最优。

（三）通过政府补贴及基金调剂实现了医疗保障的转移支付、保障弱势群体作用

医疗保障制度是指国家和社会团体对劳动者或公民因疾病或其他自然事件及突发事件造成身体与健康损害时对其提供医疗服务或对其发生的医疗费用损失给予经济补偿而实施的各种制度的总称。因此，医保制度的实施效果不应以考量其经济效率为准，而要以社会效率为原则，因此保障弱势群体是医疗保障制度的一个重要价值取向。本研究中提出的多层次医保制度，通过政府的财政补助来实现对弱势群体的转移支付，形成了如下三个层次的医保待遇：A 类合约除个人缴费部分，由用人单位补贴 1 400 元，B 类和 C 类合约则分别由财政补贴 200 元。通过这三个层次的划分，B 类和 C 类的政府补贴分别达到筹资总额的 50% 和 77% 左右，通过政府对弱势群体的保障达到了"兼顾公平与效率"的效果。

第三章　政策建议和研究展望

一、全书总结

本书以福利经济学中的福利分配理论，构建了从需方福利视角下分析统筹城乡医疗保障制度分配效应的分析框架，从分配过程和分配结果两个维度入手，借助海克曼两阶段法、集中指数及其分解方法、泰尔指数、Oaxaca-Blinder 回归分解方法，分别考察我国城乡医疗保障的供需差异及其影响、制度统筹城乡医疗保障制度的医疗资源分配效应和收入分配效应。通过以上研究，得出如下结论：

（一）医疗资源利用分配效应的实证研究结果

统筹城乡医保制度基本保障了医疗资源分配给有需要的高风险人群，改善了患病人群的就医水平。但城乡间、不同收入阶层间还存在一定差距，在控制了其他因素的影响后，存在高收入阶层、城镇居民占有数量更多、质量更好的医疗资源的现象。统筹城乡医保制度并未完全消除城乡间、贫富间的医疗资源利用差别，但保障了有医疗需要的人获得相应的医疗资源，在模型中表现为健康与医疗资源利用的负相关。

对不同模式的分配效应研究表明：对于以上差距，无论是在享有医疗资源的概率上，还是享有医疗资源总量上，统筹层次高的模式比统筹层次低的模式更有利于医疗资源利用在城乡间、不同收入阶层间的合理分配；可以自由选择参保层次的模式更有利于理性参保者根据自身需求选择适合的缴费补偿标准，促进城乡医疗资源利用的合理配置。

（二）收入分配效应的实证研究结果

统筹医保制度保障了不同疾病风险人群间的收入分配和风险分担，并且农村居民更多的从医保基金补偿中受益，制度缩小了城乡收入差距。相关的政策含义是：统筹城乡医保制度中，合并基金并不会带来我们所担心的"农帮城"现象。未统筹基金地区可以尝试逐步提高基金统筹层次，以提高其保障能力和抗风险能力。

有关统筹模式，在控制了筹资水平的影响下，弱势补贴模式和参保自选模式都能够使参保群众获得更多的、比例更高的医保补贴。同时，这两种模式在缩小不同收入阶层、城乡人群的医保补偿差异上更具优越性，更利于城乡间、不同收入阶层间的合理收入分配。

相关的政策含义是，统筹城乡医保制度之后，自由选择参保的机制会使经济状况较好或身体状况较差的农村居民选择参加报销水平较高的医疗保障制度，但高额的保费也会成为限制低收入高需求人群享受高层次保障的障碍。因而在多层次自由选择参保的同时，提高对低收入农民的补贴程度，并逐步提高基金的统筹层次，将更有利于城乡之间、贫富之间的收入分配效果。

（三）实证回归研究结果

医疗资源利用缺乏价格弹性，并且补偿比例与医疗资源利用的影响并不明显。这说明，在目前医疗保障水平已经比较高的情况下，再提高报销比例意义不大。并且，医疗保障水平往往存在"可上不可下"福利刚性，因而下一阶段制度改进的重点不应再过多关注于医保水平的提高，而应追求更为公平的福利分配结果。从这个角度来看，调查地区在体制允许的情况下，逐步提高统筹层次，扩大基金的调剂范围和抗风险能力，同时设立多个保障层次供参保人自由选择，能够更好地促进医疗资源利用的分配公平，缩小城乡、不同收入阶层间的差距，进而促进健康公平。

此外，加大补偿政策的宣传力度和透明度，提高参保群众对医保政策的认识和理解，将更有利于医保补偿作用的发挥。

（四）对三地统筹模式及其分配效果的分析

由于地区异质性的存在，无法直观的判断哪个地区的模式更好，在统筹城乡医保统筹制度时，应充分考虑到地方财力水平和参保人的缴费能力，因地制宜地选择城乡医保统筹模式。在财力水平允许的前提下，太仓的"自由选择＋弱者倾斜"的制度无疑是最有利于分配的；而兴化等经济水平稍差、城市化水平较低的地区可以先采用自由选择的统筹模式，首先保证城乡居民平等享有医疗保障，然后再考虑不同群体的多元化需求、收入水平差异及基金支付能力等方面因素，制定多层次的保障方案的同时做好各项制度的衔接，在此基础上逐步提高统筹层次，缩小城乡差距。

（五）医疗保障制度的设计

主要涉及两方面的问题，即筹资方案和补偿方案，其设计原则应该遵循选择一种最少效率损失且最公平的组织形式，并且不至于造成医疗开支的恶性膨胀，又能切实解决参保居民医疗负担。

通过仔细的测算，差异化医保合约组合的筹资标准和支付补偿标准如下：A类医保选择性合约的个人筹资标准定为350元（包含大病保险），相应的缴费基数总额定为1 750元，相应的报销比率也应该提高到75％～80％，起付线定为400元、600元、1 000元，封顶线为18万元；B类的报销比率提高到50％～55％，起付线定为300元、500元、1 000元，封顶线为10万元，相应的筹资标准提高到400元，个人负担200元，剩余部分由政府补贴；C类的筹资标准中个人缴费60元，加上财政补贴200元，筹资总额为260元，报销比率也应提高到35％～40％，起付线定为300元、450元、1 000元，封顶线为7万元。

本书根据社会群体经济收入水平和对医疗保险需求倾向，尝试建立基本医疗保障管理机构统一、多层次、自由选择的统筹城乡医疗基本保障制度。

二、政策建议

综合全文的研究结论可以发现：样本地区倾向基层医疗机构的"区别化价格补贴机制"对低收入阶层和农村更为有利，同时兴化和太仓允许自由选择险种的统筹模式有利于高风险人群基于自身收入约束和预期健康受益做出福利最大化的选择，统筹城乡医疗保障制度总体上有利于缩小城乡间、不同收入阶层间的福利差异。

由于本书的研究结论只基于江苏省三个县的微观样本，数据代表性有限，得出的结论需结合地方政策和资源禀赋共同讨论，只能扮演验证推论的角色。事实上，医疗保障制度只是城乡医疗差距的一部分原因，若要从长远的角度消除城乡之间的健康不平等，还需要其他的辅助措施。基于此，本书简单提出建议。

（一）统筹城乡医保制度应在"自由选择＋弱者倾斜"模式下，逐步提高基金统筹层次

允许自由选择险种的统筹模式有利于参保人基于自身收入约束和预期健康受益做出福利最大化选择，有利于缩小城乡福利差异。但若对所有参加高保障险种的人群征收同等的高保费，则有可能增加农村内部的福利不平等程度。因而对某些有较高医疗需求但没有经济能力参加高层次保险的人群，应给予适当的保费补贴或减免，尽量保障同等需求的人群能够享受同等的服务。

另一方面，按照医疗保险运行的大数法则，基金合并运行将会降低风险，提高基金运行的稳定性和使用效率。兴化市的这种分散化基金管理模式在实践中就遇到了基金调剂方面能力有限，参保人逆向选择所带来的制度风险问题：老、弱、病、残等高风险人群都倾向于选择参加补偿较高的居民医保或

职工医保，重病的人流向高险种、健康人群低险种的逆向选择问题较为突出，使得居民医保的参保结构呈愈来愈老龄化的偏态分布，赤字严重。既然我们的实证研究证明了自由选择的统筹模式并不会造成制度内部的"逆向补贴"，那么兴化等采用的地区应逐步提高基金的统筹层次，以促进保险内部参保人群年龄结构的优化，提高基金的共济能力，保障医疗保障基金的平稳运行。

目前，我国东、中、西地区在经济水平和城乡人口结构上存在着比较大的差异，各地的医保制度都是在县、市区一级统筹，统筹层次还很低，多部门的管理体系职能划分不够明确，管理成本也较大，对缩小城乡医疗保障水平的差距，构建城乡统筹的基本医疗保障体系造成了一定困难。

在目前各地医疗保障制度普遍建立和平稳运行的情况下，应该把城乡医保统筹的层次提高到省一级统筹，建议管理机构的统一的路径如下：行政管理职能和业务经办机构一步到位实现整合归并，并逐步实现省级统筹。将卫生部门主管、合管办经办的新农合的行政管理职能移交给社保部门，同时合管办也与社保结算中心机构合并，通过这种模式一步到位地实现城乡医保行政管理职能统一和业务经办机构归并。在机构设置上作了相应调整，由卫生局合管所和劳保部门社保中心这两套经办机构整合为"医保中心"这一统一的经办机构，将医保结算、机构经办、人员编制全部整合，实现管理一体化。

同时，整合经办资源，建立统一的医保经办体系。医保基金管理中心作为经办机构，统一经办包括农民在内的所有城乡居民的各项医保事务，对参保人员进行了有效的整合，建立统一的信息平台，统一城乡医保的医疗保险诊疗目录、药品目录和特殊医用材料目录，以避免重复参保的现象，简化结报程序，方便于民。通过经办的统一性来推进覆盖和服务，避免几套人马所带来的人财物方面的资源浪费。

（二）建立差异化参保合约的机制

随着江苏省经济水平的发展，医疗保险覆盖面不断扩大，参保人员的流动性增强，参保人群的结构也越来越复杂。各类人群对医疗保险费的承受能力不同，享受待遇的要求也会有所不同。面对多元化的人口结构的现状，以城乡为界的分类方法已经不适应江苏省社会群体经济收入水平的发展，尤其是苏南某些地区的农村收入水平甚至超过了很多城镇职工。将所有的城乡参保居民全部纳入一种医疗保障制度，建立城乡统筹的医疗保障制度，需要医保制度根据社会群体经济收入水平和对医疗保险需求倾向，设计不同的、多层次的差异化参保合约组合供参保人自由选择。

首先，社会基本医疗保险制度应本着"以人为本"的指导思想，在自愿、公平的原则的下，逐步取消参保人员在户籍、地域、年龄、职业等方面的限制，实行开放的投保制度。城乡居民不管身份、地域差异，都可以根据自身经济承受能力和医疗保障待遇需求，自愿选择参保合约。

其次，根据参保人群的不同收入水平和不同医疗保障需求，借鉴商业保险"多投多保，少投少保"的机制，设置差异化参保合约组合，通过政府对弱势群体的保障达到了"兼顾公平与效率"的效果。

此外，还需要确保所有企业正规就业职工只能选择参加较高档次医疗保险，并将各类灵活就业人员在内的所有城镇从业人员都包括进来，通过立法强制所有企业为签订劳动合同的从业人员参加档次较高参保合约。还应在各个层次之间应留有相互接口，以便参保人在个人身份、经济情况改变的情况下，重新选择险种或标准时可以转接，不留后遗症。同时，再把医疗救助制度作为托底，保障弱势群体的医疗需求。

（三）加强基层医疗机构建设，推进城乡医疗资源均等化

格罗斯曼（Grossman）的健康需求模型告诉我们，人们在产生医疗需要时只有投入货币和时间才能转化为有效地医疗需求，产生健康产出。当共付率比较低时，医疗需求对价格缺乏弹性，需求量的提高会引起医疗机构的就医拥挤，因而随着共付率的降低，时间成本在医疗需求中占越来越重要的比

重。我国目前多数地区农村的医疗资源较为缺乏，大医院多集中于城市，农村的村卫生室和乡镇卫生院只具备门诊和小型手术的功能，医疗设备落后。因而多数农村居民罹患重大疾病时仍需到城市的大医院就医，比城市居民面临更多的交通、时间成本等间接医疗支出，使得农村居民的实际医疗负担远大于城镇居民。而另一个方面，医疗保障制度的普遍覆盖也使得缺乏弹性的医疗服务供方价格上涨，在医疗资源贫乏的地区犹是如此，"看病贵、看病难"成为目前我国医疗卫生领域的首要问题。作为医疗支出的风险分担机制，医疗保障制度无法完全解决"看病贵、看病难"的问题，只能防止大病支出给少数家庭带来的"因病致贫"现象。因而，在提高医保待遇的同时，加强农村医疗基础设施建设，加强对医疗服务供方的费用约束，才能保证医疗保障基金真正的补给"需方"而不是"供方"，更好的实现医疗保障的制度目标。

（四）补偿政策倾向基层，引导群众合理就医

由我们的研究结果可以发现，虽然太仓的经济发展水平和人民收入水平较高，但平均的医疗支出却与兴化基本相同，并且在医疗保障补偿上，农村居民比城镇居民所获得的补偿更高，因而在医疗服务利用上更具垂直公平性。这与太仓向基层倾斜的补偿政策有关：太仓对乡镇医院及社区采取比市级以上医院高出 10% 的住院报销比例，同时对定点医疗机构的药品费用给予适当补贴，鼓励群众在基层卫生服务机构配药，以促进"小病进社区，大病进医院"，引导群众选择医疗价格较低的基层医疗机构，合理就医。实践证明，这种补偿政策更有利于合理的医疗支出，同时分流大医院的医疗服务需求，较好地缓解"看病贵、看病难"的问题，同时也使得医保基金更多地用于参保人的医疗费用补偿上，提高基金的补偿效率。

(五) 加大政府财政支持

资金问题是江苏省医疗保障建设的核心问题。财政补助是提高医保福利，提高弱势群体、农村居民参保水平的十分有效的方案。调整财政支出比例，提高医疗保障财政支出水平是明确社会保障公平性的原则，实现医疗卫生资源的再分配，缩小城乡各地区间医疗保障水平的差距，确保三种制度的顺利衔接的重要手段。

从世界各国的情况看，无论是发达国家还是发展中国家的政府，都对医疗卫生事业表现出极大的关注和支持。从 2005 年的数据来看，政府卫生支出占财政支出的比重都在 16% 左右，就连以实行市场化医疗保障制度为主的美国，其医疗卫生支出也占到整个财政支出的 21.8%，发展中国家如泰国占 11.3%，而中国仅占 1%。2007 年江苏省的这一数字也只有 4.5%，虽然高于国家平均水平，这和许多国家相比仍有不小的差距。统筹城乡医保制度的目的在于缩小城乡医疗保障水平的差距，提高农民的待遇水平。前面的分析来看，如果实现医疗保障的城乡统筹，财政大概要补贴 104.6 亿元的资金。此外，统一的费用结算网络系统的建设也需要资金才能进行得下去。

因此，江苏省政府应下定决心提高医疗卫生的财政投入，补齐实际需求和现行筹资金额之间的缺口，为城乡医保统筹提供资金保障。同时，从宏观层面统筹监管，根据地区医保发展水平划分等级，逐级制定补助政策，规范转移支付的操作，进行合理的资源配置，平衡各地区的发展水平。

此外，江苏省各级政府还应将医疗保障制度的发展与医疗卫生事业、社会公共事业的建设有机融合，在加大对医疗保障财政支出的基础上，加强基础性医疗设施建设。运用技术指导、合作管理等手段，通过城市医疗卫生机构来帮助相应的乡镇基层医疗卫生机构改善医疗设施，培养医疗人才，全面提高乡镇基层医疗机构的整体医疗水平。江苏省各级政府需通过政策规范使得财政支持规范化、高效化运作，以一种可持续的、长效的模式长期运转。

（六）结合各地发展，实行渐进式的改革模式

构建城乡统筹的基本医疗保障体系并不意味着将三种基本保险制度在短时期内完全统一，根据我国的实际情况，过度追求速度的方式也是不可取的。至少在短期之内，我国经济社会城乡二元结构是客观存在的，医疗保险体系的构建要适应社会发展的进程。江苏省区域经济发展不平衡，短时间内难以在全省范围实现城乡统筹的基本医疗保障体系。同时，各地居民对医疗保障的待遇需求也不一样，因此必须因地制宜，结合各地的实际情况，从乡县市省逐层进行改革，以渐进式的改革模式最终实现全民医保。按照不同层次的差别化需求，实施相对应的具体化制度，从全方位的角度把握改革模式。下面将对苏南、苏中、苏北各地区的发展状况及对应医疗保险制度作简要分析。

首先，苏南地区的经济发展速度较快，居民生活水平较高，居民对医疗保障的需求较高，支付能力也较强，同时城乡收入差距相对也较小，又有强有力的财政支持。这表明该区域已初步具备了发展城乡统筹的医保体系的基础，政府可以率先将基本医疗保险制度纳入城乡一体化统筹中，试行农村合作医疗、城镇居民医保、城镇职工医保三种制度的融合，让农村医疗保障平缓地向城镇过渡。目前，苏南已经有部分城市开始实行城乡统筹医保，并已初步取得成效，可以作为临近城市借鉴的经验。通过各市间的相互学习、模仿、改进，以弥漫式的扩散方式带动苏南地区医疗保障水平的提高，迈出贯彻全民医保政策的第一步。

其次，在经济发展水平中等的苏中地区，虽然区域的整体经济水平、生活水平还未达到较高的层次，但已经逐渐呈现出发展提高的趋势。这一区域主要矛盾就表现在有一部分先富起来的乡镇居民有能力负担城镇医保的保险费用，但由于种种限制无法参保，不能享受更高的医保待遇。鉴于城镇居民基本医疗保险和新型农村合作医疗这两种制度的筹资水平和保障水平差距不大，筹资方式也基本相同，融合的可能性和可操作性较大。苏中地区可以结

合各市的财政实力以及居民对医保的需求，在完善原有的医保制度的基础上考虑率先将城镇居民基本医疗保险和新型农村合作医疗融合，随着统筹的进一步深入，再考虑将城镇职工纳入统筹体系中去。

最后，在经济较落后的苏北地区，城乡经济发展差距大，政府的财政压力也较大，还未具备实行城乡统筹的基本医疗保障制度的条件。首先应该加大对贫困落后群体的政府补助和医疗救助力度，为实行城乡统筹的基本医疗保险制度奠定基础条件，提高其实行城乡统筹的可行性。然后可以逐步减少三种参保制度之间的参保限制，让城乡居民自由选择参保的险种，在此基础上逐步实现三种制度的融合。在这种应对模式中，关键点在对农村贫困人口医疗保险的扶持上，通过增加财政支出和缴费的调整，实现渐进式的改进。

三、进一步的研究展望

统筹城乡医疗保障制度的初衷可以概括为三点：第一，平衡城乡居民的医疗保障水平，通过医疗保障制度来干预其健康投资和健康消费决策，以缩小城乡居民的健康差距，实现社会公平；第二，将全体城乡居民纳入同一个医保体系，通过财政转移和再分配的制度设计扩大医疗保险的互助共济作用，实现医疗资源和收入的合理配置；第三，消除城乡流动人口参保的制度性壁垒，推进人才和资源的流动，推进城市化进程。本论文仅讨论了统筹的前两点对参保的城乡居民带来的福利效应提升，限于调查数据的限制，对于城乡流动人口的研究还有待于进一步开展。新出台的《社会保险法》规定"个人跨统筹地区就业的，其基本医疗保险关系随本人转移，缴费年限累计计算"，为流动人口的医疗保障问题提供了法律保障。然而我国的医疗保障制度主要以县为统筹单位，由于医保基金仅能在县域内调剂，各地的医疗保障筹资、待遇上都有很大差异，因而医疗保障关系在各个省份之间，甚至于同一个省份的不同地区之间，都很难实现有效的衔接，许多在外打工的流动人口在流入地发生的医疗费用几乎无法报销，无形中增加了"乡—城"流动成本，阻碍了城市化进程。那么，目前的统筹城乡医疗保障制度和即将实行的市级统筹、省级统筹将在多大程度上提升流动人口的医疗保障福利，是下一阶段应重点关注和研究的问题。

　　另一个方面，本书在研究医疗保障制度对医疗需求（医疗服务利用）的作用时，并未深入的研究医疗服务利用的提高是来自于真正的医疗需要还是来自于"道德风险"或医生的"诱导需求"，由于这两方面在现实中很难测定，也无法准确地从医疗需求中分解出来，虽然在理论界有较为详尽的分析，在实证的研究方法和测度指标上还需要进一步的研究，也是值得深入研究的主题。这个问题的研究，有利于分析当下"看病贵、看病难"问题的深层次原因，真正减轻群众的医疗负担。

参 考 文 献

(一) 外文文献

[1] Wörz, M., Busse, R., 2005. "Analysing the impact of health-care system change in the EU member states-Germany", Health Economics, 14: S133 – S149.

[2] Aldermanand, H., Lavy, V., 1996. "Household responses to public health services: cost and quality tradeoffs", World Bank Research Observer, 11 (1): 3 – 22.

[3] Anderson, G., Knickman, J., 1984. "Adverse selection under a voucher system: grouping Medicare recipients by level of expenditure", Inquiry: a journal of medical care organization, provision and financing, 21 (2): 135 – 143.

[4] Besley, T., 1989. "Publicly Provided Disaster Insurance for health and the control of moral hazard", Journal of Public Economics, 39 (2): 141 – 156.

[5] Besley, T., Gouveia, B., 1994. "Alternative systems of health care provision", Economic Policy, 9 (19): 199 – 258.

[6] Blomqvist, Å., Johansson, P-O., 1997. "Economic efficiency and mixed public/private insurance", Journal of Public Economics, 66 (3): 505 – 516.

[7] Braveman, P., Gruskin, S., 2003. "Defining equity in health", Journal of Epidemiology and Community Health, 57: 254 – 258.

[8] Bravemana, P., Tarimo, E., 2002. "Social inequalities in health within countries: not only an issue for affluent nations", Social Science & Medicine, 54 (11): 1621 – 1635.

[9] Carlin, C., Town, R., 2008. "Adverse selection, welfare and optimal pricing of employer-sponsored health plans", University of Minnesota Working Paper.

[10] Chernichovsky, D., 2000. "The public-private mix in the modern health care system: concepts, issues and policy options revisited", NBER Working Paper 7881.

[11] Chernichovsky, D., Bolotin, A., Leeuw, D., 2003. "A fuzzy logic approach toward solving the analytic enigma of health system financing", The European Journal of Health Economics, 4 (3): 158 – 175.

[12] Creese, A. L., 1991. "User charges for health care: a review of recent experience", Health Policy and Planning, 6 (4): 309 – 319.

[13] Culyer, A. J., 1991. "health, health expenditures and equity", Centre for Health Economics, Health Economics Consortium, Discussion Paper 83.

[14] Currie, J., Madrian, B. C., 1999. "Health, health insurance and the labor market", Handbook of Labor Economics, 3 (C): 3309 – 3416.

[15] Cutler, D. M., Zeckhauser, R. J., 1998. "Adverse selection in health insurance", Forum for Health Economics & Policy, 1 (1): 1 – 32.

[16] Doorslaer, E., Wagstaff, A., van der Burga, H., et al., 2000. "Equity in the delivery of healthcare in Europe and the US", Journal of Health Economics, 19 (5): 553 – 583.

[17] Ensorand, T., Cooper, S., 2004. "Overcoming barriers to health service access: influencing the demand side", Health Policy and Planning, 19 (2): 69 – 79.

[18] Enthoven, A. C., 1988. "Theory and practice of managed competition in health care finance", North-Holland, Amsterdam and New York, 1 – 30.

[19] Eppig, F., Chulis, G., 1997. "Trends in Medicare supplementary insurance: 1992—1996", Health Care Financing Review, 19: 201 – 206.

[20] Feldstein, M. S., 1973. "The welfare loss of excess health insurance", Journal of Political Economy, 81 (2): 251 – 280.

[21] Gertler, P., Gaag, J. van der., 1990. "The willingness to pay for medical care: evidence from two developing countries", World Bank, Johns Hopkins University Press.

[22] Gertler, P., Locay, L., Sanderson, W., 1987. "Are user fees regressive?: the welfare implications of health care financing proposals in Peru", Journal of Econometrics, 36

(1 - 2)：67 - 88.

［23］Huang, R. J., 2011. "Government relief as a partial insurance for the individual's background risk", Academia Economic Papers, 39 (1)：33 - 59.

［24］Jack, W., Sheiner, L., 1997. "Welfare-improving health expenditure subsidies", The American Economic Review, 87 (1)：206 - 221.

［25］Jacka, W., Levinsonb, A., Rahardja, S., 2006. "Employee cost-sharing and the welfare effects of flexible spending accounts", Journal of Public Economics, 90 (12)：2285 - 2301.

［26］Jonathan Gruber, 2002. "Taxes and Health Insurance", Tax Policy and the Economy, 16：37 - 66.

［27］Kaplow, L., 1991. "Incentives and government relief for risk", Journal of Risk and Uncertainty, 4 (2)：167 - 175.

［28］Kaplow, L., 1992. "Government relief for risk associated with government action", Scandinavian Journal of Economics, 94：525 - 541.

［29］Knaul, F. M., Arreola-Ornelas, H., Méndez-Carniado, O., et al., 2006. "Evidence is good for your health system：policy reform to remedy catastrophic and impoverishing health spending in Mexico", the Lancet, 368 (9549)：1828 - 1841.

［30］Kuand, L. Matani, S., 2001. "Left out：immigrants' access to health care and insurance", Health Affairs, 20 (1)：247 - 256.

［31］Mossialos, E., Thomson, S. M. S., 2002. "Voluntary health insurance in the European Union：a critical assessment", International Journal of Health Services, 32 (1)：19 - 88.

［32］Neudeck, W., Podczeck, K., 1996. "Adverse selection and regulation in health insurance markets", Journal of Health Economics, 15 (4)：387 - 408.

［33］Newhouse, J. P., 1992. "Medical care costs：how much welfare loss?", the Journal of Economic Perspectives, 6 (3)：3 - 21.

［34］O'Donnell, O., van Doorslaer, E., Rannan-Eliyac, R. P., et al., 2008. "Who pays for health care in Asia?", Journal of Health Economics, 27 (2)：460 - 475.

[35] Pană, B., 2008. "Health public private mix and the basic package", Management in Health, 12 (3): 7-9.

[36] Pauly, M. V., 2000. "The Medicare mix: efficient and inefficient combinations of social and private health insurance for U. S. Elderly", Journal of Health Care Finance, 26 (3): 26-37.

[37] Petretto, A., 1999. "Optimal social health insurance with supplementary private insurance", Journal of Health Economics, 18 (6): 727-745.

[38] Phelps, C. E., 1986. "Large scale tax reform: the example of employer-paid health insurance premiums", Rochester Center for Economic Research, Working Paper 37.

[39] Propper, C. 2000. "The demand for private healthcare in the UK", Journal of Health Economics, 19 (6): 855-876.

[40] Riley, John G., 1979. "Informational equilibrium", Econometrica, 47 (2): 331-353.

[41] Rothschild, M. & Stiglitz, Joseph E., 1976. "Equilibrium in competitive insurance markets: an essay on the economics of imperfect information", The Quarterly Journal of Economics, 90 (4): 629-649.

[42] Saltmanand, R. B., Figueras, J., 1998. "Analyzing the evidence on European health care reforms", Health Affairs, 17 (2): 85-108.

[43] Sekhri, N., Savedoff, W., 2005. "Private health insurance: implications for developing countries", Bulletin of the World Health Organization, 83 (2): 127-134.

[44] Selden, Thomas M., 1993. "Should the government provide catastrophic insurance?", Journal of Public Economics, 51 (2): 241-247.

[45] Selden, Thomas M., 1999. "Premium subsidies for health insurance: excessive coverage vs. adverse selection," Journal of Health Economics, 18 (6): 709-725.

[46] Sepehri, A., Sarma, S., Simpson, W., 2006. "Does non-profit health insurance reduce financial burden? Evidence from the Vietnam living standards survey panel", Health Economics, 15 (6): 603-616.

[47] Siegelman, P., 2003. "Adverse selection in insurance markets: an exaggerated

threat", University of Connecticut School of Law Articles and Working Papers 32.

[48] Vaithianathan, R., 2002. "Will subsidising private health insurance help the public health system?", Economic Record, 78 (242): 277 – 283.

[49] Wagstaff, A., 2002. "Measuring equity in health care financing: reflections on and alternatives to the World Health Organization's fairness of financing index", World Bank, Policy Research Working Paper Series 2550.

[50] Wagstaff, A., 2010. "Estimating health insurance impacts under unobserved heterogeneity: the case of Vietnam's health care fund for the poor", Health Economics, 19 (2): 189 – 208.

[51] Wagstaff, A., van Doorslaer, E., Paci, P., 1989. "Equity in the finance and delivery of health care: some tentative cross-country comparisons", Oxford Review of Economic Policy, 5: 89 – 112.

[52] Wagstaff, A., van Doorslaer, E., 1992. "Equity in the finance of health care: some international comparisons", Journal of Health Economics, 11: 361 – 387.

[53] Wagstaff, A., van Doorslaer, E., 1997. "Progressivity, horizontal equity and reranking in health care finance", Journal of Health Economics, 16: 499 – 516.

[54] Wagstaff, A., van Doorslaer, E., van der Burg, H., et al., 1999. "Equity in the finance of health care: some further international comparisons", Journal of Health Economics, 18: 263 – 292.

[55] Wolfe, J. R., Goddeeris, J. H., 1991. "Adverse selection, moral hazard, and wealth effects in the medigap insurance market", Journal of Health Economics, 10 (4): 433 – 459.

[56] Zweifel, P., Manning, W. G., 2000. "Moral hazard and consumer incentives in health care", Handbook of Health Economics, 1 (A): 409 – 459.

[57] Moran, Micheal, 1999. "Governing the Health Care State: A Comparative Study of the United States, United Kingdom and Germany", Manchester, Manchester University Press.

[58] Kirkman-Liff, B. L., 1991. "Health insurance values and implementation in the

Netherlands and the Federal Republic of Germany-an alternative path to universal coverage", JAMA, 265 (19): 2496 - 2502.

[59] Freudenstein, U. , Borgwardt, G. , 1992. "Primary medical care in former East Germany: the frosty winds of change", BMJ, 304: 827 - 829.

[60] Nolte, E. , McKee, M. , 2004. "Changing health inequalities in east and west Germany since unification", Social Science & Medicine, 58: 119 - 136.

[61] Altenstetter, C. , Busse, R. , 2005. "Health care reform in Germany: patchwork change within established governance structures", Journal of Health Politics, Policy and Law, 30 (1 - 2): 121 - 142.

[62] Henke, K-D, Murray, M. A. , Ade, C. , 1994. "Global budgeting in Germany: lessons for the United States", Health Affairs, Fall, 7 - 21.

[63] Gress, S. , Groenewegen, P. , Kerssens, J. , Braun, B. , Wasem, J. , 2002. "Free choice of sickness funds in regulated competition: evidence from Germany and the Netherlands", Health Policy, 60 (3): 235 - 254.

[64] Newman, J. , Kuhlmann, E. , 2007. "Consumers enter the political stage? The modernisation of health care in Britain and Germany", Journal of European Social Policy, 17 (2): 99 - 111.

[65] Chiang, Tung-liang, 1997. "Taiwan's 1995 health care reform", Health Policy, 39: 225 - 239.

[66] Kuo, Yu-Ying, 2003. "The research on the policy information system: a case study of national health insurance policy in Taiwan", Proceedings of the 36th Hawaii International Conference on System Sciences.

[67] Ikegami, N. , 1991. "Japanese health care: low cost through regulated fees", Health Affairs, 10 (03): 87 - 109.

[68] Bennett, S. , Creese, A. , Monasch, R. , 1998. "Health insurance schemes for people outside formal sector employment", WHO ARA Paper, No 16.

[69] Steslicke, W. E. , 1982. "Development of health insurance policy in Japan", Journal of Health Politics, Policy and Law, 7 (01): 197 - 226.

[70] Ogawa, S., Hasegawa, T., Carrin, G., Kawabatas, K., 2003. "Scaling up community health insurance: Japan's experience with the 19th century Jyorei scheme", Health Policy and Planning, 18 (03): 270 - 278.

[71] Campbell, J. C., Ikegami, N., 2000. "Long-term care insurance comes to Japan", Health Affairs, 19 (03): 26 - 39.

[72] Tamiya, N., Yamaoka, K., Yano, E., 2002. "Use of home health services covered by new public long-term care insurance in Japan: impact of the presence and kinship of family caregivers", International Journal for Quality in Health Care, 14 (04): 295 - 303.

[73] Ikegami, N., Campbell, J. C., 2004. "Japan's health care system: containing costs and attempting reform", Health Affairs, 23 (03): 26 - 36.

[74] Imai, Y., 2002. "Health care reform in Japan", OECD Economics Department Working Papers, No. 321, OECD Publishing. http://dx.doi.org/10.1787/105381128500.

[75] Fukawa, T., 2002. "Public health insurance in Japan", WBI Working Paper, No. 37201.

[76] Ikegami, N., Campbell, J. C., 1999. "Health care reform in Japan: the virtues of muddling through", Health Affairs, 18 (03): 56 - 75.

[77] Anderson, G. F., 1989. "Universal health care coverage in Korea", Health Affairs, 8 (02): 24 - 34.

[78] Kwon, S., 2003. "Payment system reform for health care providers in Korea", Health Policy and Planning, 18 (01): 84 - 92.

[79] Yu, S. - H., Anderson, G. F., 1992. "Achieving universal health insurance in Korea: A model for other developing countries?", Health Policy, 20 (03): 289 - 299.

[80] NHIC, 1999. "Internal reports (in Korean)", Seoul, National Health Insurance Corporation.

[81] Kwon, S., 2003. "Health care financing reform and the new single payer system in the Republic of Korea", International Social Security Review, 56 (01): 75 - 94.

[82] Kwon, S., Reich, M. R., 2005. "The changing process and politics of health policy in Korea", Journal of Health Politics, Policy and Law, 30 (06): 1003 - 1025.

[83] NHIC, 2000. "Internal reports (in Korean)". Seoul, National Health Insurance Corporation.

[84] Lee, J. - C., 2003. "Health care reform in South Korea: success or failure?", American Journal of Public Health, 93 (01): 48-51.

[85] Kwon, S., 2003. "Payment system reform for health care providers in Korea", Health Policy and Planning, 18 (01): 84-92.

[86] Peabody, J. W., Lee, S. - W., Bickel, S. R., 1995. "Health for all in the Republic of Korea: one country's experience with implementing universal health care", Health Policy, 31 (01): 29-42.

[87] Amartya Sen. Why Health Equity [J]. Health Economics, 2002 (8): 659-666.

[88] Evans, T., M. Whitehead, F. Diderichsen. "Introduction" In Challenging Inequities in Health: From Ethics to Action [D]. Oxford University, 2001.

[89] Goldman, Dana et al.. Redistributional Consequences of Community Rating [J]. Health Services Research, 1997 (32): 71-86.

[90] James W. Henderson. Health Economics & Policy [M]. Thomson Learning, Mason, 2009.

[91] Kleinknecht, Alfred, Oostendorp. Remco M, Fradhan, Menno P. Naastepad, C. W. M., Flexible Labor, Firm Performance and the Dutch Job Creation Miracle [J]. International Review of Applied Economics, 2006 (2): 171-187.

[92] Mocan, H. N.; Tekin, E. and Zax, J. X., The Demand for Medical Care in Urban China [R]. NBER Working Paper, 2000: 181.

[93] Muurinen, Jaana-Marja. Demand for Health: Ageneralized Grossman Model [J]. Journal of Health Economics, 1982 (1): 5-28.

[94] Sherman Folland, Allen C. Goodman, Miron Stano. The Economics of Health and Health Care [M]. Prentice Hall, 2003.

[95] Adam Wagstaff. Estimating Health Insurance Impacts Under Unobservod Heterogeneity: The Case Of Vietnam's Health Care Fund For The Poor [J]. Health Economics, 2010 (19): 189-208.

[96] Aghion, P.; Caroli, E. & Garcia-Pênalosa, C. Inequality and Economic Growth: The Perspective of the New Growth Theories [J]. Journal of Economic Literature, 1999 (37): 1615 – 1660.

[97] Ahluqwalia, Montek. Growth and Poverty in Developing Countries [J]. Journal of Development Economics, 1976 (6): 299 – 341.

[98] Allen S G, Clark R L, Mcdermed A. Why Do Pensions Reduce Mobility? [R]. NBER working paper, 1998.

[99] Amartya Sen. Why Health Equity [J]. Health Economics, 2002 (8): 659 – 666.

[100] Anderson R., J. F. Newman. Social and Individual Determinants of Medical Care Utilization in theUnited States [J]. The Milban Memorial Fund Quarterly, 1973 (51): 95 – 124.

[101] Antonio J. Trujillo, Jorge E. Portillo, John A. Vernon. The Impact of Subsidized Health Insurance for the Poor: Evaluating the Colombian Experience Using Propensity Score Matching [J]. International Journal of Health Care Finance and Economics, 2005 (5): 211 – 239.

[102] Ardeshir Sepehria, Sisira Sarmab and Wayne Simpson. Does non-profit health insurance reduce financial burden? Evidence from the Vietnam living standards survey panel [J]. Health Economics, 2006 (15): 603 – 616.

[103] Audibet, M. Agricultural non-wage production and health status: A case study in a tropical environment [J]. Journal of Development Economics, 1986, 24 (2): 275 – 291.

[104] Bernard Gauthier, Waly Wane. Leakage of Public Resources in the Helath Sector: An Empirical Investigation of Chad [R]. The World Bank Policy Research Working Paper, 2007: 4351.

[105] Cathy Schoen, Michelle M. Doty. Inequity in access to medical care in five countries: findings from the 2001 commonwealth fund international health policy survey [J]. Health Policy, 2004 (67): 309 – 322.

[106] Chutima Suraratdecha, Somying Saithanu, Viroj Tangcharoensathien. Is universal coverage a solution for disparities in health care? Findings from three low-income provinces of

Thailand [J]. Health Policy, 2005, (73): 272 - 284.

[107] Culyer AJ. The normative economics of health care finance and provision [J]. Oxford Review of Economic Policy, 1989, 5 (1): 34 - 58.

[108] Culyer AJ, Wagstaff A. Equity and equality in health and health care [J]. Journal of Health Economics, 1993, 12 (4): 431 - 457.

[109] Cutler, D., Deaton, A., Lleras-Muney, A. The Determinants of Mortality [J]. The Journal of Economic Pespectives, 2006, 20 (3): 97 - 120.

[110] Daniels. N. Justice, health and health care [J]. The American Journal of Bioethics, 2001, 1 (2): 2 - 16.

[111] Dworkin R. Taking Rights Seriously [M]. Harvard University Press, 1977: 227.

[112] Evans, T., M. Whitehead, F. Diderichsen. "Introduction" In Challenging Inequities in Health: From Ethics to Action [D]. Oxford University, 2001.

[113] Fabricant, S. J., C. W. Kamara & A. Mills. Why the Poor Pay More: Household Curative Expenditures in Rural Sierra Leone [J]. The International Journal of Health Planning and Management, 1999, 14 (3).

[114] Feder Judith, Hadley JacK, Mullner Ross. Poor People and Hospitals: Implications for Public Policy [J]. Journal of Health Politics, 1984, 9 (2): 237 - 250.

[115] Folland, Sherman, Goodman, Allen C. and Stano, Miron. The Economic of Health and Health Care [M]. Printice-Hall, 1997.

[116]. GAO J, Qian J, Tang SH, et al. Health equity in transition from planned to market economy in China [J] Health Policy and Planning, 2002, (17): 20 - 29.

[117] Goldberger, Arthur S. Abnormal Selection Bias [J]. Studies in Econometrics, TimeSeries, and Multivariate Statistics, 1983, (5): 67 - 84.

[118] Goldman, Dana et al., Redistributional Consequences of Community Rating [J]. Health Services Research, 1997, (32): 71 - 86.

[119] Heckman, J., Sample Selection Bias as a Specification Error [J]. Econometrica, 1979, (47): 153 - 161.

[120] Henderson GE, Akin J, Hutchinson PM, Jin SG, Wang JM, Dietrich J, Mao LM. Trends in health services utilization in eight provinces in China, 1989—1993 [J]. Social Science & Medicine, 1998, (12): 1957 - 1971.

[121] Henriet D, Rochet J-C. Is Public Health Insurance an Appropriate Instrument for Redistribution? [J]. Annales d'économie et de Statistique, 2006, (83/84): 61 - 88.

[122] Hugh R. Waters. Measuring equity in access to health care [J]. Social Science & Medicine, 2000, (51): 599 - 612.

[123] Jack, W. and Sheiner, L. Welfare-Improving Health Expenditure Subsidies [J]. The American Economic Review, 1997, (87): 206 - 221.

[124] James W. Henderson. Health Economics & Policy [M]. Thomson Learning, Mason, 2009.

[125] Jay Bhattacharyaa, Darius Lakdawalla. Does Medicare benefit the poor? [J]. Journal of Public Economics, 2006, (90): 277 - 292.

[126] Kleinknecht, Alfred, Oostendorp. Remco M, Fradhan, Menno P. Naastepad, C. W. M., Flexible Labor, Firm Performance and the Dutch Job Creation Miracle [J]. International Review of Applied Economics, 2006, (2): 171 - 187.

[127] Kuznets, S., Economic Growth and Income Inequality [J]. American Economic Review, 1976, (45): 1 - 28.

[128] Kleiman E. The determinants of national outlay on health [J]. The Economics of Health and Medical Care, 1974.

[129] Lindelow, M. & Wagstaff, A. Health shocks in China: are the poor and uninsured less protected? [R]. World Bank Working paper, 2005.

[130] LindholmL, RosénM. On the measurement of the nation's equity adjusted health [J]. Health Economics, 1998, (7): 621 - 628.

[131] Liu, G. G., Dow, W. H., Fu, A. Z., et al. Income productivity in China: On the Role of the health [J]. Journal of Health Economics, 2008, 27 (1), 27 - 44.

[132] Liu GG, Zhao Z., Urban employee health insurance reform and the impact on out-of-pocket payment in China [J]. The International Journal of Health Planning and Man-

agement, 2006, (21): 211 - 228.

[133] Liu Y, Hsiao WC, Eggleston K., Equity in health and health care: the Chinese experience [J]. Social Science& Medicine, 1999, (49): 1349 - 1356.

[134] Maarten C. W. Janssen, Vladimir A. Karamychev. Dynamic Insurance and Adverse Selection [R]. Tinbergen Institute Discussion Paper, 2001: 106.

[135] Meliyann i Johar. The impact of the Indonesian health card program: A matching estimator approach [J]. Journal of Health Economics, 2009, (28): 35 - 53.

[136] Meyer, B. D. Natural and Quasi-Experiments In Economics [J]. Journal of Business & Economic Statistics, 1995, (13): 151 - 161.

[137] Micheal Rothschild, Joseph Stiglitz. Equilibrium in Competitive Insurance Markets [J]. Quarterly Journal of Economics, 1976, (90).

[138] Mocan H. Naci, Tekin, Erdal and Zax, Jeffrey S.: The Demand for Medical Care in Urban China [R]. NBER working paper, 2000: 7673.

[139] Mooney, G. H. Economics, Medicine and Health Care [M]. Wheatsheaf, Brighton, 1986.

[140] Muurinen, Jaana-Marja. Demand for Health: Ageneralized Grossman Model [J]. Journal of Health Economics, 1982, (1): 5 - 28.

[141] Norman Daniels. Benchmarks of Fairness for Health Care Reform [M]. USA: Oxford University, 1985.

[142] Oaxaca R. Male-female Wage Differentials in Urban Labor Markets [J]. International Economic Review, 1973, (14): 693 - 709.

[143] Pan X, Dib HH, Zhu M, Zhang Y, Fan Y. Absence of appropriate hospitalization cost control for patients with medical insurance: a comparative analysis study [J] Health Economics, 2008, (10): 1002 - 1421.

[144] Parente, S., Prescott, E. A Unified Theory of the Evolution of International Income Levels [R]. Federal Reserve Bank of Minneapolis Staff Report, 2004: 333.

[145] Phelps. Health Economics [M]. Wesley Educational Publishers, NewYork, 1997.

[146] Riley, John G. Informational Equilibrium [J]. Econometrica, Econometric Society, 1979, (47): 331 – 59.

[147] Robinson, A. Note on the U Hypothesis Income Inequality and Economic Development [J]. American Economic Review, 1976, (66): 437 – 440.

[148] Richard J. Arneson. Equality and equal opportunity for welfare [J]. Philosophical Studies, 1988, (01/02): 77 – 93.

[149] Samuelson, P. A., Public goods and subscription TV: Correction of the record [J]. Journal of Law and Economics, 1964, (7): 81 – 83.

[150] Strauss, J., & Thomas, D., Health, nutrition and economic development [J]. Journal of Economic Literature, 1998, 36 (2): 766 – 817.

[151] Sherman Folland, Allen C. Goodman, Miron Stano. The Economics of Health and Health Care [M]. Prentice Hall, 2003.

[152] Thomas M. Selden. Premium Subsidies for Health Insurance: Excessive Coverage vs. Adverse Selection [J]. Journal of Health Economics, 1999, (18).

[153] Wagstaff A, Lindelow M. Can insurance increase financial risk? —The curious case of health insurance in China [J]. Journal of Health Economics. 2008, 27 (4): 990 – 1005.

[154] W igger, Berthold, Anlauf, Markus. Do consumers purchase too much health insurance? The role of market power in health-care markets [J]. Journal of Public Economic Theory, 2007, 9 (3): 547 – 561.

[155] Wilson, Charles. A Model of Insurance Markets with Incomplete Information [J]. Journal of Economic Theory, 1977, (2): 167 – 207.

(二) 中文文献

[1] 尼古拉斯·巴尔. 福利国家经济学 [M]. 北京: 中国劳动社会保障出版社, 2003.

[2] 丁丽恒. 从国际经验看我国社会医疗保障制度改革 [J]. 中国科技信息, 2008, (14): 230 – 232.

[3] 洪珍, 庄雅稚. 德国社会医疗保险制度介评 [J]. 国外医学: 社会医学分册, 2003, (4): 159 – 161.

[4] 张再生, 陈军. 医疗保险制度改革的国际比较 [J]. 天津大学学报 (社会科学版), 2007, (01): 40-44.

[5] 郭小沙. 德国医疗卫生体制改革及欧美医疗保障体制比较——对中国建立全面医疗保障体制的借鉴意义 [J]. 德国研究, 2007, (03): 31-36.

[6] 王琬. 德国社会医疗保险组织体制: 发展、变革与绩效 [J]. 社会保障研究, 2011, (02): 134-157.

[7] 胡宏伟, 邓大松. 德国医疗保障对我国医疗保障改革的启示 [J]. 长春市委党校学报, 2008, (01): 70-74.

[8] 德国的社会保险制度 [EB/OL]. http://ccn.mofcom.gov.cn/spbg/show.php? id=3195, 2004-02-19 /2012-06-23.

[9] 郭永松. 国内外医疗保障制度的比较研究 [J]. 医学与哲学. 2007, (08): 2-5.

[10] 高连克. 德国医疗保障制度变迁及其启示 [J]. 社会科学辑刊, 2005, (06): 223-225.

[11] 特木尔巴根. 透视国外医保改革 [J]. 中国人力资源社会保障, 2010, (05): 54-55.

[12] 朱明君, 潘玮. 德国法定医疗保险的现状 [J]. 中国医疗保险, 2012, (02): 66-69.

[13] 杨红燕. 世界各国主要医疗保障模式比较分析 [J]. 医学与哲学, 2002, (05): 1-5.

[14] 中国医疗保险研究会. 德国、瑞典医疗保险制度及 DRGs 的应用 [J]. 中国医疗保险, 2010, (02): 61-63.

[15] 陈峰. 台湾健保制度基本情况及启发 [J], 中国医疗保险, 2008, (02): 69-71.

[16] 李莲花. 后发地区的医疗保障: 韩国与台湾地区的全民医保经验 [J]. 学习与实践, 2008, (10): 144-151.

[17] 万谊娜. 台湾医疗保险变迁的制度均衡分析 [J]. 社会保障研究, 2011, (02): 178-199.

[18] 赵湘平. 台湾全民健康保险制度借鉴 [J]. 中国医疗保险, 2011, (07): 68-

70.

[19] 吴显华. 国内外农村医疗保障的政府规制比较分析 [J]. 医学与哲学，2008，29 (01)：55－56.

[20] 世界卫生组织. 2000 年世界卫生报告 [M]. 北京：人民卫生出版社，2000：11.

[21] 刘晓莉，冯泽永，方明金，等. 日本医疗保险制度改革及对我国的启示 [J]. 医学与哲学，2008，29 (11)：43－45.

[22] 赵永生. 国民皆保险——现代日本医疗保障制度综览 [J]. 中国医疗保险，2009，(02)：62－64.

[23] 任静，程念，等. 日本医疗保险制度概况及对我国新农合制度的启示 [J]. 中国农村卫生事业管理，2012，32 (03)：302－305.

[24] 施晓琳. 论我国农村医疗保障制度的建立和完善 [J]. 理论探讨，2004，(03)：30－31.

[25] 关丽敏. 日本农民健康保险对我国的启示 [D]. 大连理工大学，2005.

[26] 赵永生. 统筹城乡的全民医保制度——日本国民健康保险的发展与现状 [J]. 中国医疗保险.

[27] 于坤，曹建文. 以社会医疗保险为主体医疗保障制度国家间的比较和分析 [J]. 中国卫生资源，2006，(06)：280－281.

[28] 于宝荣，陈柏廷. 日本医疗保险制度及介护保险制度介绍 [J]. 中国卫生经济，2005，24 (6)：75－77.

[29] 陈思彤. 日本老年大学探析——以 MHRB 老年大学为例 [D]. 东北师范大学，2009.

[30] 熊菲. 日本医疗保险制度对我国的启示 [D]. 武汉科技大学，2009.

[31] 兰礼吉. 试析中、美等国医疗保障制度改革及特点 [J]. 医学与哲学，2001，22 (03)：41－43.

[32] 柳清瑞，宋丽敏. 基于制度稳定性的日本医疗保险制度改革分析 [J]. 日本研究，2006，(04)：30－35.

[33] 刘长庚，汪秀玲. 日本医疗保险制度及其对我国的启示 [J]. 当代医学，2008，

14 (24)：2 - 4.

[34] 夏北海. 日本的医疗保健体系和医疗保险制度简介 [J]. 中国农村卫生事业管理，2004，24 (6)：60 - 62.

[35] 吕学静. 现代各国社会保障制度 [M]. 北京：中国劳动社会保障出版社，2006.

[36] 佐口卓. 国民健康保险：形成と展開 [M]. 東京：光生館，1995.

[37] 王艳华. 日本老龄化社会和日本社会保障体系分析 [D]. 对外经济贸易大学，2005.

[38] 杨广亮. 不同国家医疗保障制度研究 [D]. 山东大学，2007.

[39] 郑佳，陈龙. 韩国、日本社会保障发展历程中的制度安排与变迁 [J]. 东南亚纵横，2006，(06)：66 - 71.

[40] 杨艺，庞雅莉，吕玉莲. 韩国等亚洲国家农村医保制度改革对我国的启示 [J]. 中国卫生经济，2003，(12)：55 - 56.

[41] 金京玉，金玄武. 韩国社会保障制度的构筑 [J]. 中国社会保障，2001，(09)：52 - 53.

[42] 周鹏飞. 韩国社会保障制度的现状及其政策选择初探 [J]. 西北人口，2007，(04)：95 - 97，102.

[43] 柏林森. 韩国的社会保障制度及启示 [J]. 重庆工学院学报，2001，(03)：45 - 48.

[44] 顾海，胡大洋，李佳佳. 江苏省构建城乡医保统筹制度研究 [J]. 江苏社会科学，2009，(6).

[45] 哈尔·R. 范里安. 微观经济学：现代观点. 上海三联出版社，2006.

[46] 孔祥利，毛毅，丁亮. 社会保障视域下农村劳动力转移对农民收入的影响. 统计与信息论坛，2009，(12)：9 - 13.

[47] 刘华，何军. 中国农村医疗保障体系的经济学分析. 农业经济问题 [J]. 2006，(4)：35 - 38.

[48] 统筹城乡基本医疗保险制度与管理课题组. 统筹城乡基本医疗保险制度与管理 [R]. 人力资源和社会保障部重大研究课题报告，2011.

[49] 王俊，昌忠泽，刘宏. 中国居民卫生医疗需求行为研究 [J]. 经济研究，2008，(7)：105-117.

[50] 解垩. 与收入相关的健康及医疗服务利用不平等研究 [J]. 经济研究，2009，(2)：92-105.

[51] 约瑟夫·E. 斯蒂格利茨. 公共部门经济学 [M]. 中国人民大学出版社，2005.

[52] 张车伟. 营养、健康与效率——来自中国贫困农村的证据 [J]. 经济研究，2003，(1)：3-12.

[53] 赵晓强，宗颖生. 新型农村合作医疗补偿资金的分布特点研究——贵州省H县实证研究 [J]. 农业经济问题，2008，(7)：76-81.

[54] 赵忠，侯振刚. 我国城镇居民的健康需求与Grossman模型——来自截面数据的证据 [J]. 经济研究，2005，(10)：79-89.

[55] 张国平，邱风. 基于再分配改革与政府转型的城乡统筹发展思考 [J]. 经济学家，2006，(6)：56-64.

[56] 张欢. 中国社会保险逆向选择问题的理论分析与实证研究 [J]. 管理世界，2006，(2)：41-49.

[57] 张继良，徐荣华，关冰，张奇. 城乡收入差距变动趋势及影响因素——江苏样本分析 [J]. 中国农村经济，2009，(12)：32-43.

[58] 郑秉文. 中国社保"碎片化制度"危害与"碎片化冲动"探源 [J]. 甘肃社会科学，2009，(3)：50-58.

[59] 中国人民大学农业与农村发展学院课题组. 论"能力密集型"合作医疗制度的"自动运行"机制——中国农村基本医疗保障制度的可持续发展 [J]. 管理世界，2005，(11)：67-81.

[60] 周谨平. 基于机会公平的社会福利分配. 湖南社会科学，2009，(5)：198-202.

[61] 周谨平. 机会平等与分配正义 [M]. 人民出版社，2009.

[62] 保罗·J. 费尔德斯坦. 卫生保健经济学 [M]. 经济科学出版社，1998.

[63] 蔡昉. 城乡收入差距与制度变革的临界点 [J]. 中国社会科学，2003，(5)：16-25.

[64] 陈长江，高波. 我国医疗市场中的消费挤出效应及其福利效应影响分析 [J]. 经济学家，2010，(12)：20-26.

[65] 陈建东，夏柱兵. 二次分配对城镇居民收入差距的调节效果分析——基于2007—2010 年安徽省城镇住户调查数据 [J]. 经济理论与经济管理，2011，(9)：87-94.

[66] 陈颐. 论我国社会养老保险的整合 [J]. 学海，2009，(6)：73-77.

[67] 程开明，李金昌. 城市偏向、城市化与城乡收入差距作用机制及动态分析 [J]. 数量经济技术与经济研究，2007，(7)：116-125.

[68] 程开明. 从城市偏向到城乡统筹发展——城市偏向政策影响城乡差距的 Panel Data 证据 [J]. 经济学家，2008，(3)：28-36.

[69] 程令国，张晔. "新农合"：经济绩效还是健康绩效？[J]. 经济研究，2012，(1)：120-132.

[70] 党敏恺，吴忠，赵媛，韩琳. 国外医疗保障城乡衔接模式借鉴研究 [J]. 社会保障研究，2009，(3)：42-45.

[71] 董晓莉. 关于完善我国国家医疗保障体系的若干思考 [J]. 管理世界，2006，(12)：156-157.

[72] 方福前，吕文慧. 中国城镇居民福利水平影响因素分析——基于阿马蒂亚·森的能力方法和结构方程模型 [J]. 管理世界，2009，(4)：17-27.

[73] 封进，李珍珍. 中国农村医疗保障制度的补偿模式研究 [J]. 经济研究，2009，(4)：103-114.

[74] 封进，秦蓓. 中国农村医疗消费行为变化及其政策含义 [J]. 世界经济文汇，2006，(1)：75-87.

[75] 封进，宋铮. 中国农村医疗保障制度：一项基于异质性个体决策行为的理论研究 [J]. 经济学季刊，2007，(4).

[76] 高进云 乔荣锋 张安录. 农地城市流转前后农户福利变化的模糊评价——基于森的可行能力理论 [J]. 管理世界，2007，(6)：45-56.

[77] 高梦滔，姚洋. 健康风险冲击对农户收入的影响 [J]. 经济研究，2005，(12)：15-24.

[78] 戈登·图洛克. 收入再分配的经济学 [M]. 上海人民出版社，2008.

[79] 哈尔·R. 范里安. 微观经济学：现代观点 [M]. 上海三联出版社，2006.

[80] 韩留富. 长三角地区城乡居民收入差距扩大的现状、原因与政策建议 [J]. 经济纵横，2007，(12)：41－44.

[81] 侯明喜. 防范社会保障体制对收入分配的逆向转移 [J]. 经济体制改革，2007，(4)：137－141.

[82] 侯明喜. 统筹城乡医疗保险体制：重庆市的初步实践及发展路径 [J]. 经济体制改革，2008，(1)：117－120.

[83] 黄枫，甘犁. 过度需求还是有效需求？——城镇老人健康与医疗保险的实证分析 [J]. 经济研究，2010，(6)：105－118.

[84] 胡琳琳，胡鞍钢. 从不公平到更加公平的卫生发展：中国城乡疾病模式差距分析与建议 [J]. 管理世界，2003，(1)：78－87.

[85] 胡荣才，冯昶章. 城乡居民收入差距的影响因素——基于省级面板数据的实证研究 [J]. 中国软科学，2011，(2)：69－79.

[86] 金彩红. 中国医疗保障制度的收入再分配调节机制研究 [J]. 经济体制改革，2005，(6)：120－125.

[87] 黄丽. 中山市农村基本养老保险制度的收入再分配效应研究 [J]. 中国人口科学，2009，(4)：81－92.

[88] 考斯塔·艾斯平－安德森. 福利资本主义的三个世界 [M]. 法律出版社，2004.

[89] 梁润，汪浩. 医疗保险的福利效应 [J]. 南方经济，2010，(6)：3－16.

[90] 李明桥. 实施新型农村合作医疗门诊补偿政策对农户医疗需求与费用的影响 [J]. 农业技术经济，2011，(4)：58－70.

[91] 李实，丁赛. 中国城镇教育收益率的长期变动趋势 [J]. 中国社会科学，2003，(6)：58－72.

[92] 李伟. 教育与健康水平对农户劳动生产率的影响：对中国农村贫困地区的一项研究 [J]. 市场与人口分析，2001，(9)：45－53.

[93] 林光彬. 等级制度、市场经济与城乡收入差距扩大 [J]. 管理世界，2004，(4)：30－40.

[94] 刘生龙. 健康对农村居民劳动力参与的影响 [J]. 中国农村经济，2008，(8)：

25-32.

[95] 刘国恩，William H Dow，傅正泓，John Akin. 中国的健康人力资本与收入增长 [J]. 经济学（季刊），2004，（10）：101-118.

[96] 刘国风，杨玉英. 城乡各阶层公共支出受益归宿之测度与政策建议 [J]. 财经理论与实践，2012，（1）：83-87.

[97] 刘华，何军. 中国农村医疗保障体系的经济学分析. 农业经济问题 [J]. 2006，（4）：35-38.

[98] 刘继同. 卫生资源的四次分配机制与分配性公平卫生改革模式的战略思考 [J]. 中国卫生经济，2006，（2）：20-23.

[99] 刘继同，陈育德. "一个制度、多种标准"与全民性基本医疗保险制度框架 [J]. 人文杂志，2006，（3）：133-140.

[100] 刘小兵. 中国医疗保险费率水平研究 [J]. 管理世界，2002，（7）：69-74.

[101] 卢洪友，卢盛峰，陈思霞. 公共品定价机理研究 [M]. 人民出版社，2011.

[102] 陆铭，陈钊. 城市化、城市倾向的经济政策与城乡收入差距 [J]. 经济研究，2004，（6）：50-58.

[103] 陆云航. 要素积累、政府政策与我国城乡收入差距 [J]. 当代财经，2006，（4）：5-13.

[104] 马双，甘犁，高香花. "收入冲击"对家庭营养结构的影响分析—— 来自高等教育改革的"自然实证" [J]. 管理世界，2009，（5）：47-55.

[105] 马丁·布朗芬布伦纳. 收入分配理论 [M]. 华夏出版社，2009.

[106] 梅丽萍，仇雨临. 统筹城乡医疗保险研究综述 [J]. 中国卫生经济. 2009，（8）：37-39.

[107] 牟俊霖，许素友. 对我国医疗保险中道德风险的测量 [J]. 卫生经济研究，2011，（8）：15-17.

[108] 尼古拉斯·巴尔. 福利国家经济学 [M]. 中国劳动社会保障出版社，2003.

[109] 平新乔. 从中国农民医疗保健支出行为看农村医疗保健融资机制的选择 [J]. 管理世界，2003，（11）：52-63.

[110] 齐良书. 收入、收入不均与健康：城乡差异和职业地位的影响 [J]. 经济研究，

2006，（11）：16－26.

[111] 齐良书. 新型农村合作医疗的减贫、增收和再分配效果研究. 数量经济技术经济研究，2011，（8）：35－52.

[112] 曲创. 公共物品、物品的公共性与公共支出研究. 经济科学出版社 [M].
2010.

[113] 斯坦因·U. 拉尔森. 社会科学理论与方法 [M]. 上海人民出版社，2002.

[114] 孙祁祥，朱俊生，郑伟，等. 中国医疗保障制度改革：全民医保的三支柱框架 [J]. 经济科学，2007，（5）：8－17.

[115] 孙宁华，堵溢，洪永淼. 劳动力市场扭曲、效率差异与城乡收入差距 [J]. 管理世界，2009，（9）：44－52.

[116] 谭晓婷，钟甫宁. 新型农村合作医疗不同补偿模式的收入分配效应——基于江苏、安徽两省30县1500个农户的实证分析 [J]. 中国农村经济，2010，（3）：87－96.

[117] 田文华，梁鸿，陈琰，等. 上海浦东城乡医疗保障体系一体化的发展策略——城乡阶梯式医疗保障体系的构建 [J]. 人口与经济，2005，（3）：77－80.

[118] 田新民，王少国，杨永恒. 城乡收入差距变动及其对经济效率的影响 [J]. 经济研究，2009，（7）：17－118.

[119] 王根贤. 复式全民社会医保下的医保税制设计 [J]. 中央财经大学学报，2008，（3）：10－14.

[120] 王晶. 中国农村医疗筹资公平性研究——基于全国八个农业县医疗筹资系统的实证研究 [J]. 社会学研究，2008，（5）：160－183.

[121] 王俊，昌忠泽，刘宏. 中国居民卫生医疗需求行为研究 [J]. 经济研究，2008，（7）：105－117.

[122] 王建农，张启良. 城乡居民收入差距的基本特征与趋势 [J]. 统计研究，2005，（3）：37－39.

[123] 王少平，欧阳志刚. 中国城乡收入差距对实际经济增长的阈值效应 [J]. 中国社会科学，2008，（2）：54－66.

[124] 王小鲁，樊纲. 中国收入差距的走势和影响因素分析 [J]. 经济研究，2005，（10）：24－36.

[125] 魏众，B. 古斯塔夫森. 中国居民医疗支出不公平性分析 [J]. 经济研究，2005，(12)：26-34.

[126] 王翔. 镇江市建立城乡一体化新型农村合作医疗保险制度的研究 [J]. 中国卫生经济，2005，(11)：26-27.

[127] 吴成丕. 中国医疗保险制度改革中的公平性研究——以威海为例 [J]. 经济研究，2003，(5)：54-62.

[128] 吴宁，江启成，王从从，万泉，赵郁馨. 西部某省医疗机构政府补助的受益归属分析 [J]. 中国卫生经济，2011，(5)：88-91.

[129] 解垩. 与收入相关的健康及医疗服务利用不平等研究 [J]. 经济研究，2009，(2)：92-105.

[130] 解垩. 中国卫生筹资的再分配效应 [J]. 人口与发展，2010，(4)：38-47.

[131] 熊婕，腾洋洋. 农村异质性劳动力转移对城乡收入差距的影响机制与检验——基于刘易斯二元经济理论的推理和实证分析 [J]. 中国人口科学，2010，(S1) 31-40.

[132] 熊吉峰，陈玉萍，丁士军. 城乡医疗统筹中欠发达地区农民面临的主要矛盾与化解策略 [J]. 农业经济问题，2009，(4)：38-42.

[133] 颜媛媛，张林优. 医疗卫生资源城乡分配差异的全面审视 [J]. 调研世界，2006，(4)：26-28.

[134] 袁文全，张卫国. 统筹城乡社会保障体系建设的经验启示与实践向度 [J]. 学海，2010，(6)：36-41.

[135] 叶春辉，封进，王晓润. 收入、受教育水平和医疗消费：基于农户微观数据的分析 [J]. 中国农村经济，2008，(8)：16-24.

[136] 叶明华. 医疗服务于农民：奢侈品还是必需品?——基于1990—2009年城乡医疗需求收入弹性比较研究 [J]. 农业经济问题，2011，(6)：30-35.

后　　记

中国医疗保障制度从宏观角度来看，有很多深层次的管理体制问题，最大的问题是社会医疗保险制度碎片化，因为原有的医保制度从户籍、身份、就业与非就业等方面来划分参保对象，造成了城乡居民参保的机会不公平；制度上的城乡分割、行政分割，更加剧了制度本身的非均衡性，无法适应中国社会经济快速发展的要求。

统筹城乡医保制度意义在于：能够降低医疗保险基金风险，能够减少城乡间重复参保的问题，减少国家财政损失，同时降低管理成本，提高医保经办的效率，并且有利于劳动者的自由流动，促进社会经济的发展，加快城镇化进程。因此，从城乡统筹的视角，并结合城镇化的背景，来重新考虑完善中国医疗保障制度体系，就具有非常重要的现实意义。早在 2009 年我们就以江苏省的试点县和地区进行了分析和研讨，2010 年在国家自然科学基金课题的资助下，以及在 2012 年江苏省教育厅哲学社会科学重点项目、中国医疗保险研究会、江苏省医疗保险研究会相关课题支持下，我们对全国有关统筹的地区进行更广泛与深入调研，从全国范围内总结了三种统筹模式，并对统筹实践中的理论与实践的难点做了剖析，对各种模式的政策效应做了分析与评估，最后提出了构建统筹中国城乡医保制度的体系框架以及基本原则、思路、实施条件、管理体制等。

衷心感谢国家自然科学基金委课题支持，并感谢人力资源与社会保障部医保司、中国医疗保险研究会、江苏省医保研究会以及调研全国有关省市的人社厅医保处、医保基金管理中心的大力支持。

顾海　主任
南京大学公共卫生管理与医疗保障政策研究中心